AF346820

ÉLÉMENTS

DE

CLINIQUE VÉTÉRINAIRE

ÉLÉMENTS

DE

CLINIQUE VÉTÉRINAIRE

(AFFECTIONS ET MALADIES DU CHEVAL)

PAR

F. BRETON ET **E. LARIEUX**

Ex-Chef des travaux de Clinique
à l'École d'Alfort,
Vétérinaire à Paris

Vétérinaire en 2ᵉ
au 13ᵉ Régiment d'Artillerie

PARIS

ASSELIN ET HOUZEAU

LIBRAIRES DE LA SOCIÉTÉ CENTRALE DE MÉDECINE VÉTÉRINAIRE

Place de l'École-de-Médecine

1908

TABLE MÉTHODIQUE DES MATIÈRES

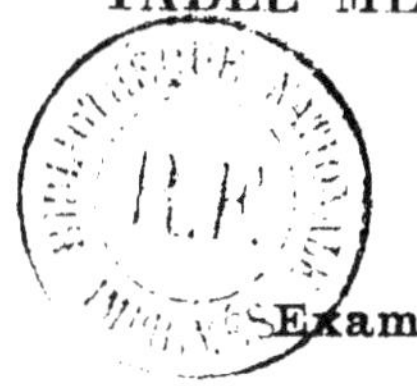

I

Examen clinique d'un malade.

A. Indications générales................................... 1
B. Examen sommaire...................................... 3
C. Interrogatoire.. 4
    1° Appareil digestif................................ 4
    2° Appareil respiratoire........................... 5
    3° Appareil circulatoire........................... 5
    4° Appareil génito-urinaire........................ 5
    5° Appareil nerveux............................... 5
    6° OEil... 6
D. Examen direct... 6
    1° Appareil digestif............................... 6
    2° Appareil respiratoire........................... 7
    3° Appareil circulatoire........................... 9
    4° Appareil génito-urinaire........................ 10
    5° Appareil nerveux............................... 10
    6° OEil... 10
    7° Aspect extérieur et état général................ 11
E. Diagnostic.. 11
F. Pronostic... 11
G. Rédaction de l'ordonnance............................ 12

II

Clinique médicale.

Acné de la tonte..................................... 14
Anasarque.. 14
Anémie... 17
Angines.. 19
    A. Angine laryngée.............................. 19
    B. Angine pharyngée............................ 19
Anorexie. — Inappétence........................... 19
Antisepsie médicale................................ 20
    a. Cavités nasales.............................. 20

VI TABLE MÉTHODIQUE DES MATIÈRES.

b. Poumon	20
c. Bouche	21
d. Intestin	21
e. Voies urinaires	22
Arythmie cardiaque. — Intermittences cardiaques	22
Bronchite	23
A. Bronchite aiguë simple	23
I. Trachéo-bronchite aiguë	23
II. Bronchite capillaire	26
B. Bronchite chronique	27
I. Bronchite chronique simple	27
II. Bronchite chronique sèche avec emphysème pulmonaire	28
C. Bronchite infectieuse. — Grippe. — Influenza	29
Broncho-pneumonie traumatique. — Broncho-pneumonie par corps étrangers	31
Coliques en général	31
Congestion cérébrale	35
A. Congestion cérébrale active	35
B. Hémorragie cérébrale. — Apoplexie cérébrale	37
C. Congestion cérébrale passive	38
Congestion intestinale	39
Congestion pulmonaire active. — Coup de sang	41
Congestion pulmonaire passive	42
Coup de chaleur	43
I. Forme aiguë	43
II. Forme suraiguë	44
Échauboulure. — Urticaire	44
Emphysème pulmonaire	45
Endocardite aiguë	47
I. Endocardite aiguë simple	47
II. Endocardite aiguë infectieuse	49
Endocardite chronique. — Lésions valvulaires	50
Entérite aiguë	54
A. Entérite légère sans signes généraux graves	54
B. Entérite aiguë avec fièvre et signes généraux graves	55
C. Intoxication alimentaire. — Botulisme	57
D. Entérite diarrhéique des jeunes poulains	59
E. Diarrhée contagieuse des poulains de lait	59
Entérit chronique	61
I. Entérite chronique avec constipation	61
II. Entérite chronique avec diarrhée	62
taxis	63

A. Épistaxis légère.. 64
B. Épistaxis grave.. 64
Érythème.. 65
    I. Érythème circonscrit.................................. 65
    II. Érythème étendu avec suintement séreux ou séro-purulent. 65
Fièvre.. 66
    I. Fièvre traumatique................................... 67
    II. Fièvre au cours d'un état pathologique du poumon ou d'une maladie générale.................................... 67
Fièvre typhoïde... 68
    A. Fièvre typhoïde suraiguë sans localisations.......... 68
    B. Fièvre typhoïde aiguë ou subaiguë sans localisations.... 71
    C. Fièvre typhoïde avec localisation sur l'appareil respiratoire... 72
    D. Fièvre typhoïde avec localisation sur l'appareil digestif... 73
    E. Fièvre typhoïde avec localisation sur les centres nerveux. 75
    F. Fièvre typhoïde avec accidents oculaires graves.......... 76
Gale.. 77
    A. Gales psoriques..................................... 77
    B. Gale dermanyssique.................................. 79
Gourme.. 79
    A. Gourme catarrhale bénigne........................... 79
        I. Coryza gourmeux................................. 81
        II. Angine gourmeuse.............................. 81
        III. Trachéo-bronchite et broncho-pneumonie gourmeuses. 82
        IV. Pleuro-pneumonie gourmeuse.................... 84
    B. Gourme de castration................................ 85
    C. Gourme cutanée. — Exanthème gourmeux................ 86
    D. Anasarque gourmeuse................................ 87
    E. Gourme génitale. — Exanthème génital............... 88
Hémoglobinurie. — Hémoglobinhémie........................... 89
    I. Hémoglobinurie bénigne sans paraplégie............... 90
    II. Hémoglobinurie grave avec paraplégie................ 91
Herpès. — Teigne.. 92
Horse-pox... 93
    I. Éruption buccale.................................... 94
    II. Éruption cutanée................................... 95
    III. Éruption génitale................................. 95
    IV. Éruption nasale................................... 95
    V. Éruption oculaire.................................. 96
Indigestion intestinale aiguë............................... 96
Indigestion intestinale chronique.......................... 98
Indigestion stomacale...................................... 100
    A. Indigestion stomacale simple....................... 109

B. Indigestion grave avec surcharge.......................... 101
C. Indigestion d'eau.. 102

Infection en général. — Traitement général des maladies infectieuses aiguës... 103
Laryngite aiguë... 104

  A. Laryngite aiguë simple ou catarrhale................... 105
  B. Laryngite aiguë phlegmoneuse......................... 106
  C. Laryngite striduleuse................................ 108

Laryngite chronique... 109
Myocardite aiguë.. 110
Myocardite chronique.. 112
Occlusion intestinale aiguë................................. 113
Pharyngite aiguë.. 114

  A. Pharyngite aiguë catarrhale.......................... 114
  B. Pharyngite aiguë phlegmoneuse........................ 115

Pharyngite chronique.. 117
Phthiriase.. 119
Pleurésie aiguë... 120

  A. Pleurésie aiguë séro-fibrineuse....................... 120
    I. Pleurésie primitive à marche régulière sans relations avec un état pathologique aigu du poumon........ 121
    II. Pleurésie aiguë avec épanchement abondant et persistant, et convalescence lente........................ 122
    III. Pleurésie aiguë consécutive à une pneumonie franche ou infectieuse.................................. 123
  B. Pleurésie purulente................................. 124

Pneumonie aiguë franche..................................... 125

  I. Pneumonie à marche normale sans complications....... 125
  II. Pneumonie aiguë avec éréthisme circulatoire et dyspnée intense chez un sujet vigoureux.................. 127
  III. Pneumonie aiguë, asthénique. — Pneumonie chez un sujet âgé ou débilité................................ 127
  IV. Pneumonie aiguë très grave avec fièvre intense, hypotension artérielle très marquée et cardioplégie........ 128
  V. Pneumonie aiguë avec menace de suppuration et de gangrène.. 129

Pneumonie contagieuse....................................... 131

  I. Pneumonie contagieuse à évolution régulière......... 132
  II. Pneumonie contagieuse infectante, avec menaces d'abcès du poumon ou de pleurésie..................... 135

Ralentissement du pouls. — Bradycardie...................... 137

  A. Bradycardie passagère ou symptomatique............... 137
  B. Bradycardie permanente ou essentielle................ 139

Toux... 139
Vers intestinaux... 141
    I. Vers ronds.. 141
    II. Vers plats.. 142

III

Clinique chirurgicale.

Abcès.. 143
  A. Abcès chauds.. 143
    I. Abcès chauds superficiels du tronc et de la tête..... 143
    II. Abcès chauds profonds de l'encolure et du garrot.... 144
    III. Abcès chauds péri et rétropharyngiens.............. 145
    IV. Abcès chauds du bassin............................. 146
    V. Abcès chauds superficiels des membres............... 147
    VI. Abcès chauds profonds des membres.................. 148
  B. Abcès froids... 148
    I. Abcès froids durs ou à paroi épaisse................ 148
    II. Abcès froids mous ou à paroi mince et à pus abondant. 149
Accrochement de la rotule. — Pseudo-luxation rotulienne....... 150
Allonge... 151
Antisepsie chirurgicale. — Asepsie............................ 152
    I. Stérilisation des instruments....................... 153
    II. Stérilisation des objets de pansement.............. 153
    III. Désinfection de l'opérateur et des aides.......... 154
    IV. Désinfection du champ opératoire................... 155
Arthrite sèche et déformante du grasset....................... 156
Arthrite traumatique.. 156
Bleime.. 158
    I. Bleime simple, foulée ou hémorragique............... 159
    II. Bleime humide...................................... 160
    III. Bleime suppurée.................................. 161
    IV. Bleime compliquée de gangrène des tissus vifs, de
       nécrose ou de carie de la phalange.................. 162
    V. Bleime compliquée de nécrose du coussinet plantaire
       ou de l'aponévrose plantaire....................... 162
    VI. Bleime compliquée de nécrose du cartilage complé-
       mentaire de l'os du pied........................... 163
Blessures de harnachement..................................... 163
  A. Bosses... 164
  B. Excoriations... 165
  C. Durillons.. 165
  D. Cors... 166
Boiteries ou claudications en général......................... 167

Détermination du siège de la boiterie 169
    A. Examen direct.................................... 169
    B. Injection de cocaïne sur le trajet des nerfs.............. 171
Bouleture... 174
    I. Bouleture au premier degré...................... 174
    II. Bouleture aux second et troisième degrés............ 175
Brûlure de la sole.................................... 176
    A. Brûlure au premier degré ou sole chauffée............. 176
    B. Brûlures aux deuxième et troisième degrés ou sole brûlée. 177
Brûlures en général.................................. 178
    A. Brûlures externes.............................. 178
        I. Brûlures limitées du premier degré............. 179
        II. Brûlures limitées du deuxième degré............ 179
        III. Brûlures au troisième degré.................... 180
        IV. Brûlures étendues avec dépression nerveuse, fièvre et
        phénomènes toxiques............................ 181
    B. Brûlures de l'arbre aérien............................ 181
    C. Brûlures chimiques............................. 182
Capelet. — Hygroma de la pointe du jarret.................... 182
    A. Capelet récent œdémateux.'...................... 182
    B. Capelet récent phlegmoneux...................... 183
    C. Capelet kystique ancien et volumineux................ 183
    D. Capelet ancien, induré et de petites dimensions 184
Clou de rue.. 185
    A. Clou de rue récent avec boiterie peu intense............ 186
    B. Clou de rue récent et profond avec boiterie intense....... 186
    C. Clou de rue compliqué de la zone antérieure............ 187
    D. Clou de rue compliqué de la zone moyenne.............. 188
    E. Clou de rue compliqué de la zone postérieure............ 190
Collection purulente des poches gutturales...................... 190
Collection purulente des sinus............................. 194
Contusion de la sole.................................. 196
    I. Contusion de la sole au début, sans complications........ 197
    II. Contusion de la sole avec boiterie forte et inflammation
    exsudative du tissu velouté...................... 197
    III. Contusion de la sole avec gangrène du tissu velouté ou
    nécrose de la phalange et de l'aponévrose plantaire........ 198
Cornage.. 198
    A. Cornage aigu ou temporaire...................... 198
    A. Cornage chronique ou permanent.................... 200
Couper... 201
Crapaud 202
Crapaudine.. 204
Crevasses 206

A. Crevasses du paturon et du boulet...................... 207
   I. Dermatite du paturon et du boulet avec gerçures superficielles et suintement séro-purulent accompagnée ou non de lymphangite.............................. 207
   II. Crevasses étendues et profondes du boulet et du pli du paturon.. 207
   III. Crevasses anciennes, à bords cornés, sans tendance à la cicatrisation et paraissant liées à un état constitutionnel. 208
B. Crevasses du pli du genou (malandres).................. 208
C. Crevasses du pli du jarret (solandres)................. 209
D. Fraiement aux ars..................................... 209
Eaux aux jambes.. 209
   I. Eaux aux jambes récentes avec tics peu volumineux et sclérose peu marquée de la peau........................ 210
   II. Eaux aux jambes anciennes avec hypertrophie papillaire et induration marquée du tégument..................... 211
Écart. — Entorse scapulo-humérale...................... 211
Écrasement du pied..................................... 213
   I. Écrasement du pied sans plaie........................ 213
   II. Écrasement du pied avec plaie....................... 214
Effort du boulet. — Entorse du boulet.................. 215
   I. Effort du boulet récent avec boiterie peu intense et gonflement articulaire minime......................... 215
   II. Effort du boulet grave avec douleurs assez vives, gonflement péri-articulaire volumineux et épanchement intra-articulaire... 216
   III. Entorse grave avec déchirures ligamenteuses et épanchement peu abondant dans l'articulation et la gaine tendineuse.. 217
   IV. Effort du boulet ancien, avec induration péri-articulaire plus ou moins étendue, hydropisie synoviale, hydarthrose et boiterie persistante............................... 217
Effort du jarret. — Entorse tarsienne.................. 217
Effort de tendons. — Nerf-férure....................... 218
   I. Nerf-férure récente avec engorgement limité et boiterie peu intense (tendon chauffé)........................... 219
   II. Nerf-férure grave avec engorgement étendu, sensibilité vive et boiterie intense............................... 220
   III. Nerf-férure grave, avec boiterie forte, induration persistante et redressement du boulet...................... 220
   IV. Nerf-férure ancienne avec rétraction tendineuse et bouleture (tendinite chronique)........................... 224
Encastelure.. 223
   I. Encastelure légère sans altérations graves du pied et

notamment de la fourchette... 224
II. Encastelure avec atrophie de la fourchette et boiterie
légère 225
III. Encastelure ancienne avec altérations atrophiques prononcées et boiterie forte................................... 225

Éparvin sec. — Harper.. 226
Éponge. — Hygroma du coude................................... 227
A. Éponge récente, œdémateuse................................. 227
B. Éponge récente kystique à contenu hémorragique. —
Kyste sanguin du coude...................................... 228
C. Éponge kystique ancienne.................................. 228
D. Éponge phlegmoneuse récente.............................. 229
E. Éponge ancienne indurée................................. 229

Forger... 230
Formes... 231
A. Formes phalangiennes...................................... 232
B. Formes coronaires... 233
I. Formes coronaires proprement dites.................. 233
II. Forme de l'éminence pyramidale..................... 234
C. Formes cartilagineuses.................................... 236

Fourbure aiguë... 237
Fourbure chronique... 240
Genou couronné... 241
I. Plaie superficielle limitée à la peau et au tissu conjonctif
sous-cutané 241
II. Plaie étendue et anfractueuse limitée à la peau et à l'aponévrose antibrachiale,................................ 242
III. Plaie pénétrante avec ouverture des synoviales tendineuses. 242
IV. Plaie pénétrante avec ouverture des synoviales articulaires
(arthrite traumatique du genou)........................ 243
V. Genou anciennement couronné, avec cicatrice glabre.... 244

Hernie inguinale aiguë..................................... 245
I. Hernie inguinale aiguë au début, sans étranglement de la
portion invaginée 246
II. Hernie inguinale aiguë irréductible avec symptômes très
graves... 246

Hydarthroses... 248
Hydropisies synoviales..................................... 250
I. Synovites séreuses.. 250
II. Synovites indurées....................................... 251

Javarts.. 252
A. Javart cutané. Dermatite gangreneuse des extrémités..... 252
B. Javart encorné.. 253

Javart encorné avec escarre superficielle 254
II. Javart encorné avec escarre profonde dissimulée sous
la corne 254

C. Javart cartilagineux..................................... 255

I. Javart cartilagineux limité aux régions moyenne et
postérieure, sans altération des tissus du talon....... 256
II. Javart cartilagineux d'origine plantaire, compliquant
une bleime ou une seime de l'arc-boutant ou de la
barre, et limité aux régions postérieures.............. 257
III. Javart cartilagineux grave, avec nécrose des parties
antérieures de la plaque scutiforme................... 258
IV. Javart cartilagineux grave avec ossification partielle
du cartilage et boiterie forte.......................... 260
V. Javart cartilagineux très grave avec nécrose des ligaments latéraux et menace d'arthrite.................. 261

D. Javart de la fourchette................................. 262
E. Javart tendineux. — Tendinite suppurée................. 262

I. Javart tendineux récent primitif ou consécutif à un
javart cutané... 263
II. Javart tendineux ancien, sans tendance à la cicatrisation, avec rétraction tendineuse et bouleture....... 264
III. Javart tendineux dans la région du paturon ou de la
couronne avec fistules profondes sous les cartilages
complémentaires de l'os du pied..................... 265
IV. Nécrose de l'expansion aponévrotique du perforant
consécutive à un traumatisme de la face inférieure du
pied ou à une bleime................................. 265

Kéraphyllocèle 266

I. Kéraphyllocèle simple, sans douleur ni boiterie......... 266
II. Kéraphyllocèle avec boiterie, sans complications........ 267
III. Kéraphyllocèle compliqué de gangrène des tissus vifs, de
nécrose ou de carie de la phalange..................... 267

Kystes sanguins... 268
Lymphangite traumatique................................... 269

A. Lymphangite aiguë séreuse superficielle.................. 270
B. Lymphangite aiguë séreuse profonde...................... 271
C. Lymphangite aiguë phlegmoneuse......................... 272
D. Lymphangite aiguë gangreneuse.......................... 273
E. Lymphangite chronique.................................. 273

Lymphangite ulcéreuse..................................... 274
Maladie naviculaire....................................... 275
Mal de garrot... 277

I. Mal de garrot au début avec altérations limitées au tissu conjonctivo-fibreux de la région et au ligament surépineux cervical... 277

II. Mal de garrot grave avec fistules multiples et profondes et nécrose des apophyses épineuses des vertèbres........ 278

III. Mal de garrot grave avec nécrose du scapulum ou de son cartilage de prolongement et abcès sous-scapulaire........ 280

Molettes.. 280

  A. Molettes articulaires.................................. 280

  B. Molettes tendineuses.................................. 281

  C. Molette antérieure du boulet. —Hygroma du boulet....... 282

Osselets... 283

Ostéo-arthrite du jarret................................... 285

  A. Ostéo-arthrite profonde sans exostose apparente.......... 285

  B. Ostéo-arthrite ankylosante avec exostoses plus ou moins étendues.. 286

    I. Éparvin calleux...................................... 286

    II. Jarde. Jardon...................................... 287

Paralysie du fémoral....................................... 288

Paralysie du pénis... 289

  I. Paralysie récente.................................... 289

  II. Paralysie ancienne ou rebelle...................... 289

Paralysie du radial.. 290

  I. Paralysie récente.................................... 291

  II. Paralysie ancienne................................. 291

Phlébite de la jugulaire................................... 292

  A. Phlébite adhésive.................................... 292

  B. Phlébite suppurative................................. 293

    I. Phlébite suppurée peu étendue...................... 294

    II. Phlébite suppurée ancienne ayant envahi les racines de la jugulaire.. 294

  C. Phlébite hémorragique. — Ligature de la jugulaire....... 296

Piqûre. — Enclouure.. 298

  I. Piqûre récente sans boiterie........................ 298

  II. Piqûre simple, récente, avec boiterie.............. 299

  III. Piqûre compliquée de nécrose des tissus vifs....... 299

Seime... 300

  A. Seime en pince et en mamelles........................ 300

    I. Seime simple sans boiterie......................... 300

    II. Seime avec boiterie, sans complications........... 302

    III. Seime en pince ou en mamelles avec complications. 302

  B. Seime quarte.. 304

    I. Seime quarte simple sans boiterie.................. 304

II. Seime quarte avec boiterie sans complications...... 305
III. Seime quarte compliquée de gangrène des tissus vifs,
de nécrose ou de carie osseuse ou de javart cartilagineux. 305
C. Seime en talon et en barre.......................... 306
I. Seime en talon ou seime en barre simple sans boiterie. 307
II. Seime en talon ou en barre avec nécrose des tissus
sous-cornés.................................. 307

Septicémie gangreneuse............................. 307
Suros........ 309
Synovites.. 311
A. Synovite traumatique. — Synovite suppurée............ 311
B. Synovite aiguë close............................ 312
C. Synovites infectieuses.......................... 314
D. Synovites chroniques........................... 316

Tétanos... 316
A. Tétanos aigu................................. 317
I. Tétanos suraigu avec trismus prononcé, dysphagie,
contractures généralisées et crises fréquentes......... 318
II. Tétanos aigu avec contractions modérées, trismus peu
intense, déglutition possible et crises rares.......... 319
B. Tétanos chronique.......... 320

Thrombus... 321
I. Thrombus simple récent........................ 322
II. Thrombus suppuré........................... 323

Tour de reins...................................... 323
Vessigons... 325
A. Vessigons du genou............................ 325
I. Vessigons articulaires......................... 325
II. Vessigons tendineux........................ 326
B. Vessigons du jarret............................ 327
I. Vessigon articulaire.......................... 327
II. Vessigons tendineux......................... 328
C. Vessigon du grasset. — Vessigon rotulien.............. 330

IV

Médications usuelles.

Bains... 332
A. Bains généraux............................... 332
B. Bains locaux................................. 332
I. Bains froids................................ 332
II. Bains chauds............................... 333

C. Bains médicamenteux 333

Bols 333
Breuvages 334
Cataplasmes 335
Désinfection 336

    I. Désinfection des écuries 336
    II. Désinfection du sol 337
    III. Désinfection des abreuvoirs 337
    IV. Désinfection des litières et des fumiers 338
    V. Désinfection des effets de pansage et de harnachement.. 338

Électuaires 338
Fumigations 339

    A. Fumigations désinfectantes 339
    B. Fumigations sèches 339
    C. Fumigations humides 339

Inhalations 340
Injections 340

    A. Injections hypodermiques 340
    B. Injections intraveineuses 341
    C. Injections intratrachéales 341
    D. Injections nasales.. 342

Irrigation continue 342
Lavage du sang 343

    A. Injection sous-cutanée 343
    B. Injection intraveineuse 344

Lavements 345

    A. Lavements évacuatifs 345
    B. Lavements médicamenteux 346
    C. Lavements alimentaires 347
    D. Lavements froids 348
    E. Douche rectale 348

Lotions 348
Mashs 349
Massage 350
Saignée 352

    A. Saignée à la flamme 352
    B. Saignée au trocart 354

Sérums artificiels 355
Sinapismes 357
Vésicatoires 358

ÉLÉMENTS

CLINIQUE VÉTÉRINAIRE

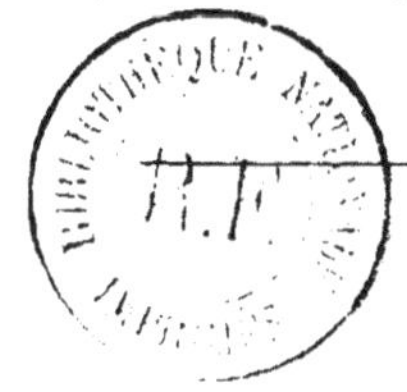

I

EXAMEN CLINIQUE D'UN MALADE

A. — Indications générales.

Pour instituer un traitement méthodique et rationnel, il est nécessaire de connaître exactement la nature de la maladie, car un faux diagnostic entraîne un pronostic erroné et une thérapeutique inefficace, parfois même dangereuse : c'est pourquoi le *diagnostic clinique* est la base de la pratique médicale.

Le *tact médical*, c'est-à-dire la faculté de pouvoir reconnaître avec certitude et de coordonner rapidement les signes morbides que peut présenter un organisme malade n'est pas un don de nature, l'apanage de quelques-uns ; il s'acquiert, au contraire, assez rapidement avec l'expérience et surtout avec de la méthode. Il ne suffit pas de connaître théoriquement les différentes modalités des maladies pour interpréter logiquement les symptômes observés : il faut encore être aidé par des sens bien exercés, par un esprit méthodique, patient, réfléchi et par un jugement droit ; l'esprit doit avoir assez de souplesse pour revenir sur une opinion erronée, si, au cours d'un traitement, on s'aperçoit que l'on a fait fausse route.

En clinique, rien n'est mauvais comme les idées préconçues ; elles engendrent fatalement l'erreur. Tant qu'il est éloigné du malade, le praticien doit s'abstenir de questionner et il doit répondre toujours avec beaucoup de prudence aux questions intéressées que lui adressent les personnes venues le chercher ; à moins d'y être obligé, il lui faut toujours se rendre seul auprès du malade ; on évite ainsi bien des questions inutiles qui fatiguent l'esprit et peuvent égarer le raisonnement.

On doit consacrer au premier examen d'un sujet tout le temps nécessaire. Même si l'on est pressé, il ne faut pas le montrer : on peut, du reste, opérer très vite, tout en paraissant aller posément.

Dans notre médecine, l'impossibilité, pour le praticien, de pouvoir éprouver les sensations subjectives des malades l'oblige, dans tous les cas, à un examen objectif très complet. Pour se mettre à l'abri des chances d'erreur, il lui faut s'aider de tous les procédés capables de révéler les troubles morbides ; l'inspection, la palpation, la percussion, l'auscultation demandent parfois l'emploi d'instruments spéciaux qui complètent nos sens et leur suppléent (sonde, thermomètre, plessimètre, stéthoscope, ophtalmoscope, etc.). La moindre négligence dans l'examen du malade, l'insuffisance des moyens dont on dispose, le défaut de méthode, exposent à de graves erreurs dans le diagnostic ; aussi, est-il nécessaire de toujours montrer une grande prudence et beaucoup de circonspection dans la reconnaissance d'une maladie. L'examen microscopique, l'analyse chimique, les inoculations révélatrices, les cultures, l'autopsie, sont des moyens qu'on ne devra pas négliger lorsque le diagnostic sera douteux, surtout quand on soupçonnera une maladie contagieuse ou un empoisonnement.

Lorsqu'un vétérinaire est appelé auprès d'un malade, il

doit, avant toutes choses, l'examiner rapidement de façon à se faire une idée générale de l'affection (boiterie, maladie interne, coliques, etc.) Ensuite, il interroge l'entourage (propriétaire, cocher, garçon d'écurie) d'une façon claire, précise, exempte de termes techniques ; il lui faut être très compréhensible, méthodique et complet tout en évitant les demandes inutiles et oiseuses, et ses questions doivent porter à la fois sur les symptômes observés, sur la marche de l'affection et sur le passé pathologique du sujet. Il faut contrôler tous les faits recueillis pendant l'interrogatoire et n'accepter comme vrais que ceux qui correspondent aux signes recueillis sur le malade. Les préjugés, l'imagination et les avis intéressés des propriétaires et des conducteurs doivent être discernés et combattus, car l'interprétation, toute fantaisiste, des faits observés par eux, les empêche d'en indiquer clairement la nature.

Une fois l'interrogatoire terminé, le clinicien procède à l'examen proprement dit ; il doit passer en revue, successivement et avec un soin minutieux, tous les organes de chaque appareil ; commençant par celui qui, d'après les renseignements recueillis, lui semble le plus atteint, il peut s'attarder un peu moins sur les autres, surtout s'ils lui paraissent indemnes, mais sans jamais les négliger complètement.

B. — Examen sommaire.

Regarder l'âge (les jeunes chevaux sont sujets à la gourme, les vieux à l'emphysème pulmonaire) et le sexe (fréquence de la hernie inguinale chez les entiers), l'état des forces (raideur de la queue, béance de l'anus), le degré d'amaigrissement.

Rechercher les modifications de la station debout, du décubitus et de la démarche. Examiner la peau (modifications de sa surface, œdèmes, sécrétion sudorale, altérations de la sensibilité) et se rendre compte, par la température rectale, de l'existence de la fièvre. Prendre le pouls ; noter le nombre et les caractères des pulsations ; compter les mouvements respiratoires ; examiner la couleur de la muqueuse oculaire et l'état de souplesse du rein.

C. — **Interrogatoire**.

Demander d'abord les raisons qui ont nécessité l'appel d'un vétérinaire.

Ensuite passer aux commémoratifs : Depuis quand l'animal souffre-t-il ? Quels sont les symptômes observés (inappétence, mollesse au travail, décubitus prolongé, blessures, toux, tremblements, coliques, boiterie, etc.) ? Ont-ils augmenté ou diminué depuis leur apparition ? A quel régime (nourriture et travail) était soumis le cheval avant le début de la maladie actuelle ? A-t-il déjà eu des affections analogues ? Existe-t-il, dans l'exploitation, d'autres animaux atteints ?

Interroger ensuite sur l'état actuel ; commencer par l'appareil qui, d'après les renseignements déjà fournis, semble le plus atteint, en insistant et en faisant préciser les détails déjà connus ; puis passer aux appareils pouvant se trouver en relations avec le précédent et terminer, un peu plus rapidement si l'on veut, par ceux qui paraissent indemnes.

1° **Appareil digestif.** — L'appétit est-il normal, capricieux, diminué ou supprimé ? Quels sont les aliments acceptés le plus facilement ; quels sont ceux qui sont refusés ? Quels fourrages donne-t-on ? d'où viennent-ils ? La déglutition est-elle facile (dysphagie) ? Y a-t-il hypersécrétion salivaire ?

Quelle est la forme des coliques observées ? légères ou violentes ? avec ou sans périodes d'accalmie ? L'animal cherche-t-il à se coucher, à se rouler ? se relève-t-il aussitôt couché ou reste-t-il étendu ? prend-il des positions particulières anormales ; lesquelles ? Par moments est-il ballonné ? A-t-on remarqué des nausées, des vomissements ?

Quelle est l'abondance des crottins ? leur couleur, leur

odeur, leur nature? sont-ils mous, liquides (diarrhée) ou bien secs, durs, petits, coiffés? Y trouve-t-on des grains non écrasés, des larves ou des vers? ces derniers sont-ils blancs ou colorés, plats ou ronds, longs ou courts? La défécation est-elle douloureuse?

2° **Appareil respiratoire.** — Le cheval s'essouffle-t-il rapidement au travail? L'exercice s'accompagne-t-il d'un bruit particulier de la respiration (cornage)?

Le malade tousse-t-il? à quels moments de la journée : à l'écurie, au dehors, ou pendant l'ingestion des aliments? A-t-on vu du jetage : uni ou bilatéral? intermittent, rémittent ou continu? plus abondant pendant le travail ou pendant les repas? Les liquides sont-ils déglutis normalement ou bien rejetés par les naseaux?

3° **Appareil circulatoire.** — Existe-t-il des œdèmes dans les régions déclives (membres, ventre, fourreau)? sont-ils éphémères ou persistants? Le cheval a-t-il des faiblesses? s'arrête-t-il au travail? est-ce surtout en montant les côtes?

4° **Appareil génito-urinaire.** — L'animal urine-t-il facilement ; ou bien souvent et peu à la fois ; ou bien rarement ; ou bien goutte à goutte? Semble-t-il éprouver de la douleur? Quelle est la couleur de l'urine : claire ou trouble? jaunâtre, foncée, sanguinolente ou malaga? Existe-t-il un écoulement par la vulve? de quelle nature est-il : épais, liquide, purulent, mélangé de sang, fétide?

A-t-on remarqué de l'œdème, des vésicules, des ulcères sur la verge ou à la vulve? Les testicules sont-ils tuméfiés, douloureux, œdémateux?

5° **Appareil nerveux.** — Le malade peut-il se tenir debout?

Comment l'affection a-t-elle débuté? immédiatement après la mise en travail? Un long temps de repos a-t-il précédé la remise en service? l'effort demandé a-t-il été pénible? Y a-t-il eu d'abord boiterie? L'animal a-t-il fait une chute? dans quelles circonstances? Est-il tombé sur la tête? A-t-il reçu des contusions dans la région de la nuque?

A-t-on vu apparaître des sueurs, générales ou localisées? des tremblements ? des contractures ?

Le cheval était-il déjà malade ? depuis combien de temps ? Quel était le genre de la maladie ? des cas analogues se sont-ils déjà produits dans l'écurie ou dans les environs ?

Des modifications sont-elles survenues dans le caractère ? L'animal semble-t-il agité, peureux ? Tourne-t-il en cercle? dans quel sens ? Parait-il au contraire déprimé ? titube-t-il en marchant, tourne-t-il aussi facilement des deux côtés ?

6° **Œil.** — Les yeux sont-ils larmoyants ? depuis quand ? A-t-on remarqué des changements dans la coloration des milieux oculaires ? Le malade a-t-il déjà présenté des symptômes analogues ? une ou plusieurs fois ? à quelle époque ? Ces accès ont-ils un caractère de périodicité ? L'animal voit-il les obstacles ? se jette-t-il sur eux ou s'en détourne-t-il?

D. — Examen direct.

1° **Appareil digestif.** — a. **Bouche.** — Voir si les mouvements des mâchoires sont normaux ou limités (trismus arthrite temporo-maxillaire, paralysie). Examiner ensuite les lèvres et les gencives (verrues, pustules), les barres (plaies, nécrose), puis les joues (blessures de la muqueuse), la langue (enduit, ulcérations, blessures, paralysie), le palais (plaies, blessures) et enfin les dents (irrégularités, carie, usure anormale due au tic). Voir si la salive est sécrétée en plus grande abondance (ptyalisme). Sentir l'odeur de la cavité buccale (fade, douceâtre, fétide, putride, aigre, piquante) ; examiner la coloration de la muqueuse (anémie, hyperhémie, taches hémorragiques).

b. **Pharynx.** — Rechercher, par l'*inspection* et la *palpation*, les changements de volume (œdèmes d'anasarque, phlegmons gourmeux) et le degré de sensibilité (pharyngites) ; par l'*auscultation*, le bruit crépitant produit, pendant l'inspiration et pendant l'expiration, par l'air traversant les liquides accumulés dans le pharynx lors de paralysie de cet organe.

c. **Œsophage.** — *Palper* la région extrathoracique ; *ausculter* la partie intrathoracique (bruit de glouglou). Pratiquer le *cathétérisme* sur l'animal debout (corps étranger).

d. **Estomac.** — *Palpation :* les pressions exercées avec le poing ou le genou, en arrière de l'appendice xiphoïde, déterminent de la douleur dans les cas d'indigestion par surcharge. *Percussion :* en raison de la situation cachée de l'estomac, il est à peu près impossible de la pratiquer d'une façon rationnelle.

e. **Intestin.** — *Inspection :* la météorisation se traduit par l'effacement du creux du flanc, à droite si les gaz sont dans le cæcum, à gauche s'ils sont dans le côlon flottant. *Percussion :* suivant qu'il est mat ou tympanique, le son décèle la présence d'aliments ou de gaz. *Auscultation :* elle permet de limiter les régions où s'entendent les borborygmes et renseigne sur la fréquence, l'intensité et le timbre de ces bruits (paralysie et surcharge des différents compartiments). *Toucher rectal :* bien pratiqué, il donne une foule de renseignements : volume et degré de plénitude des différents réservoirs intestinaux ; présence de tumeurs, d'abcès, de corps étrangers, d'étranglements, de volvulus, d'invagination ; hernie inguinale, champignon de castration ; anévrysmes de la grande mésentérique, oblitération de l'aorte. *Examen des matières fécales :* forme, consistance, couleur, aspect ; œstres, vers intestinaux ; sang et fausses membranes.

f. **Péritoine.** — *Inspection :* forme du ventre, déformation bilatérale avec chute du ventre (ascite) ou plus accusée à gauche (gestation). *Palpation :* sensibilité plus ou moins vive. *Percussion :* matité dans les régions déclives (ascite).

Très difficile, l'examen du *foie* et de la *rate* est sans grande importance pratique, étant donnée la rareté des affections de ces organes.

2° **Appareil respiratoire.** — *Inspection:* examiner comment

le malade respire, si le flanc est régulier (soubresaut), si
les naseaux se dilatent régulièrement, si les côtes et l'abdomen se soulèvent et s'abaissent ensemble (discordance);
compter les respirations, noter le rythme, la régularité et
l'amplitude des mouvements respiratoires ; voir si la
respiration est ronflante, haletante, dyspnéique ; rechercher
si l'air expiré n'est pas fétide et si cette fétidité existe des
deux côtés. Pratiquer un examen approfondi des naseaux :
pétéchies, chancres, cicatrices ordinaires ou rayonnées,
congestion de la pituitaire, éruptions ; jetage uni ou bilatéral,
séreux, alimentaire, muqueux, muco-purulent, poisseux,
sanguinolent, mousseux, rouillé.

Palpation. — Explorer l'espace intermaxillaire (auge) :
glandes. Comprimer la base de la trachée : reconnaître son
degré de sensibilité et les caractères de la toux ainsi produite
(petite, quinteuse, sifflante, douloureuse, pénible, forte,
grasse, avec ou sans rappel). Voir si la pression des
espaces intercostaux n'est pas douloureuse (pleurésie au
début).

Percussion. — Percuter toujours des deux côtés de la
poitrine, sur toute la hauteur et sur toute la longueur du
poumon ; frapper successivement avec peu de forces d'abord
(son des parties superficielles), puis plus fort (son des régions
profondes). Rechercher si le son obtenu est normal, exagéré
ou diminué, partout ou seulement dans certains points?
Déterminer exactement le siège et la forme des zones de
matité ou de submatité. Voir si la ligne de limite est horizontale ou irrégulière, et si elle se trouve à la même hauteur
de chaque côté de la poitrine (pleurésie, hydrothorax).

Auscultation. — Ausculter tous les points de la cage
thoracique. Voir si le murmure respiratoire est normal,
exagéré, diminué ou supprimé ; reconnaître les bruits
anormaux des bronches (râles bronchiques et muqueux,
gargouillement bronchique, souffle tubaire), ceux du parenchyme pulmonaire (râles crépitants et sibilants, — râles
secs et humides, — râles caverneux), ceux de la cavité
pleurale (bruits de frottement, de clapotement, souffle

amphorique). A quel temps de la respiration perçoit-on ces bruits?

3° **Appareil circulatoire**. — a. **Cœur**. — *Inspection*. — Examiner la région précordiale et le choc du cœur : soulèvement de la partie inférieure du cinquième espace intercostal déterminé par le choc de la face gauche de l'organe contre la paroi thoracique au moment de la systole ventriculaire (surtout visible sur les chevaux très secs).

Palpation. — La main gauche, appliquée à plat derrière le coude, dans l'intervalle de la cinquième et de la sixième côte, permet de percevoir le choc précordial (énergie, ondulations), le frémissement cataire et certains souffles rudes.

Percussion. — Reconnaître la zone normale de matité du cœur; rechercher les causes d'augmentation (hypertrophie du cœur droit, épanchement péricardique) ou de diminution (emphysème pulmonaire) de son étendue.

Auscultation. — Reconnaître les bruits normaux du cœur. Apprécier l'intensité des battements cardiaques (ils peuvent s'assourdir ou même disparaître), les modifications de rythme (intermittences, irrégularité dans la succession des battements, égalité des deux silences, dédoublement d'un des bruits), les modifications de timbre. Rechercher la présence des bruits anormaux : souffles (siège, durée, intensité et caractères; à quel moment se produisent-ils?) bruits de frottement, bruits péricardiques.

b. **Vaisseaux**. — *Inspection*. — Battements visibles des artères temporales (danse des artères) ; pouls veineux (jugulaire).

Palpation. — Prendre le pouls à la glosso-faciale ; examiner sa fréquence (le compter) et sa force (pouls plein, dépressible, filant, alternant, dicrote), son rythme (pouls irrégulier, inégal, intermittent, bondissant). — L'exploration rectale permet parfois de reconnaître la présence d'anévrysmes sur le faisceau gauche de la grande mésentérique et l'oblitération de l'aorte ou d'une de ses divisions.

c. **Sang**. — Aspect et coloration ; rapidité de formation

du caillot. — Numération des globules : rapport entre le nombre des hématies et celui des leucocytes, détermination de la formule leucocytaire. — Recherche des microbes et des hématozoaires.

4° **Appareil génito-urinaire.** — a. **Reins.** — L'*exploration rectale* permet de sentir normalement le rein gauche ; le droit n'est perçu que lorsqu'il est hypertrophié. Noter le volume et la sensibilité.

b. **Vessie.** — *Palpation.* — Le toucher rectal décèle l'état de sensibilité et de réplétion de la vessie. — *Cathétérisme* (le conduire avec prudence et sous le couvert de l'asepsie). *Examen de l'urine :* volume par vingt-quatre heures ; aspect, couleur, odeur, réaction, densité ; examen chimique (albumine, sucre, pigments biliaires, etc.) et microscopique (globules sanguins, globules de pus, éléments cellulaires, cristaux, cylindres urinaires).

c. **Testicules.** — Volume, sensibilité ; se rendre compte, par la voie rectale, de l'état des canaux inguinaux (hernie inguinale, champignon de castration).

d. **Vulve et utérus.** — Écarter les lèvres vulvaires pour pratiquer l'examen de la muqueuse vaginale (blessures, ulcérations, écoulement muqueux ou muco-purulent). — L'exploration rectale permet de reconnaître la présence du fœtus dans l'utérus gravide.

5° **Appareil nerveux.** — Si le malade est couché, essayer de le relever et de le faire marcher : voir s'il y a des mouvements anormaux (de rotation, de manège, en cercle, en tonneau, etc.) ou des paralysies locales. Rechercher la sensibilité des différentes régions en piquant la peau avec la pointe d'une épingle ; voir si les réflexes sont exagérés ou abolis ; s'il se produit des contractions musculaires involontaires (spasmes, crampes, convulsions).

6° **Œil.** — Examiner les paupières (tuméfaction, larmoiement), puis la conjonctive (couleur, corps étrangers) ; faire saillir le corps clignotant ; s'assurer de l'intégrité des conduits lacrymaux (cathétérisme, insufflation d'air par le canal lacrymal). Examiner la cornée transparente (saillie

en avant, infiltration, blessures, ulcérations, corps étrangers);
rechercher si l'iris fonctionne bien (placer le cheval en
pleine lumière, puis fermer l'œil et l'ouvrir ensuite brusquement); voir s'il n'existe pas de synéchies, si les milieux ont
conservé toute leur limpidité.

Pratiquer l'examen ophtalmoscopique à la lumière directe
ou à l'éclairage oblique, avec ou sans cocaïnisation préalable ; voir si la rétine n'est pas décollée, s'il n'existe pas
d'inflammation des membranes profondes, de paralysie du
nerf optique.

7° **Aspect extérieur et état général**. — Ensemble de
l'aspect du sujet, démarche, décubitus. — Fièvre : température et fréquence du pouls. État des forces : marche.
Aspect de la peau : couleur, œdèmes. État des muqueuses
apparentes : conjonctive, muqueuse buccale (pâleur,
hyperhémie, cyanose, teinte ictérique, pétéchies).

E. — Diagnostic.

L'examen terminé, rapprocher alors tous les renseignements recueillis ; chercher à en tirer quelques syndromes
importants pouvant résumer la maladie. Voir s'ils dépendent
es uns des autres et de quelle façon, ou s'ils sont au
contraire indépendants; rechercher, dans ce cas, si une
seule maladie ne peut pas tout expliquer. Penser d'abord
aux affections fréquentes avant de conclure à une maladie
rare ; éviter de se laisser influencer par les renseignements
donnés ou par des hypothèses faites au début de l'examen.

Le diagnostic une fois posé, s'assurer toujours qu'il
n'existe pas en même temps une autre affection.

F. — Pronostic.

Après avoir déterminé la maladie, il faut en apprécier la
gravité ou la bénignité, en prévoir la marche, la durée, la
terminaison, les complications possibles : c'est là le *pronostic*.

Le *pronostic général*, celui qui est lié à l'essence même

de la maladie, doit être complété par le *pronostic indivi-duel*, qui dépend surtout de la résistance du malade.

Le pronostic n'est pas absolu ; il varie avec les diverses phases de la maladie ; à chaque visite il peut être modifié (aggravé, atténué, corrigé ou complété) selon les probabilités du moment. Quand les signes sont vagues et insuffisants, quand le diagnostic est douteux, le pronostic doit être réservé ; il vaut mieux ne rien dire que d'être mauvais prophète.

A côté du *pronostic médical* il y a le *pronostic économique*, de beaucoup le plus important ; il est peu intéressant qu'un malade guérisse s'il ne peut plus rendre de services ou bien si, déprécié par une tare indélébile, il n'a plus qu'une médiocre valeur marchande.

La maladie est-elle curable ? quelle sera sa durée approximative ? à combien s'élèvera la dépense occasionnée ? le malade sera-t-il déprécié ? et dans quelle mesure ? aura-t-il les mêmes aptitudes ? Autant de questions qu'il faut résoudre avant de donner un avis définitif. On rapprochera ces différentes données du prix actuel de l'animal et, si l'on doit soigner en perte, il ne faudra pas hésiter à faire part au client de ses appréhensions et conseiller l'envoi à la boucherie : les intérêts du propriétaire doivent toujours primer ceux du malade.

G. — Rédaction de l'ordonnance.

La *rédaction de l'ordonnance* est le complément obligé de l'examen clinique.

Toutes les prescriptions jugées nécessaires pour arriver à soulager le malade ou à le guérir doivent être spécifiées d'une manière simple et précise et suivant certaines conventions établies entre les médecins et les pharmaciens (*Voir les divers Traités sur l'art de formuler*).

Un ordre doit être suivi dans l'énumération des diverses prescriptions ; il faut commencer par les prescriptions hygiéniques et la diététique, puis, s'il y a lieu, l'indication orthopédique ; ensuite, énumérer dans l'ordre où elles devront être administrées les différentes préparations médicamenteuses, en faisant suivre chacune d'elles d'une *instruction* précise pour leur administration.

Si les médicaments employés pour l'usage externe sont toxiques, le rappeler au pharmacien et au client.

Écrire toujours très lisiblement et, autant que possible, sur papier portant le nom et l'adresse du praticien ; dater et signer.

Remarque. — Si l'on a à rendre compte d'un cas, oralement ou par écrit, à rédiger une observation ou une consultation, le faire toujours dans un style très simple, sobre, strictement scientifique et sans phrases : avoir toujours le soin de séparer nettement l'exposé des faits recueillis ou constatés de l'interprétation que l'on peut être amené à en proposer (*Grasset*).

II

CLINIQUE MÉDICALE

ACNÉ DE LA TONTE

Définition. — Affection cutanée caractérisée par une éruption papulo-pustuleuse due à l'inflammation des glandes sébacées et des follicules pileux.

Éléments étiologiques. — Irritation mécanique des follicules pilo-sébacés par le frottement et les pressions des harnais sur des animaux récemment tondus.

Signes cliniques. — Au niveau de l'emplacement des harnais (sellette, collier, croupière), boutons du volume d'un pois, d'abord durs, se transformant rapidement en petits abcès qui s'ouvrent par le frottement et laissent écouler quelques gouttes de pus.

Traitement. — 1° Interposer entre la peau et les pièces de harnachement une lame d'étoffe souple, de feutre ou une peau de mouton.

2° Tenir la peau très propre ; ouvrir les boutons purulents et faire des lavages antiseptiques tièdes (eau boriquée, phéniquée, crésylée). Après les avoir essuyées soigneusement avec un linge doux, recouvrir les parties malades avec de la glycérine iodée, de la vaseline boriquée ou phéniquée.

3° Aux lésions anciennes d'acné, opposer les onctions journalières de pommade mercurielle double.

ANASARQUE

Définition. — Maladie toxi-infectieuse, à évolution aiguë ou

subaiguë, caractérisée par une vaso-dilatation active, partielle
ou générale du système capillaire se traduisant extérieurement
par des œdèmes sous-cutanés et des pétéchies à la surface des
muqueuses.

Éléments étiologiques. — Infection par des agents divers (streptocoque pyogène, streptocoque gourmeux, staphylocoques, pas-
teurella) dont les toxines se fixent sur les organes vaso-dilatateurs. Le surmenage et le refroidissement agissent comme
causes prédisposantes habituelles.

Évolution et signes cliniques. — Apparition soudaine, en des
points divers du corps, de plaques œdémateuses de dimensions
variables, irrégulières, à contour nettement délimité, un peu
tendues et douloureuses à la pression, qui s'accroissent et se
réunissent. Plus tard, la sérosité exsudée gagnant les parties
déclives, œdème abondant des membres, du poitrail et du ventre,
limité horizontalement par un bourrelet saillant ; œdème ascendant de la tête qui devient informe.

Sur la pituitaire, la muqueuse buccale, la conjonctive, pétéchies rouge vif et très limitées d'abord, noirâtres et confluentes
ensuite.

Peu ou pas de fièvre.

Complications possibles. — Œdème pulmonaire, mortifications
cutanées, invagination intestinale, exorbitisme, infection purulente, cornage aigu.

TRAITEMENT. — 1° Isoler le malade dans un box à température constante. Éviter avec le plus grand soin les
refroidissements ; tenir la porte du local constamment
fermée ; aérer sans refroidir.

Envelopper l'animal de couvertures chaudes que l'on
renouvellera quand elles seront mouillées par la trans-
piration. Entourer les membres, du genou et du jarret
au sabot, avec de l'étoupe, de la ouate, des chiffons de
laine ou même de la paille convenablement disposée.

Régime : Fourrages de bonne composition et bien
récoltés ; son frisé ou en barbotages ; farine d'orge ;
produits mélassés. — Eau tiède et thé de foin comme
boisson.

2° Dès l'apparition des engorgements et des pétéchies, faire des injections de sérum antistreptococcique :

Injecter d'emblée 30 à 40 cent. cubes en une seule fois les premiers jours, puis 20 cent. cubes, puis 10, à mesure que les symptômes s'atténuent. Cesser les injections quand les œdèmes sont disparus depuis quarante-huit heures.

Si, après quelques jours d'emploi, le traitement sérothérapique ne donne pas d'amélioration rapide, recourir au collargol :

Collargol........................... $0^{gr},25$-$0^{gr},50$
Eau distillée bouillie............... 25 cent. cubes.

En une seule injection dans la veine jugulaire. (Ne se servir que de solutions préparées extemporanément.)
Renouveler ces injections tous les jours ou tous les deux jours.

3° Combattre la torpeur et l'abattement par les stimulants :

Alcool bon goût..................... 100-200 cent. cubes.

ou bien

Eau-de-vie........ 150-300   —

Faire prendre dans la boisson en deux ou trois fois dans les vingt-quatre heures.

ou

Caféine.............................. }
Benzoate de soude.................... } āā $2^{gr},50$
Eau distillée bouillie............... 10 cent. cubes.

Trois ou quatre fois dans la journée une injection sous-cutanée de 2 à 4 cent. cubes.

4° Soutenir le cœur par l'emploi de la digitale :

Poudre de digitale................ $0^{gr},50$-2 grammes.

Pour un paquet; n° 6. Un matin et soir dans du miel.

5° Surveiller les complications. Si l'œdème, gagnant l'extrémité céphalique, provoque une occlusion des naseaux, dilater ceux-ci à l'aide de cornets de plomb ou de carton, de griffes ou d'érignes métalliques.

Lors d'œdème de la glotte avec dyspnée intense, cornage et menace d'asphyxie, pratiquer la trachéotomie provisoire (*Voir page* 199) en employant une canule de faible dimension.

Traiter les escarres cutanées qui peuvent survenir, suivant les règles de l'antisepsie.

6° Dès que commence la résorption des œdèmes, prescrire les diurétiques et les purgatifs salins :

Sel de nitre.......................... 5-15 grammes.
Bicarbonate de soude................. 10-30   —
Sulfate de soude .... 50-100 —

Pour un paquet ; n° 6. Un matin et soir dans la boisson ou dans un barbotage.

7° Ne pas sortir le malade tant qu'il persiste des œdèmes et des pétéchies ; attendre au moins une semaine après la disparition des signes morbides. Promenades au pas et, si possible, au soleil. Remettre en service au plus tôt quinze jours après la résolution complète de la maladie.

ANÉMIE

Définition. — Syndrome caractérisé par une diminution de l'hémoglobine du sang et du nombre des globules rouges, avec présence de formes anormales chez ces derniers.

Éléments étiologiques. — Hémorragies abondantes accidentelles ou opératoires : saignées trop copieuses, trop fréquentes ou trop rapprochées, surtout chez les sujets jeunes et les vieux chevaux. Alimentation insuffisante ou de mauvaise qualité ; hygiène défectueuse. Travail exagéré. Vers intestinaux. Maladies antérieures graves. Infections (tuberculose, morve, carcinomatose, etc.).

Signes cliniques. — **Début.** — Mollesse, essoufflement au travail, pâleur des muqueuses. Infiltration de la conjonctive. Pouls petit, filant et fréquent ; artère effacée. Urines abondantes (polyurie).

Seconde période. — Amaigrissement, nonchalance. Dyspnée

au moindre effort ; accélération des battements cardiaques ; à l'auscultation, les bruits du cœur ont un timbre métallique. Œdèmes déclives.

Période ultime. — Faiblesse extrème ; appétit capricieux ou anorexie. Pouls insensible. Diarrhée séreuse. Inaptitude à tout travail. A l'auscultation du cœur, bruit de roulement particulier, perceptible des deux côtés de la poitrine.

TRAITEMENT. — 1° S'il y a lieu, obéir avant tout à l'indication causale ; traiter l'affection primitive dont l'anémie n'est qu'un épiphénomène.

2° Mettre l'animal au repos ou ne permettre qu'un léger service au pas. Le placer dans un box spacieux, bien aéré ; pendant la belle saison le mettre au pré. Tous les jours pansage soigné à l'étrille et à la brosse ; frictions cutanées au gant de crins ou avec un bouchon de paille.

Donner des aliments de choix : foin de pré de bonne qualité ; luzerne de première coupe bien récoltée ; avoine noire de Brie ou avoine grise de pays ; farine d'orge ; maïs concassé ; féveroles ; aliments mélassés.

3° Si l'appétit est insuffisant, le stimuler (*Voir* ANOREXIE, *page* 19).

4° Vingt jours par mois, donner matin et soir, dans un peu de son mouillé, un paquet d'acide arsénieux :

Acide arsénieux...................... 0 ^{gr},25-1 gramme.

Par paquet ; n° 40.

Les dix jours suivants faire prendre du phosphate de chaux assimilable :

Phosphate tricalcique.................. 8-10 grammes.

Par paquet ; n° 20. Deux fois par jour, un paquet dans un peu de son mouillé.

5° Si l'anémie est profonde, surtout s'il s'agit de sujets de valeur qu'il y a intérêt économique à traiter, faire

tous les jours, sous la peau de l'encolure, une injection
de 250 grammes à un litre de sérum artificiel.

ANGINES

Définition. — Maladies caractérisées par la localisation, sur la
muqueuse de la gorge et des organes avoisinants, d'une inflammation généralement d'origine infectieuse (gourme, morve,
fièvre typhoïde, streptococcie, staphylococcie).

Divisions. — Le foyer principal de l'affection

est dans {
    Le larynx : angine laryngée.
    Le pharynx : angine pharyngée.

A. — Angine laryngée (*Voir* LARYNGITE).

B. — Angine pharyngée (*Voir* PHARYNGITE).

ANOREXIE. — INAPPÉTENCE.

Définition et signes cliniques. — Syndrome caractérisé par le
défaut de l'appétit pouvant aller jusqu'au dégoût et une répugnance complète pour les aliments.

Éléments étiologiques. — Pyrexies. Maladies chroniques. Affections gastro-intestinales ; stomatites ; irrégularités dentaires.

TRAITEMENT. — 1° Rechercher la cause et la combattre :
niveler les arcades molaires ; cicatriser les lésions buc-
cales : traiter rationnellement les états pathologiques
dont l'inappétence n'est qu'un symptôme.

2° Si l'anorexie est modérée, donner au malade les
aliments pour lesquels il a de la préférence. Distribuer
des denrées de choix (fourrages bien récoltés, avoines
de pays) ; régler les repas.

3° Matin et soir, un quart d'heure avant le repas,
donner dans un peu de son mouillé un paquet de poudre
de noix vomique :

Poudre de noix vomique .... 1-5 grammes.
Par paquet : n° 12.

ou de

> Poudre de gentiane.................... } ãã 5 grammes.
> Poudre de quinquina..................
>
> Par paquet ; n° 12.

ou bien de

> Carbonate de fer .... 20-40 grammes.
> Bicarbonate de soude................. 15-30　　—
> Sel marin............................ 5-10　　—
>
> Par paquet ; n° 12.

4° Mettre le malade en liberté dans un box vaste et bien aéré. Promenades ou travail modéré. Chaque jour, pansage soigné suivi d'une friction sèche sur tout le corps au gant de crins ou avec un bouchon de paille.

ANTISEPSIE MÉDICALE

Difficile à réaliser dans la pratique en raison de l'apport incessant de germes par l'air inspiré, par les aliments et par les boissons, elle est toujours très inférieure à l'antisepsie chirurgicale ou immédiate.

a. — Cavités nasales.

1° Faire, à l'aide d'une douche d'Esmarch munie d'un caoutchouc et d'une canule longue et flexible, ou bien avec la grosse seringue (*Voir* INJECTIONS NASALES, *page* 342) des injections avec une solution antiseptique tiède : acide borique à 3 p. 100, eau salée à 7-8 p. 1000, permanganate de potasse à 1 p. 1000, crésyl à 2 p. 100.

2° Enduire l'ouverture des naseaux avec de l'huile ou de la vaseline mentholée à 1 p. 20.

b. — Poumons.

1° Placer le malade dans un local peu spacieux et,

toutes les ouvertures étant closes, produire des vapeurs antiseptiques en plaçant sur un réchaud allumé une bouilloire ou mieux un vase à large surface contenant une solution d'acide phénique à 3 p. 100, ou l'une des solutions suivantes :

```
Thymol............................... 10 grammes.
Alcool....  .............................  50     —
Eau..................... Q. S. pour faire 1 litre.

Menthol...............................  5 grammes.
Alcool...............................  50     —
Eau..................... Q. S. pour faire 1 litre.
```

2° Faire dans la trachée, à l'aide d'une seringue munie d'une aiguille creuse ou avec un trocart, des injections d'huile gaïacolée :

```
Gaïacol synthétique.........  ..........  5-10 grammes.
Huile d'olives lavée à l'alcool et stérilisée.   100 cent. cubes.
```

Matin et soir, injecter lentement une seringue de 10 cent. cubes.

3° Faire prendre matin et soir, dans un électuaire, deux à quatre cuillerées à soupe d'huile créosotée à 1 p. 10.

c. — Bouche.

1° A l'aide de la grosse seringue irriguer largement la cavité buccale avec une solution tiède d'acide borique à 3 p. 100, de thymol à 2 p. 1000, de permanganate de potasse à 4 p. 1000.

d. — Intestin.

1° Le meilleur antiseptique intestinal, sinon le seul, est le purgatif ou le laxatif répété :

```
Sulfate de soude.................... 100-300 grammes.
```

ou

> Crème de tartre soluble............ 20-30 grammes.

Pour un paquet; n° 4. Un par jour dans un barbotage.

2° Faire prendre tous les jours, dans un peu de son frisé, deux à quatre paquets de 2-5 grammes de salol, de benzonaphtol, ou de salicylate de bismuth, ou de $0^{gr},25$ à 1 gramme de calomel.

3° Lavements évacuatifs (*Voir page* 345).

e. — Voies urinaires.

1° Faire prendre quatre ou cinq fois par jour dans un peu d'eau ou dans un électuaire un paquet de salol :

> Salol .... 2-5 grammes.

Par paquet ; n° 30.

2° Administrer de l'essence de térébenthine :

> Essence de térébenthine............... 15-50 grammes.

En une ou plusieurs fois, dans un électuaire ou dans la boisson.

ARYTHMIE CARDIAQUE. — INTERMITTENCES CARDIAQUES.

Définition. — I. **Arythmie cardiaque proprement dite.** — Trouble fonctionnel du cœur caractérisé par des pulsations irrégulières ou inégales et des temps de la révolution cardiaque allongés ou raccourcis.

II. **Intermittences cardiaques vraies.** — Trouble fonctionnel du cœur caractérisé par une suspension complète de l'activité cardiaque pendant un court espace de temps avec absence d'une ou de plusieurs pulsations artérielles à des intervalles plus ou moins rapprochés.

III. **Intermittences cardiaques fausses.** — Trouble fonctionnel du cœur caractérisé par un affaiblissement des contractions cardiaques pendant un court espace de temps avec absence d'une ou de plusieurs pulsations artérielles à des intervalles plus ou moins rapprochés.

Eléments étiologiques. — Ces troubles divers résultent, le plus souvent, d'une altération du myocarde ou du système nerveux du cœur par des agents microbiens ou par leurs toxines, au cours de maladies infectieuses diverses (gourme, pneumonie, fièvre typhoïde). Intoxication digitalique. Surmenage. Troubles digestifs.

N'entreprendre le traitement que si les troubles sont récents.

TRAITEMENT. — 1° Prescrire une médication iodurée :

Iodure de potassium ou de sodium....... 2-3 grammes.

Pour un paquet ; n° 40. Vingt jours par mois, pendant plusieurs mois, un paquet matin et soir dans un peu d'eau claire ou dans du miel.

2° Si les systoles cardiaques sont faibles, donner de la digitale :

Poudre de digitale.................... 0^{gr},25-1 gramme.

Pour un paquet ; n° 10. Deux par jour dans un électuaire.

3° Promenades ; mise au pré pendant la bonne saison ; service très modéré.

BRONCHITE

Définition. — Maladie caractérisée par la localisation sur les bronches, de diverses infections (gourme, streptococcie, staphylococcie, morve, tuberculose).

A. — Bronchite aiguë simple.

Eléments étiologiques. — Jeune âge, émigrations ; saisons intermédiaires. Refroidissements. Inhalations de poussières irritantes, de gaz délétères (vapeurs de chlore, de brome, d'acide sulfureux, d'acide hypoazotique), de fumées d'incendie. Intoxication mercurielle. Propagation aux bronches d'une infection de voisinage (coryza, angine, pneumonie). Localisation d'un état morbide général (gourme, morve, tuberculose).

I. — Trachéo-bronchite aiguë. Rhume de poitrine.

Définition. — Inflammation de la muqueuse qui tapisse la trachée et les bronches, grosses et moyennes.

a. Forme légère.

Signes cliniques. — Toux facile à provoquer, quinteuse, avec rappel. Jetage muqueux ou muco-purulent peu abondant. Râles muqueux, à grosses bulles. Rien à la percussion. Pas de fièvre.

TRAITEMENT. — 1° Soustraire le malade à l'action du froid. Le laisser au repos ou l'utiliser à un petit service.

2° Faire prendre matin et soir dans du miel :

Kermès minéral....,.................... 10-15 grammes.
Pour un paquet ; n° 20.

3° Donner des inhalations de goudron (*Voir* INHALA-TIONS. *page* 340).

b. Forme grave.

Signes cliniques. — **Début.** — Frissons; inappétence; fièvre modérée (39°-39°,5).
Période de crudité. — Toux sèche, forte, fréquente, quinteuse, avec rappel. Râles sonores ronflants et sibilants ; murmure vésiculaire normal; rien à la percussion. Signes généraux graves : hyperthermie (40°-40°,5); accélération du flanc et du pouls.
Période de coction. — Toux grasse, quinteuse, facile à provoquer. Jetage muqueux, puis muco-purulent. Râles muqueux, à grosses et à moyennes bulles, changeant de place après les quintes de toux. Atténuation des signes généraux. Chute de la température. Retour de l'appétit.
Résolution. — Jetage moins abondant, muqueux, blanchâtre. Disparition progressive des râles.

TRAITEMENT. — 1° Prescrire le repos absolu. Isoler le malade dans un box chaud et bien aéré. Le couvrir suivant la saison. Aliments de digestion facile ; boissons tièdes.

2° Appliquer, sur les côtés de la poitrine, un large sinapisme.

3° Au début, si la toux est pénible, donner une préparation calmante :

> Extrait aqueux de belladone.............   2-4 grammes.

ou

> Teinture d'aconit.....................   5-10   —

ou bien

> Poudre d'opium...................... 5-20   —
> Poudre de réglisse.... .... / Q. S. pour un
> Miel ou mélasse.................... \ électuaire consistant.

Faire prendre en une ou plusieurs fois dans la journée, dans un électuaire.

4° Fluidifier les sécrétions de la muqueuse par l'administration d'iodure de potassium :

> Iodure de potassium...................   4-8 grammes.

Pour un paquet; n° 10. Un matin et soir dans un peu d'eau claire.

5° Deux ou trois fois dans la journée, donner des inhalations chaudes aromatiques et antiseptiques (*Voir* INHALATIONS, *page* 340).

6° A la période d'état faciliter l'expectoration :

> Kermès............ ....   10-15 grammes.
> Poudre de réglisse..................) Q. S. pour un
> Miel ou mélasse.................... \ électuaire consistant.

En deux fois dans la journée.

ou encore

> Soufre doré d'antimoine...............   2-5 grammes.

ou bien

> Soufre sublimé lavé.................. 10-20   —

Pour un paquet; n° 10. Un matin et soir dans un peu de son mouillé.

[Ces diverses préparations doivent être prises une heure au moins avant les repas ou deux heures après.]

7° Vers le déclin de la maladie, donner des fumigations de goudron ou de baies de genièvre.

8° Si la bronchite tend à persister, donner comme boisson de l'eau de goudron et faire prendre matin et soir :

Essence de térébenthine............... 15-30 grammes.

Dans un peu d'eau claire ou en électuaire.

II. — Bronchite capillaire.

Définition. — Inflammation aiguë localisée aux dernières ramifications bronchiques.

Éléments étiologiques. — Propagation aux racines de l'arbre aérien de l'inflammation primitivement localisée aux bronches grosses et moyennes. Inhalations de gaz irritants, d'air chaud, de fumées d'incendie. Gourme. Morve.

Signes cliniques. — Après un début de courte durée caractérisé par de la toux et un jetage muqueux, apparition de symptômes graves : accélération des mouvements respiratoires 30-40 par minute); soubresaut aux deux temps de la respiration; dilatation des naseaux; toux grasse, quinteuse, pénible; jetage muqueux. Pouls petit et vite. Muqueuses injectées.

Sonorité thoracique normale. Diminution du murmure vésiculaire en certains points et même disparition complète. Râles sibilants; râles muqueux s'entendant jusque dans la trachée.

Complications possibles. — Asphyxie; emphysème pulmonaire; emphysème sous-cutané.

TRAITEMENT. — 1° Mêmes prescriptions hygiéniques, même régime que pour la bronchite commune.

2° Appliquer un sinapisme sous la poitrine et sur les côtés du thorax. Faire aux membres une application sinapisée; les entourer jusqu'au jarret et jusqu'au genou au moins, avec de l'étoupe, de la ouate ou des chiffons de laine.

3° Faire prendre de l'iodure de potassium :

Iodure de potassium.................. 5-10 grammes.

Pour un paquet; n° 10. Un matin et soir dans 3 ou 4 litres d'eau claire.

Cesser l'administration de l'iodure s'il survient des

signes d'intoxication iodique (larmoiement, sécrétion châssieuse de la conjonctive, éruption cutanée).

4° Donner des inhalations émollientes et antiseptiques : foin odorant, guimauve, acide phénique, menthol (*Voir* INHALATIONS, *page* 340).

5° Combattre les phénomènes toxiques par des injections de sérum artificiel :

> Sérum artificiel............... 250 cent. cubes — 1 litre.

En injection sous-cutanée ou intraveineuse ; une injection matin et soir.

6° S'il y a de l'insuffisance respiratoire, injecter chaque jour dans le sang deux ou trois ampoules de tallianine (1).

7° A la période de défervescence, donner des fumigations de goudron ou de genièvre et de l'essence de térébenthine :

> Essence de térébenthine............... 15-30 grammes.

Donner matin et soir dans la boisson ou dans du miel.

B. — Bronchite chronique.

Catarrhe bronchique. — Rhume de poitrine.

Définition et éléments étiologiques. — Inflammation chronique des bronches, le plus souvent consécutive à la répétition de bronchites aiguës, quelquefois à une dystrophie générale (lymphatisme), à une maladie générale (leucémie) ou à un trouble circulatoire de la muqueuse bronchique (affections chroniques du cœur, emphysème pulmonaire).

I. — Bronchite chronique simple.

Signes cliniques. — Toux grasse, quinteuse, profonde, facile-

(1) La tallianine est un terpène qui tient en dissolution plusieurs fois son volume d'ozone.

ment provoquée par l'air froid, la marche. Jetage muco-purulent assez consistant, surtout pendant le travail. Accélération de la respiration. Expiration en deux temps, quelquefois soubresaut. Râles muqueux, mobiles, s'entendant dans la région moyenne de la poitrine. Murmure vésiculaire affaibli en certains points. Sonorité normale de la poitrine. Faiblesse au travail, essoufflement rapide.

TRAITEMENT. — 1° Prescrire le repos ou ne permettre qu'un léger travail ; éviter toutes les causes de refroidissement. Pansage journalier à l'étrille et à la brosse ; frictions sèches sur tout le corps.

Donner des aliments nutritifs : fourrages verts ; carottes, fourrages et paille hachés, avoine, préparations mélassées ; maïs ; féveroles ; farine d'orge.

2° Faire prendre deux fois par jour dans l'eau de boisson ou en électuaire 15-30 grammes d'essence de térébenthine.

3° Calmer la toux, si elle est pénible, par l'extrait aqueux de belladone (2-4 grammes) ou la poudre d'opium (5-20 grammes).

4° Donner chaque jour une ou deux fumigations de goudron ou de baies de genièvre.

II. — Bronchite chronique sèche avec emphysème pulmonaire.

TRAITEMENT. — 1° Même hygiène, même régime que dans la forme précédente. Insister sur les aliments mélassés.

2° Alterner les médications iodurée et arsenicale :

Vingt jours par mois, donner matin et soir dans 3 à 4 litres d'eau claire :

Iodure de potassium...................... 2-5 grammes.
Pour un paquet ; n° 40.

Les dix jours suivants faire prendre de l'acide arsénieux :

>
> Acide arsénieux................... 0 gr,25-2 grammes.
>
> Pour un paquet; n° 10. Un paquet le soir dans un peu de son frisé.

C. — Bronchite infectieuse. — Grippe. — Influenza.

Définition et éléments étiologiques. — Maladie infectieuse aiguë, épizootique et contagieuse, caractérisée par une inflammation diffuse des voies respiratoires avec prédominance des lésions sur les bronches. La nature de l'agent infectieux est inconnue.

Signes cliniques. — Affaiblissement des forces ; fièvre (39°,5-40°, rarement 40°,5 et plus). Toux forte, quinteuse et sans rappel, facile à provoquer. Jetage muqueux et muco-purulent ; accélération du flanc et du pouls. Anorexie plus ou moins marquée. Conjonctives légèrement rosées ou tout à fait blanches, quelquefois jaunâtres, œdémateuses, pouvant sécréter un muco-pus qui vient salir la commissure antérieure des paupières. Dépression nerveuse plus ou moins marquée.

La maladie est peu grave et dure de huit à quatorze jours.

Complications possibles. — Pneumonie ; pleuro-pneumonie ; synovites.

TRAITEMENT. — 1° Changer les animaux d'air. Évacuer l'écurie infectée.

Isoler le malade ; le mettre dans un endroit très aéré, dans un box, sous un hangar et même dans un espace non couvert, si la saison le permet.

Donner des aliments de bonne qualité : fourrages bien récoltés, son, aliments mélassés, avoine, fourrages verts. S'il existe de l'anorexie, donner du lait (1) (huit-

______

(1) Avec un peu de patience on réussit à faire accepter le lait aux sujets qui semblent avoir de la répugnance pour cet aliment. Faire tenir la tête du malade et approcher des lèvres le vase qui contient le lait ; avec la main, porter un peu du liquide dans la cavité buccale pendant qu'un aide fait plonger les lèvres dans le lait.

douze litres par jour). Faire boire souvent, toutes les deux heures au moins, de l'eau à la température de l'écurie ou légèrement tiède.

2° Si la respiration est difficile, appliquer sous la poitrine et sur les côtés du thorax un large sinapisme.

3° Combattre la dépression nerveuse par les toniques : Infusions de thé ou de foin odorant ; alcool :

Eau-de-vie...................... 150-300 cent. cubes.

A donner en deux ou trois fois dans la journée, dans les boissons ou dans du miel.

Et par la caféine :

Caféine............................... { $\overline{\overline{a}}\overline{a}$ 2 ^{gr},50
Benzoate de soude.................... }
Eau distillée bouillie.................. 10 cent. cubes.

Matin et soir une injection sous-cutanée de 2 à 4 cent. cubes.

4° Si la fièvre est très élevée, donner un antithermique :

Sulfate de quinine.................... 5-10 grammes.

Pour un paquet ; n° 10. Un matin et soir dans un électuaire.

ou

Antifébrine...................... 10-20 grammes.

Pour un paquet ; n° 10. Un matin et soir dans un peu de son frisé ou dans un électuaire.

5° Combattre les phénomènes toxiques par le lavage du sang :

Injecter matin et soir 500 cent. cubes à 1 litre de sérum artificiel dans les veines ou sous la peau.

6° Si les sécrétions bronchiques sont abondantes, faire prendre matin et soir 10-20 grammes d'essence de térébenthine dans la boisson ou dans un électuaire et donner des fumigations de goudron.

7° Désinfecter soigneusement l'écurie ; la blanchir à la chaux (*Voir* Désinfection, *page* 336).

Pendant la convalescence aliments alibiles : avoine, maïs, orge. Stimuler l'appétit (*Voir* ANOREXIE, *page* 19).

BRONCHO-PNEUMONIE TRAUMATIQUE.
BRONCHO-PNEUMONIE PAR CORPS ÉTRANGERS.

Définition. — Inflammation aiguë provoquée par la chute dans le poumon de corps étrangers (parcelles alimentaires, liquides médicamenteux) le plus souvent chargés de germes morbides.

Éléments étiologiques. — Angines avec dysphagie. Paralysie du pharynx. Tétanos. Anasarque. Administration maladroite, par le nez ou la bouche, de liquides médicamenteux. Ouverture dans le larynx d'un abcès de voisinage.

Signes cliniques. — Quelques heures après la pénétration, signes généraux graves (hyperthermie, dyspnée, tachycardie). Abattement extrème ; pouls filant ; cœur tumultueux ; jetage purulent ou gangreneux. Râles ; gargouillements bronchiques.

La mort est la terminaison habituelle.

TRAITEMENT. — 1° Soutenir le malade : lait, thé de foin, café, alcool.

2° Inhalations antiseptiques.

3° Relever les forces par des injections sous-cutanées de caféine ($0^{gr},25$ à 1 gramme) ou d'éther (5-10 grammes).

4° Administrer des antiseptiques s'éliminant par le poumon :

> Essence de térébenthine............... 20-60 grammes.
> En deux fois dans la journée, en électuaire ou dans les boissons.

COLIQUES (en général).

Définition. — Syndrome caractérisé par des douleurs subites de violence variable, dues à un phénomène pathologique ayant son siège dans l'estomac ou l'intestin (coliques vraies) ou dans les parenchymes de la cavité abdominale (coliques fausses).

Éléments étiologiques. — I. **Coliques vraies.** — Indigestion stomacale ; indigestion intestinale ; congestion intestinale ; entérite. Production anormale de gaz dans les réservoirs abdominaux ; déglutition d'air (tic). Ingestion de corps étrangers (sable, gravier, terre). Présence, dans le conduit intestinal, de corps obstruants formés sur place (calculs, ægagropiles) ; invaginations et volvulus ; hernies. Parasites intestinaux. Faim.

II. Coliques fausses. — Maladies diverses du péritoine, du foie, des reins, de la vessie, etc.

Signes cliniques. — Inappétence ; abattement, puis inquiétude et agitation. Douleurs, variables d'intensité, souvent progressives, rémittentes ou continues ; mouvements désordonnés. Positions anormales (en sphinx, en chien assis, à genoux, sur le dos). Éructations, efforts de vomissement. Constipation ou diarrhée. Tympanisme surtout accusé à droite ; disparition des borborygmes. Anurie. Respiration accélérée, dyspnéique. Pouls petit et vite. Cyanose ou pâleur des muqueuses apparentes. Refroidissement des extrémités. Raideur et voussure des lombes.

La *mort* est annoncée par une recrudescence des douleurs, l'effacement du pouls, le rire sardonique et des sueurs générales abondantes.

La *guérison* est indiquée par la disparition progressive des douleurs, le retour de l'appétit, l'émission copieuse d'urine, l'expulsion de gaz et de matières par l'anus, la réapparition des borborygmes, une température normale aux extrémités, la souplesse du rein, la disparition des sueurs, le retour du pouls à l'état normal.

Il importe de préciser le diagnostic qui, seul, permettra de diriger un traitement rationnel : les indications varient avec l'affection déterminante.

TRAITEMENT. — 1° Envelopper le malade avec des couvertures de laine et le mettre dans un box pourvu d'une litière épaisse.

2° Combattre la congestion intestinale par une saignée hâtive et abondante (4-10 litres) proportionnée à la taille et à l'état du malade ; si les douleurs persistent, répéter dans l'heure l'émission sanguine, mais retirer une quantité de sang moitié moindre.

3° Provoquer les évacuations alvines par des lavements tièdes d'eau de savon, d'eau mucilagineuse (décoction de graines de lin, eau de son) : une à deux seringues de un litre toutes les dix minutes. Dans les cas graves, quand l'intestin est obstrué par des matières denses, durcies, recourir à la douche rectale : enfoncer profondément un tube de caoutchouc dans le rectum et faire passer 40-50 litres d'eau.

4° Provoquer une violente réaction cutanée par une friction d'essence de térébenthine sur les reins, le plat des cuisses, le ventre, ou par des applications d'eau sinapisée :

> Farine de moutarde déshuilée........... 500 grammes.
> Eau tiède............................ 2 à 3 litres.

5° Si les mouvements péristaltiques de l'intestin sont peu intenses ou ont disparu, prescrire le sulfate d'ésérine, qui est aussi un anémiant de l'intestin :

> Sulfate d'ésérine...... .... 0^{gr},03-0^{gr},06 centigr.
> Eau bouillie.......................... 5 cent. cubes.

Injecter sous la peau de l'encolure.

ou bien le chlorure de baryum :

> Chlorure de baryum.................... 10 grammes.
> Eau distillée......................... 50 cent. cubes.

2 à 6 cent. cubes en injection intraveineuse.

6° Liquéfier les matières contenues dans le conduit gastro-intestinal en augmentant les sécrétions des glandes salivaires et intestinales :

> Chlorhydrate ou azotate de pilocarpine. 0^{gr},05-0^{gr},15 centigr.
> Eau distillée bouillie................. 5 cent. cubes.

ou bien

> Bromhydrate d'arécoline.............. 0^{gr},02-0^{gr},04 centigr.
> Eau distillée bouillie................. 5 cent. cubes.

Injecter sous la peau de l'encolure.

On peut associer la pilocarpine à l'ésérine.

Clinique vétérinaire.   3

7° Combattre la météorisation par la ponction du cæcum :

Laisser le trocart à demeure ; de temps en temps déboucher la canule par l'introduction de la tige.

et l'administration d'une infusion de camomille :

> Acétate d'ammoniaque................. 50-60 grammes.
> Infusion de tilleul ou de camomille..... 1 litre.

Donner à la bouteille ; à renouveler au besoin au bout d'une heure.

8°. Si les douleurs sont violentes, recourir aux opiacés, à l'éther ou à la morphine :

> Élixir calmant de Lebas............. 100-200 grammes.
> Vin blanc chaud............... ...... 1-2 litre.

ou

> Éther sulfurique ....
> Camphre en poudre.... .... { ãa 15 grammes.
> Asa fœtida pulvérisée... ....

Faire fondre le camphre dans l'éther, y mêler l'asa fœtida et ajouter :
> Infusion de tilleul.............. Q. S. pour 1 litre.

ou bien

> Laudanum de Sydenham............. 10-20 grammes.

ou

> Teinture d'opium 50-80   —

dans

> Infusion aromatique............. Q. S. pour 1 litre.

Faire prendre avec une bouteille, un mors spécial ou avec la seringue.

ou bien

> Chlorhydrate de morphine.......... .. 0gr,10-0gr,50 centigr.
> Eau distillée bouillie........ . ... 5 cent. cubes.

En injection sous-cutanée.

ou encore donner des lavements de chloral :

> Chloral hydraté..................... 40-60 grammes.
> Décoction mucilagineuse........ Q. S. pour 1 litre.

Évacuer mécaniquement le rectum avant d'administrer le lavement.

ou mieux, faire dans le péritoine une injection d'une solution de chloral au dixième :

    Chloral............................ 30-80 grammes.
    Eau distillée bouillie............... 300-800   —

Préparer la solution au bain-marie, au moment de l'emploi, dans l'appareil qui sert à faire les injections de sérum minéral.

Enfoncer un trocart à travers la paroi abdominale dans le haut du flanc gauche, retirer la canule, et injecter la solution tiède dans la cavité péritonéale. Retirer le trocart l'opération terminée (1).

9° Tenir le malade à une diète rigoureuse pendant vingt-quatre à trente-six heures. Donner seulement des barbotages de son, légers et tièdes, additionnés de sulfate de soude (250-500 grammes par jour) et de bicarbonate (20-30 grammes par jour). Revenir peu à peu à la ration ordinaire. Promenades journalières, puis mise en service d'une façon progressive.

CONGESTION CÉRÉBRALE

A. — Congestion cérébrale active.

Définition. — Afflux brusque et tumultueux du sang dans les capillaires de l'encéphale et des méninges enveloppantes.

Éléments étiologiques. — Insolation. Transport en chemin de fer sur de longs parcours. Affections cérébrales (tumeurs, abcès). Thrombose des jugulaires ; anévrysme des carotides. Fièvre typhoïde ; rage.

La pléthore semble favoriser le développement de la maladie.

Signes cliniques. — Les symptômes varient avec l'étendue et la localisation des lésions ; on observe des phénomènes d'*excitation* (agitation, mouvements violents et désordonnés ; sueurs abon-

____

(1) Sans danger, l'anesthésie chloralique est à recommander dans tous les cas de coliques graves. Elle n'est pas une contre-indication à l'emploi des agents qui servent à combattre l'atonie intestinale ; ceux-ci agissent pendant le sommeil. L'assoupissement qui commence au bout de quelques minutes peut durer trois et même quatre heures. Nous préférons de beaucoup ce moyen de calmer les douleurs à tous les autres précédemment énumérés.

dantes; pouls fort et rapide ; chutes brusques sur le sol) et de *dépression* (hébétude, mouvements incertains, automatiques ou ataxiques ; appétit nul ; déglutition lente ; pouls faible et ralenti ; respiration profonde).

TRAITEMENT. — 1° Pratiquer aussi hâtivement que possible, une saignée abondante (6-10 litres).

2° Transporter le malade dans un box obscur et capitonné; le laisser en liberté, éviter toutes les causes d'excitation (bruit, lumière).

Alimenter modérément : foin de pré et luzerne anciennement récoltés ; fourrages verts ; aliments mélassés ; son ; paille à volonté ; pas d'avoine.

3° Faire de la réfrigération cranienne : Fixer sur le sommet de la tête, entre les deux oreilles, une grosse éponge ou un paquet d'étoupes que l'on arrosera très fréquemment d'eau froide ; ou mieux tenir dans les mêmes conditions un sachet de son mouillé contenant de la glace cassée en menus morceaux. Renouveler la glace aussi souvent qu'il sera nécessaire.

4° Provoquer une violente dérivation intestinale par l'injection d'un sel de pilocarpine :

> Azotate ou chlorhydrate de pilocarpine   0^{gr},10-0^{gr},15 centigr.
> Eau distillée bouillie... ....   5 cent. cubes.

En injection hypodermique, en une seule fois.

Ou mieux par l'administration d'un drastique :

> Aloès...   25-40 grammes.
> Savon vert..........................   Q. S. pour un bol.

5° Les jours suivants, entretenir la fluxion intestinale par l'administration de laxatifs :

> Sulfate de soude....................   150-250 grammes.

ou

> Crème de tartre......   30-60   —

Pour un paquet : n° 5. Un par jour dans la boisson ou les barbotages.

6° Favoriser la résorption des produits épanchés hors des vaisseaux par l'administration d'iodures alcalins :

> Iodure de potassium ou de sodium...... 5-10 grammes.

Pour un paquet ; n° 20. Un matin et soir dans un peu d'eau claire.

7° Si les troubles tendent à persister, appliquer de chaque côté de l'encolure, aussi près que possible de la nuque, un séton animé avec de l'essence de térébenthine, du basilicum ou même du vésicatoire et prolonger la médication iodurée. Retirer les sétons et cesser l'iodure une semaine environ après la disparition des troubles cérébraux.

8° Combattre l'adynamie et le coma par la caféine, l'éther ou l'huile camphrée :

> Caféine .... ⎫ aã 5 grammes.
> Benzoate de soude........................ ⎭
> Eau distillée bouillie.................... 20 cent. cubes.

Trois ou quatre fois par jour une injection sous-cutanée de 2 à 4 cent. cubes.

> Éther..................................... 5-10 grammes.

ou

> Huile camphrée au 1/10............... 10-20   —

En injection hypodermique ; une injection toutes les six ou huit heures.

B. — Hémorragie cérébrale. — Apoplexie cérébrale.

Éléments étiologiques. — Ceux de la congestion cérébrale active ; la rupture des vaisseaux est favorisée par les altérations des tissus (artériosclérose, dégénérescence des parois vasculaires). Coups portés sur la boîte cranienne, chute sur la tête. Des hémorragies cérébrales peuvent apparaître au cours de certains états morbides infectieux (anasarque, charbon, fièvre typhoïde) ou de certaines intoxications (opium, morphine).

Signes cliniques. — Tremblements, vertiges, oscillations du corps, chute brusque sur le sol. Mouvements de propulsion en avant, en cercle. Stupéfaction profonde. Monoplégies ; hémiplégie ; paraplégie ; déviation dans le port de la tête et de l'encolure.

Traitement. — N'entreprendre le traitement que s'il s'agit d'animaux de valeur, car la guérison est une terminaison très rare.

1° Mêmes prescriptions hygiéniques, même diététique que dans la congestion cérébrale.

2° Proscrire la saignée qui devient inutile puisque l'hémorragie est produite. Administrer un drastique.

3° Passer deux sétons au voisinage de la nuque et faire prendre de l'iodure de potassium (*Voir* Congestion cérébrale active, *page* 35).

4° Si des troubles persistent rendant l'animal inutilisable, le sacrifier.

C. — Congestion cérébrale passive.

Définition, éléments étiologiques et signes cliniques. — Réplétion permanente du système capillaire de l'encéphale et des méninges craniennes se traduisant par des signes de dépression (hébétude, somnolence, difficulté des mouvements locomoteurs ; hémiplégie, paraplégie ; paralysies locales). — Comme causes, toutes celles qui mettent obstacle à la circulation cérébrale (compression des jugulaires et des carotides par des tumeurs, des abcès, des engorgements ganglionnaires) ; cardiopathies chroniques à la période troublée (dilatation du cœur droit, emphysème pulmonaire, etc.).

Traitement. — Il n'y a généralement pas intérêt économique à entreprendre un traitement actif.

1° S'il y a lieu, obéir à l'indication causale ; traiter rationnellement l'affection dont le trouble encéphalique n'est qu'un symptôme éloigné.

2° Passer deux sétons au voisinage de la nuque.

3° Vingt jours par mois, prescrire la médication iodurée :

Iodure de potassium.... .... 2-5 grammes.

Pour un paquet ; n° 40. Un matin et soir dans un peu d'eau claire ou en électuaire.

CONGESTION INTESTINALE

Tranchées rouges. — Coliques de sang. — Apoplexie intestinale. — Entérorragie.

Définition. — Maladie à évolution très rapide, caractérisée par des coliques soudaines, continues, très violentes et une congestion extrême, à tendance hémorragique, de la muqueuse intestinale, notamment du gros côlon et du cæcum.

Éléments étiologiques. — Ingestion rapide d'eau froide; refroidissement cutané pendant la digestion intestinale. Ingestion de fourrages et de grains nouveaux, *n'ayant pas encore jeté leur feu.* La pléthore sanguine paraît favoriser le développement de la maladie.

Parfois, la congestion intestinale résulte d'embolies détachées d'anévrysmes vermineux de la grande mésentérique qui viennent enrayer brusquement le cours du sang dans toute la zone intestinale irriguée par l'artère embolisée.

Il n'est pas rare de voir la congestion intestinale apparaître au cours d'une indigestion stomacale ou intestinale.

Signes cliniques. — L'animal gratte le sol à coups redoublés, se couche et se relève à chaque instant, tord le train de derrière en s'accroupissant sur les jarrets, se roule violemment, se livre à des mouvements désordonnés comme s'il avait perdu l'instinct de la conservation. Suspension de la miction et de la défécation. Lèvres agitées, facies crispé. Conjonctive injectée; artère tendue, pouls rapide; respiration précipitée.

La *guérison* est annoncée par la cessation des douleurs, une miction abondante, le retour de l'appétit et de la défécation, un pouls plein et calme. — La *mort* survient par épuisement nerveux ou par hémorragie; elle est dénoncée par des sueurs générales, le grincement des dents, l'atténuation des douleurs, la pâleur des muqueuses, l'effacement du pouls et le refroidissement des extrémités.

Complications possibles. — Volvulus; invagination; déchirure du côlon ou du cæcum; rupture du diaphragme ou de l'estomac.

TRAITEMENT. — 1° Faire aussi hâtivement que possible une saignée abondante (4 à 10 litres, suivant la taille et l'état général); si les douleurs ne diminuent pas dans la demi-heure qui suit, retirer à nouveau du sang, mais en quantité moitié moindre (2 à 5 litres).

Si l'effacement du pouls et les signes généraux dénoncent l'entérorragie, proscrire la saignée qui ne fait que précipiter la mort.

2° Provoquer une révulsion cutanée énergique : frictions d'essence de térébenthine sur les reins, le plat des épaules, la face externe des cuisses, le ventre; applications sinapisées sur toute la surface du corps. Envelopper le malade avec des couvertures de laine; bien couvrir le ventre.

3° Promener l'animal au pas; le forcer à marcher; éviter de lui laisser faire des chutes violentes, de le laisser se rouler.

4° Combattre la paralysie intestinale et provoquer les évacuations alvines par l'administration de lavements tièdes d'eau de savon ou d'eau mucilagineuse additionnée de sulfate de soude (30-50 grammes par litre) : une ou deux seringues de un litre toutes les dix ou quinze minutes; et par l'emploi de l'ésérine et de la pilocarpine :

> Sulfate d'ésérine....... .... 0 gr,01-0 gr,05 centigr.
> Eau distillée bouillie... .... 5 cent. cubes.

ou bien

> Sulfate d'ésérine........... ... . 0gr,01-0gr,05 centigr.
> Chlorhydrate de pilocarpine.... ... . 0 gr,05-0gr,10 centigr.
> Eau distillée bouillie........... .... 5 cent. cubes.

En injection sous la peau de l'encolure.

5° Si les douleurs sont violentes, intolérables, prescrire une préparation calmante :

> Teinture d'opium.............. .... 50-80 grammes.

ou

> Camphre..............................⎫
> Asa fœtida.......................... ⎬ ãã 15   --
> Ether .... ⎭

ou encore

> Laudanum de Sydenham................ . 15 grammes.

dans

> Infusion chaude de tilleul ou de camomille.   Q. S. pour faire 1 litre.
> Faire prendre à la bouteille, avec le mors spécial ou à la seringue.

ou bien injecter sous la peau de l'encolure :

> Chlorhydrate de morphine. .... $0^{gr},20$-$0^{gr},50$ centigr.
> Eau distillée bouillie....... ....   10 cent. cubes.

ou encore donner un lavement au chloral :

> Chloral hydraté ....   20-40 grammes.
> Décoction mucilagineuse . ...   1 litre.

En une seule fois, après avoir fait la vidange artificielle du rectum.

ou mieux faire dans le péritoine une injection de 30-80 grammes de chloral en solution à 10 p. 100 (*Voir page* 35).

6° Quand les douleurs sont calmées, placer le malade dans un box chaud pourvu d'une litière épaisse.

7° Tenir l'animal à la diète absolue (paille et barbotages pendant deux ou trois jours). Évacuer l'intestin par l'administration de sulfate de soude (250-500 grammes) ; ajouter à l'eau de boisson du bicarbonate de soude (20-50 grammes) ou du sel de nitre (15-30 grammes) par jour, pendant quatre ou cinq jours.

CONGESTION PULMONAIRE ACTIVE.

Apoplexie pulmonaire. — Coup de sang.

Définition. — Afflux brusque et tumultueux du sang dans les capillaires du poumon avec parfois déchirure de ceux-ci et hémorragie plus ou moins abondante.

Éléments étiologiques. — Refroidissements ; exercices violents ou allures rapides par une température élevée. Le jeune âge, la pléthore, le manque d'entraînement sont les causes prédisposantes habituelles.

Signes cliniques. — Respiration pénible, bruyante et courte; dilatation extrême des naseaux, pâleur des muqueuses; pouls faible et rapide. Physionomie anxieuse; démarche titubante, tremblements musculaires, battements cardiaques précipités mais effacés. Toux petite et fréquente; jetage mousseux, plus ou moins strié de sang. Diminution de la résonance du poumon et atténuation du murmure respiratoire; quelquefois bruit de souffle. Pas de fièvre proprement dite.

Complications possibles. — Hémorragie; œdème du poumon; asphyxie.

TRAITEMENT. — 1° Faire aussitôt que possible une saignée abondante (6-10 litres).

2° Appliquer ensuite sous la poitrine et sur les côtés du thorax un large sinapisme.

3° Régulariser la circulation pulmonaire :

> Émétique.......................... 3-5 grammes.

ou

> Iodure de potassium.................. 4-10 —

Pour un paquet : n° 10. Un matin et soir dans un peu d'eau claire ou dans un électuaire.

4° Si le cœur est désordonné prescrire la digitale :

> Poudre de digitale.................... 2-4 grammes.

Pour un paquet : n° 6. Un par jour dans du miel.

5° Couvrir le malade et le placer dans un box largement aéré ou sous un hangar.

Alimentation légère : paille, barbotages tièdes; pas d'avoine.

CONGESTION PULMONAIRE PASSIVE

Définition, conditions étiologiques et signes cliniques. — Réplétion permanente des capillaires du poumon, toujours consécutive à une gêne de la circulation de retour (dilatation du cœur droit, insuffisance tricuspidienne, emphysème pulmonaire) et se traduisant par une respiration dyspnéique, suffocante et des signes d'imperméabilité du poumon, surtout dans les régions inférieures.

TRAITEMENT. — L'indication thérapeutique se résume dans le traitement rationnel de la maladie dont l'engouement pulmonaire n'est que le symptôme éloigné.

Il n'y a pas lieu d'intervenir quand il s'agit de sujets âgés, sans grande valeur ou inutilisables.

COUP DE CHALEUR

Définition et éléments étiologiques. — Ensemble de troubles dus à l'auto-intoxication de l'organisme par les produits de déchet et l'acide carbonique retenus dans le sang, à la suite d'une forte élévation de la température extérieure agissant directement ou par rayonnement et d'un service rapide ou pénible.

Les sujets atteints de lésions cardiaques ou pulmonaires, de cornage chronique y sont particulièrement prédisposés.

I. — Forme aiguë.

Signes cliniques. — Ralentissement de l'allure, puis arrêt brusque de l'animal. Membres fortement écartés, tête basse, démarche titubante. Face grippée; naseaux dilatés; yeux fixes, brillants; conjonctive violacée. Respiration courte, plaintive, très rapide. Battements cardiaques forts et précipités; pouls fuyant, imperceptible; distension des veines superficielles. Sueurs générales abondantes ; peau brûlante. Hyperthermie très forte (41°-41°,5).

TRAITEMENT. — 1° Soustraire le malade à la chaleur solaire : le placer à l'ombre et, si possible, dans un endroit frais. Le dégarnir ou le déseller.

2° Faire des affusions d'eau froide sur la tête et sur le corps et donner des lavements froids.

3° Pratiquer à la jugulaire une saignée de 4 à 8 litres. Donner fréquemment des boissons froides, mais en petite quantité à la fois (2-3 litres) ; les additionner de bicarbonate de soude (10 grammes par litre d'eau).

4° Si le cœur faiblit, ordonner la digitale :

Poudre de digitale.................... 0gr,50-2 grammes.

Pour un paquet; n° 6. Un matin et soir dans un électuaire.

5° Pendant la convalescence, favoriser l'élimination des produits toxiques retenus dans le sang par l'emploi des diurétiques : sel de nitre (10-30 grammes), acétate d'ammoniaque (60-100 grammes).

II. — Forme suraiguë.

Signes cliniques. — Arrêt brusque de l'animal, vacillement et chute sur le sol. Respiration précipitée, dyspnéique. Battements cardiaques tumultueux, s'affaiblissant rapidement pour devenir intermittents ; sang noir. Insensibilité de la peau, sueurs froides ; mouvements convulsifs. Mort rapide.

TRAITEMENT. — 1° Désangler l'animal et faire immédiatement une saignée abondante (6-10 litres).

2° Le recouvrir de couvertures mouillées renouvelées de dix en dix minutes ; lavements froids.

3° Faire des injections sous-cutanées d'éther (5-10 grammes) ou de caféine :

Caféine................................. ⎫ ãã 2gr,50
Benzoate de soude............... ..... ⎭
Eau distillée bouillie................... 10 cent. cubes.

Une injection de 2-4 cent. cubes toutes les trois ou quatre heures.

ÉCHAUBOULURE

Urticaire. — Feu d'herbe. — Ébullition.

Définition et signes cliniques. — Affection passagère, à apparition soudaine, caractérisée par de petites élevures cutanées, nettement circulaires, aplaties, de l'étendue d'une pièce de deux francs à celle d'une pièce de cinq francs, se confondant parfois par leurs bords, et donnant à la peau un aspect bosselé spécial. La disparition de ces élevures survient le plus souvent en quelques heures sans laisser de traces.

Éléments étiologiques. — Ingestion de fourrages ou de grains nouvellement récoltés. Changement de régime. Refroidissement.

Le trouble circulatoire qui engendre l'échauboulure est vraisemblablement la conséquence d'une intoxication par des poisons formés dans l'intestin et qui, répandus dans le torrent circulatoire, vont exercer une action vaso-dilatatrice sur les capillaires cutanés par paralysie des filets nerveux qui règlent le calibre des capillaires superficiels.

TRAITEMENT. — 1° Tenir le malade à la diète et administrer un purgatif :

        Sulfate de soude..................... 200-400 grammes.
ou
        Crème de tartre..................... 20-60   —
Faire prendre dans un barbotage.

2° Pendant quelques jours prescrire des diurétiques :

        Sel de nitre........................ 10-30 grammes.
Pour un paquet; n° 4. Un par jour dans la boisson.

et des antiseptiques intestinaux :

        Salol............................... ̄
        Benzo-naphtol....................... } ãã 5 grammes.
Pour un paquet; n° 12. Trois par jour dans un peu de son frisé ou dans l'eau de boisson.

3° Alimenter ensuite modérément; supprimer les fourrages et les grains incriminés.

EMPHYSÈME PULMONAIRE

Définition. — État pathologique caractérisé par la distension forcée et permanente du tissu pulmonaire par l'air et par l'atrophie des parois alvéolaires. Il est dit *alvéolaire* ou *vésiculaire* quand il y a seulement ectasie des alvéoles et des lobules, et *interstitiel* ou *interlobulaire* lorsque les parois alvéolaires s'étant rompues, l'air a envahi le tissu interstitiel du poumon.

Éléments étiologiques. — Défaut de résistance du tissu pulmonaire; âge avancé. Efforts respiratoires (allures rapides, efforts musculaires violents). Toux très forte, prolongée et répétée (angines, bronchites).

Signes cliniques. — Essoufflement rapide et dyspnée au travail, surtout pendant la saison chaude et les temps orageux. Irrégularité des mouvements respiratoires : l'expiration d'abord, puis l'inspiration se font en deux temps séparés par un arrêt très court; plus tard, expiration soubresautante : après le premier temps, très court, il se produit un soulèvement brusque de l'hypocondre (soubresaut), puis l'expiration s'achève brusquement; à une période plus avancée le soubresaut se produit aussi pendant l'inspiration ; quelquefois respiration discordante. Toux sèche, avortée, quinteuse, sans rappel. Jetage blanchâtre, muqueux, spumeux, un peu plus abondant pendant le travail. Sonorité exagérée de la poitrine et diminution du murmure vésiculaire. Dilatation du cœur droit ; dédoublement du premier bruit ; hypertension veineuse ; insuffisance tricuspidienne.

TRAITEMENT. — 1° Prescrire un service modéré ; éviter les efforts violents, les allures rapides, le saut.

Distribuer des aliments de facile digestion et très nutritifs sous un petit volume (avoine, préparations mélassées, maïs, féveroles, mashs, fourrages verts). Augmenter la ration d'avoine; réduire le plus possible et supprimer même les fourrages et la paille.

2° Vingt jours par mois, donner une préparation arsenicale :

Acide arsénieux...................... 0 gr,25-1 gramme.

Pour un paquet; n° 40. Un matin et soir dans un peu de son mouillé.

ou bien

Cacodylate de soude........................ 0 gr,50 centigr.
Eau distillée bouillie........................ 5 grammes.

En injection hypodermique ; une par jour.

3° Les dix jours suivants, recourir à la médication odurée :

Iodure de potassium...................... 5-8 grammes.

Pour un paquet ; n° 20. Un matin et soir, avant les repas, dans un peu d'eau claire ou dans un électuaire.

4° Traiter rationnellement les maladies initiales (*Voir* ANGINES, *page* 19 ; BRONCHITES, *page* 23).

ENDOCARDITE AIGUE

Définition et éléments étiologiques. — Maladie toxi-infectieuse, presque toujours secondaire, caractérisée par la localisation sur la séreuse interne du cœur — l'endocarde — d'une affection aiguë (rhumatisme, pneumonie lobaire, pneumonie infectieuse, gourme, fièvre typhoïde, morve, tuberculose, streptococcie, pneumo-entérite des fourrages).

Presque toujours, c'est le cœur gauche qui est frappé.

Signes cliniques. — Ils se confondent ordinairement avec ceux de l'affection primitive. Fièvre, abattement profond, anorexie ; tachycardie, dyspnée ; systoles cardiaques violentes, frémissement cataire, arythmie cardiaque, intermittences, pouls veineux ; souffle systolique (lésion de la mitrale ou de l'orifice auriculo-ventriculaire correspondant), diastolique (lésions des valvules sigmoïdes de l'aorte).

Complications possibles. — Embolies rénales (hématurie, albuminurie), intestinales (coliques), cérébrales (paralysies), des membres (boiteries subites).

I. — Endocardite aiguë simple.
Endocardite aiguë rhumatismale.

TRAITEMENT. — 1° Placer le malade dans un box aéré, mais à température égale. Donner les aliments qui sont acceptés. Faire boire souvent, toutes les trois heures au moins.

2° Faire à la jugulaire une saignée de 2-6 litres, suivant la taille et l'état du sujet.

3° Appliquer sous la poitrine et sur les côtés du thorax — si ce n'est déjà fait — un large sinapisme. Frictions sinapisées aux quatre membres, que l'on enveloppera ensuite depuis le sabot jusqu'au jarret ou jusqu'au genou avec de l'étoupe, de l'ouate ou des chiffons de laine.

4° Faire prendre du salicylate de soude :

> Salicylate de soude................... 10-20 grammes
>
> Pour un paquet; n° 10. Un matin et soir dans un électuaire.

5° Si le myocarde est affaibli, s'il y a de l'arythmie, prescrire la digitale :

> Poudre de feuilles de digitale........ 0gr,50-2 grammes
>
> Pour un paquet; n° 10. Un matin et soir dans du miel ou dans un peu de son frisé.

ou

> Feuilles de digitale.................... 2 grammes
> Eau bouillante......................... 500 grammes
>
> Laisser infuser vingt minutes, passer sur un linge, sucrer, et donner dans la boisson en deux ou trois fois dans la journée. Répéter la prescription pendant cinq jours.

6° A la période de déclin, vers le 5ᵉ ou le 6ᵉ jour, favoriser la régression des éléments proliférés par l'emploi de la médication iodurée :

> Iodure de potassium................... 4-10 grammes
>
> Pour un paquet ; n° 20. Un paquet matin et soir dans 3-4 litres d'eau claire.

7° Plus tard, quand les symptômes graves ont disparu, appliquer sur la région précordiale deux ou trois vésicatoires successifs, des pointes de feu, ou mieux un séton à rouelle.

II. — **Endocardite aiguë infectieuse.**

Endocardite aiguë maligne, ulcéreuse ou septique.

1° Même hygiène, même alimentation que dans la forme précédente. Lavements alimentaires si l'anorexie est complète. Quand le malade prend encore de l'eau, ajouter, par vingt-quatre heures, aux boissons :

    Eau-de-vie........................ 200-300 grammes.

2° Appliquer à gauche, au niveau du cœur, un large vésicatoire.

Ou, si la température est très élevée et les signes généraux très graves, faire sur la région précordiale des irrigations continues ou des applications de glace.

3° Trois fois par jour, faire prendre dans un électuaire ou dans un peu d'eau, un paquet contenant :

    Sulfate ou bromhydrate de quinine....... 3-5 grammes.
    Pour un paquet ; n° 12.

4° Ralentir les fermentations intestinales par l'administration d'antiseptiques :

    Benzo-naphtol .... ⎫ āā 5 grammes.
    Poudre de charbon................... ⎭
    Pour un paquet ; n° 16. Deux fois par jour, un paquet dans un peu de son frisé.

5° Combattre la fièvre par les antithermiques :

    Antifébrine...................... 10-15 grammes.

ou

    Antipyrine..................... 7-10 grammes.
    Pour un paquet ; n° 10. Un, matin et soir, dans un électuaire.

Et par l'administration, toutes les trois heures, d'un

lavement froid poussé aussi loin que possible, après vidange du rectum :

> Sel marin...................... 14-16 grammes.
> Eau bouillie........................ 2 litres.

Pour un lavement.

6° S'il existe de l'adynamie, faire sous la peau, trois ou quatre fois par jour, une injection d'éther (2-5 gr.), d'huile camphrée à 1 p. 10 (2-5 gr.), ou de caféine :

> Caféine.............................. .... } ãã 2 gr. 50
> Benzoate de soude.................. .... }
> Eau distillée........................ 10 cent. cubes.

Injecter chaque fois 2 à 4 cent. cubes de la solution.

7° Favoriser l'élimination des produits toxiques retenus dans le sang par des injections de sérum artificiel :

> Sel marin............................. 7-8 grammes.
> Eau distillée bouillie.................. 1 litre.

Stériliser à l'autoclave ; 1/2 litre à 1 litre, deux fois par jour, sous la peau de l'encolure ou en arrière de l'épaule.

ENDOCARDITE CHRONIQUE. — LÉSIONS VALVULAIRES

Définition et éléments étiologiques. — État chronique du cœur caractérisé par des altérations de l'endocarde, des valvules et des orifices artériels, développées le plus souvent à la suite de maladies aiguës de la séreuse intracardiaque ou d'altérations vasculaires (endartérites, artériosclérose).

MARCHE DES ALTÉRATIONS.

A. Période latente ou d'eusystolie. — Les lésions organiques sont constituées, mais les troubles fonctionnels n'ont pas encore apparu ; le malade conserve un bon état de santé apparent.

B. Période de compensation ou d'hypersystolie. — L'altération a pour conséquence la dilatation de la cavité cardiaque et des parties vasculaires situées en deçà de la lésion. Les effets nuisibles de cette altération sont compensés par la dilatation hypertrophique et l'augmentation d'énergie contractile de cette cavité. Cette période est surtout caractérisée par des palpitations et de la dyspnée au travail.

C. Période troublée ou d'hyposystolie ou de dyssystolie. — Il y a rupture des phénomènes de compensation ; les troubles fonctionnels apparaissent. Faiblesse du cœur ; arythmie ; gêne, d'abord dans la petite circulation, puis dans la circulation de retour : stases, œdèmes périphériques, congestions viscérales.

D. Période ultime ou d'asystolie. — Il y a insuffisance plus ou moins complète de la contraction cardiaque. Contractions cardiaques faibles, arythmiques ; affaiblissement des bruits. Dyspnée. Stase veineuse et œdème des extrémités, du ventre, du fourreau ; hydropisie des séreuses (plèvre, péritoine), congestion des viscères (poumon, foie, rein, cerveau). Urines rares. Hypotension artérielle, hypertension veineuse.

Signes cliniques. — 1° INSUFFISANCE MITRALE. — Souffle systolique fort, perceptible des deux côtés de la poitrine avec son maximum d'intensité vers la partie moyenne du cœur. Pouls artériel faible, irrégulier, intermittent. Dilatation des jugulaires ; pouls veineux. Essoufflement, dyspnée d'effort ou de travail.

2° INSUFFISANCE TRICUSPIDIENNE. — Rare, elle est toujours amenée par la dilatation du cœur droit consécutive aux affections pulmonaires chroniques, l'emphysème ancien notamment. Souffle systolique doux, s'entendant surtout vers les parties antérieures du cœur. Pouls veineux, grosses jugulaires.

3° RÉTRÉCISSEMENT MITRAL. — Souffle présystolique perceptible à la pointe. Pouls faible, artère affaissée.

4° INSUFFISANCE AORTIQUE. — Souffle diastolique à maximum d'intensité à la base du cœur. Pouls fort, facilement perceptible à toutes les artères explorables, bondissant (pouls de Corrigan).

5° RÉTRÉCISSEMENT AORTIQUE. — Souffle systolique très fort, appréciable surtout à la base du cœur et en arrière. Pouls faible et ralenti.

6° INSUFFISANCE PULMONAIRE. — Très rare. Souffle diastolique à la base du cœur et en avant. Pouls artériel petit et accéléré. Grosses jugulaires, pouls veineux.

7° RÉTRÉCISSEMENT PULMONAIRE. — Très rare. Souffle systolique perceptible à la base du cœur et en avant. Grosses jugulaires, pouls veineux.

8° RÉTRÉCISSEMENT TRICUSPIDIEN. — N'a jamais été observé chez le cheval ; se manifesterait théoriquement par un souffle diastolique s'entendant jusqu'à la pointe et en avant, par la réplétion des jugulaires et par du pouls veineux.

A. — *Période latente.*

TRAITEMENT. — 1° Régime alimentaire alibile et travail modéré, sans fatigue, sans efforts violents.

2° Vingt jours par mois, médication iodurée :

> Iodure de potassium...................... 2-5 grammes.

Pour un paquet ; n° 40. Un paquet matin et soir dans un peu d'eau claire.

Les dix jours suivants donner de l'arsenic :

> Acide arsénieux.................... $0^{gr},50$-2 grammes.

Pour un paquet ; n° 10. Un par jour, le soir, dans un peu de son frisé.

B. — *Période de compensation.*

1° Même régime, mêmes prescriptions thérapeutiques que précédemment.

2° Combattre les palpitations par un sédatif cardiaque :

> Bromure de potassium..... .... 5-10 grammes.

Pour un paquet ; n° 10. Deux par jour dans un peu d'eau claire.

C. — *Période d'hyposystolie.*

1° Laisser le malade au repos. Prescrire une bonne hygiène, une alimentation légère (peu d'avoine).

2° Entretenir la liberté du ventre par l'emploi des laxatifs :

> Sulfate de soude.................... 100-250 grammes.

Faire prendre chaque jour dans un barbotage.

3° Pendant cinq jours consécutifs, prescrire la digitale :

    Poudre de digitale................ 0^{gr},50-1 gramme.

Pour un paquet ; n° 10. Un matin et soir dans un peu de son frisé ou dans un électuaire.

ou

    Feuilles de digitale... .... 2-6 grammes.
    Eau bouillante................ 500   —

Laisser infuser vingt minutes, passer sur un linge et sucrer. A donner dans la journée, en deux fois, dans l'eau de boisson.

Après une semaine de repos, revenir à la digitale si le cœur est de nouveau affaibli.

D. — *Période d'asystolie.*

Le malade est inutilisable. N'instituer un traitement que si l'on y est obligé ; toute intervention est inefficace car les lésions sont irréparables.

1° Instituer le régime lacté s'il est accepté par le malade ; son, paille. Ni fourrages, ni avoine.

Assurer la liberté du ventre par l'emploi de laxatifs.

2° Si le cœur est encore bon, prescrire la digitale :

    Poudre de feuilles de digitale.......... 0^{gr},50-1 gramme.

Pour un paquet ; n° 15. En donner 6 le premier jour, 4 le second 3 le troisième et 2 le quatrième en électuaire.

Les dix jours suivants donner :

    Poudre de noix vomique................ 1-5 grammes.

Pour un paquet ; n° 20. Un matin et soir dans un peu de son frisé.

Revenir au lait et à la digitale s'il y a lieu.

3° Si le cœur est faible, le pouls misérable, recourir à la caféine :

    Caféine ....)
    Benzoate de soude................... ... } aa 2^{gr},50
    Eau distillée bouillie................. 10 cent. cubes.

Trois ou quatre fois par jour, une injection sous-cutanée de 2 à 4 cent. cubes.

4° Favoriser la résorption des œdèmes par l'usage des diurétiques :

> Sel de nitre............................ 5-15 grammes.

Pour un paquet; n° 10. Un matin et soir, dans la boisson ou dans les barbotages.

5° Faire, s'il y a lieu, la paracentèse de l'abdomen ou celle du thorax.

6° Si la dyspnée est grave, pratiquer une saignée légère (1-4 litres) suivant la taille et l'état du sujet.

ENTÉRITE AIGUE

Définition. — Inflammation aiguë de la muqueuse du tube intestinal pouvant s'étendre aux trois tuniques, mais le plus ordinairement localisée à la muqueuse.

Éléments étiologiques. — Ingestion d'eau froide ; d'aliments ligneux, indigestes, insuffisamment broyés (vieux sujets affectés d'irrégularités dentaires, jeunes animaux au moment de l'éruption des dents) ; de fourrages altérés, couverts de moisissures ou rouillés ; de plantes vénéneuses ou riches en tannin. Administration intempestive de purgatifs drastiques (huile de croton, aloès). Le refroidissement extérieur et la misère physiologique, en diminuant la résistance de l'organisme, permettent aux parasites, hôtes habituels de l'intestin (colibacille, bacterium aceti, amibes, etc.) de devenir pathogènes.

A. — Entérite légère, sans signes généraux graves.

Signes cliniques. — Coliques sourdes, intermittentes ; expulsion de crottins petits, durs, recouverts d'un enduit muqueux, suivie de diarrhée légèrement fétide. Pas de fièvre.

Traitement. — 1° Mettre le malade au repos ; le placer dans une écurie chaude ; le couvrir suffisamment et envelopper le ventre avec des couvertures de laine.

2° Demi-diète : paille ; fourrages naturels de bonne

qualité en quantité modérée ; son en barbotages tièdes et clairs ; pas d'avoine. Matin et soir pansage soigné à l'étrille et à la brosse ; frictions sèches sur les faces ventrales avec un bouchon de paille ou un gant de crins.

3° Faire prendre dans les barbotages pendant quelques jours :

> Sulfate de soude...................... 100-300 grammes.
> Bicarbonate de soude................ 40-60 —

En une ou plusieurs fois dans les vingt-quatre heures.

ou bien

> Crème de tartre soluble................ 10-30 grammes.

Pour un paquet ; n° 6. Un paquet matin et soir dans un barbotage.

4° Revenir peu à peu à la ration alimentaire habituelle.

B. — Éntérite aiguë avec fièvre et signes généraux graves.

Signes cliniques. — I. L'INFLAMMATION EST LOCALISÉE A L'ESTOMAC ET AU DUODÉNUM (GASTRO-DUODÉNITE). — Coliques plus ou moins violentes, apparaissant surtout après les repas. Pression du flanc droit douloureuse par suite de l'hypertrophie du foie qui déborde l'hypochondre. Constipation. Conjonctive rouge jaunâtre ou jaune citron. Urines foncées ; crottins décolorés. Fièvre modérée.

II. L'INFLAMMATION EST LOCALISÉE A L'INTESTIN GRÊLE (ENTÉRITE PROPREMENT DITE). — Constipation opiniâtre ; expulsion de crottins durs, petits, recouverts de fausses membranes fibrineuses. Coliques sourdes ; muqueuses jaunâtres ; bouche sèche, pâteuse, brûlante, exhalant une odeur fétide. Ventre rétracté. Anorexie absolue. Hyperthermie et signes généraux.

III. L'INFLAMMATION SIÈGE SUR LE GROS INTESTIN ET LE CÆCUM (ENTÉRO-COLITE, TYPHLITE). — Coliques légères et intermittentes. Constipation de peu de durée, bientôt suivie par une diarrhée fétide abondante et l'expulsion de gaz. Borborygmes bruyants s'entendant à distance. Ventre retroussé ; bouche pâteuse, fétide, recouverte d'un enduit fuligineux. Dysurie. Facies grippé. Anorexie complète, sauf pour les liquides qui sont recherchés avec avidité. Amaigrissement rapide. Signes généraux et hyperthermie.

IV. L'INFLAMMATION EST LOCALISÉE AU RECTUM (RECTITE). — Expulsion fréquente de crottins durs, coiffés ; efforts violents. Ténesme. Muqueuse rectale rouge violacé, brûlante à l'exploration manuelle.

TRAITEMENT. — 1° Tenir le malade au repos absolu. Le placer dans une écurie chaude ; protéger le corps par des couvertures de laine ; éviter tout refroidissement, même passager. Pansage soigné matin et soir.

Prescrire une diète très sévère. Paille et barbotages légers donnés tièdes. Pas de fourrages, ni d'avoine. Présenter fréquemment de l'eau tiède ou tirée d'avance, additionnée de bicarbonate de soude (50-80 grammes). Prescrire le lait à la dose de 6-10 litres par jour s'il est accepté.

2° Faire une saignée modérée (2-6 litres).

3° Appliquer sous le ventre un large sinapisme.

4° Combattre la constipation par les purgatifs doux :

> Sulfate de soude.................... 150-300 grammes.

ou

> Crème de tartre.................... 20-60 grammes.
> Faire prendre, en une ou plusieurs fois, dans un barbotage tiède.

ou encore

> Calomel...................... .... 5-10 grammes.
> Pour un paquet ; n° 5. Un par jour dans un électuaire.

ou bien

> Huile de ricin.............. .... 250-500 grammes.
> Huile d'olives ou d'œillette...... Q. S. pour faire 1 litre.
> Administrer en une seule fois avec la bouteille.

(On peut répéter ces médications pendant plusieurs jours si l'évacuation intestinale ne se fait pas.)

5° Si la diarrhée est fétide, persistante, recourir aux antiseptiques intestinaux :

> Calomel................................ 0gr,25-1 gramme.

Pour un paquet : n° 6. Un matin et soir dans un peu de son ou en électuaire.

ou

> Benzonaphtol.........................
> Salol................................. { ãã 2-6 grammes.
> Charbon pulvérisé.....................

Pour un paquet ; n° 12. Trois par jour dans un peu de son ou en électuaire.

ou bien aux opiacés :

> Teinture d'opium....................... 20-50 grammes.

ou

> Laudanum de Sydenham............. 10-20 grammes.
> Infusion de camomille................ 1/2 litre.

Faire prendre à la bouteille ou avec le mors à breuvage.

6° Pendant la convalescence, laisser encore quelques jours le malade aux barbotages et au lait. Ne revenir à l'alimentation habituelle que graduellement ; augmenter peu à peu la ration de fourrages ; plus tard, donner de l'avoine. Promenades journalières. Pansage soigné à l'étrille et à la brosse ; frictions cutanées au gant de crins ou avec un bouchon de paille.

C. — Intoxication alimentaire.

Botulisme. Gastro-entérite adynamique. Entérite d'été.

Définition. — Maladie toxi-infectieuse très grave, à évolution rapide, due à l'intoxication de l'organisme par des poisons d'origine végétale.

Éléments étiologiques. — Ingestion accidentelle d'aliments altérés, recouverts de moisissures (*oïdium, aspergillus, penicillium*), de rouilles (*puccinia graminis, uredo rubigo*), de charbon (*tillecia caries, ustilago carbo, ustilago segetum*), de microbes divers de la putréfaction (*bacillus maïdis, bacillus mesentericus puscens*) ; absorption d'eaux croupissantes, putréfiées.

Il y a infection par les agents pathogènes et intoxication par les produits qu'ils sécrètent et répandent dans le torrent circulatoire.

Signes cliniques. — Signes généraux très graves. Anorexie absolue ; prostration complète, amaigrissement rapide. Hyperthermie. Expulsion de crottins durs, coiffés d'un enduit fibrineux ; puis, bientôt, diarrhée séreuse, abondante, très fétide. Mort en 4-5 jours dans le collapsus.

TRAITEMENT. — 1° Mêmes prescriptions hygiéniques que précédemment. Si les boissons sont acceptées, présenter, toutes les deux heures au moins, de l'eau tiède ou tirée d'avance, du thé de foin ou du lait.

2° Proscrire la saignée.

3° Appliquer sur les parois du ventre un large sinapisme.

4° Prescrire des antiseptiques intestinaux ou bien une préparation opiacée.

5° Soutenir les forces du malade : faire, trois fois par jour, une injection hypodermique d'éther (2-5 grammes), d'huile camphrée au 1/10 (2-5 grammes) ou de caféine :

Caféine...............................	(āā 2ᵍʳ,50
Benzoate de soude......................	)
Eau bouillie...........................	10 cent. cubes.

2 à 4 cent. cubes de la solution par injection.

et recourir au sérum artificiel :

500 grammes à 2 litres dans les vingt-quatre heures en injection sous-cutanée ou intraveineuse.

6° Stimuler la dépuration urinaire par l'administration de diurétiques :

Sel de nitre...............	10-30 grammes.

Pour un paquet ; n° 5. Un paquet par jour dans les boissons.

D. — Entérite diarrhéique des jeunes poulains.

Définition, étiologie et signes cliniques. — Maladie spécifique, peu grave, due à des causes banales (refroidissements, ingestion de lait ayant séjourné trop longtemps dans les mamelles des juments nourrices qui travaillent, etc.) et caractérisée par une diarrhée jaune ou grise, le refus de téter et une soif ardente poussant les malades à rechercher l'eau froide.

La guérison survient généralement en 2-5 jours.

TRAITEMENT. — 1° Ne pas soumettre les juments nourrices à un service pénible et prolongé. Faire en sorte que le poulain puisse prendre les mamelles au moins trois fois par jour.

2° Tenir le petit malade au chaud, dans un box pourvu d'une abondante litière.

Lui présenter souvent à boire de l'eau bouillie, une infusion légère de thé ou du lait bouilli coupé d'eau de riz.

3° Pendant quelques jours, évacuer l'intestin au moyen de la crème de tartre : 20-40 grammes par jour, dans de l'eau bouillie.

4° Remettre le poulain auprès de sa mère lorsque les troubles ont disparu et quand l'appétit est revenu.

E. — Diarrhée contagieuse des poulains de lait.

Définition et signes cliniques. — Maladie toxi-infectieuse, enzootique et très meurtrière, frappant les animaux à la mamelle, caractérisée par une diarrhée incoercible, grise ou verte, accompagnée d'épuisement rapide, de signes généraux, d'hyperthermie et de pétéchies sur les muqueuses.

Éléments étiologiques. — Malpropreté des mamelles et des récipients qui contiennent la nourriture des jeunes sujets ; alimentation avec des laits altérés.

La maladie est surtout fréquente pendant la saison chaude.

TRAITEMENT. — 1° Plusieurs fois par jour laver le pis des mères avec une solution tiède d'acide borique à 3 p. 100, de crésyl à 2 p. 100.

Désinfecter soigneusement les vases qui servent à distribuer le lait; les ébouillanter au moins une fois par jour.

Si l'écurie est infectée, si plusieurs cas ont été observés, la désinfecter minutieusement (*Voir* DÉSINFECTION, *page* 336).

2° Placer le petit malade dans un box chaud; l'envelopper dans une couverture de laine; bien protéger le ventre. Éviter les refroidissements.

Prescrire une diète sévère; donner de l'eau bouillie à discrétion pendant quelques jours.

3° Évacuer l'intestin avec un purgatif doux :

Crème de tartre............................	20-40 grammes.
Miel..	200 —
Eau bouillie tiède.........................	4 litres.

Faire dissoudre la crème de tartre dans l'eau, puis délayer le miel. A faire prendre dans les vingt-quatre heures à la bouteille, si le malade ne l'ingère pas spontanément.

4° Si la diarrhée est épuisante, administrer une préparation opiacée :

Laudanum de Sydenham..................	5-10 grammes.

ou

Teinture d'opium..........................	10-30 grammes.

dans

Infusion chaude de camomille..........	500 grammes.

En une fois à la bouteille.

ou bien

Acide lactique.............................	10-30 grammes.
Eau bouillie................................	2 litres.

Faire prendre en deux ou trois fois dans les vingt-quatre heures avec la bouteille.

ou encore

Salol.......................... ....
Salicylate de bismuth..... .... } āā 1-4 grammes.
Poudre de charbon...................

Pour un paquet; n° 12. Trois par jour dans un électuaire.

ENTÉRITE CHRONIQUE

Définition et éléments étiologiques. — Inflammation chronique du conduit intestinal, presque toujours localisée à la muqueuse du gros côlon et du cæcum, pouvant débuter d'emblée sous ce type (vers intestinaux, calculs, tumeurs du conduit intestinal), mais le plus souvent consécutive à l'entérite aiguë. Quelquefois, le catarrhe intestinal chronique est le résultat d'une stase sanguine due à une difficulté de la circulation de retour (maladies anciennes du poumon, du cœur ou du foie : *entérite symptomatique*).

I. — Entérite chronique avec constipation.

Signes cliniques. — Expulsion à l'écurie de crottins petits, secs, marronnés et coiffés de temps à autre d'un enduit fibrineux ; pendant le travail, évacuations fréquentes d'excréments mous, mal digérés. Parfois alternatives de constipation et de diarrhée. Bouche sèche, pâteuse. Troubles de l'appétit ; amaigrissement progressif.

TRAITEMENT. — 1° Prescrire le repos. Placer le malade en liberté dans un box spacieux à température chaude. Le revêtir d'une couverture de laine. Promenades au pas matin et soir. Pansage journalier soigné.

2° Donner des aliments de choix : foin naturel bien récolté ; luzerne de première coupe de bonne qualité ; fourrages verts si la saison le permet ; aliments mélassés ; mashs composés d'avoine, de son et de graines de lin. Distribuer la nourriture par petites quantités à la fois, mais multiplier le nombre des repas.

3° Combattre la constipation par l'administration de

purgatifs alcalins donnés à petites doses mais fréquemment répétés :

Crème de tartre................. .. ..   30-60 grammes.

ou

Sulfate de soude..... ....   100-300 grammes.
Bicarbonate de soude...   40-60   —

Pour un paquet ; n° 4. Un par jour dans les barbotages ou les boissons.

ou bien

Sulfate de soude..... ....   200 grammes.
Sel marin..............   100   —
Bicarbonate de soude........   25   —

Mélanger. Une à deux cuillerées à soupe par repas, dans les aliments (mashs, barbotages) ou les boissons.

II. — Entérite chronique avec diarrhée.

Signes cliniques. — Évacuation fréquente d'excréments liquides, visqueux ou glaireux, d'aliments incomplètement digérés, de mucosités fétides, bulleuses. Léger ballonnement après le repas. Amaigrissement rapide. Appétit capricieux ou nul. Bouche sèche, ventre levretté ; muqueuses pâles.

TRAITEMENT. — 1° Mêmes prescriptions hygiéniques, même régime alimentaire que précédemment. Si les aliments solides ne sont acceptés qu'en faible quantité, offrir de la farine d'orge délayée dans l'eau tiède, du thé de foin, du lait.

2° Dans les cas graves, où l'anorexie est complète, recourir aux lavements alimentaires (*Voir* LAVEMENTS, *page* 347).

3° Combattre la diarrhée par les astringents, les antiseptiques intestinaux ou les opiacés :

Sous-nitrate de bismuth... .... } āā 5-10 grammes.
Craie préparée...... .... {

ou

    Salicylate de bismuth............... } ãã 5-10 grammes.
    Charbon pulvérisé.................. }

Pour un paquet; nº 12. Deux par jour dans un peu de son frisé.

ou bien

    Laudanum de Sydenham.... . ... 5-15 grammes.

ou

    Laudanum de Rousseau. .... 4-8 grammes.

ou encore

    Teinture d'opium .. .. 50-100 grammes.

dans

    Infusion chaude de camomille......... 1/2 litre.

Faire prendre à la bouteille ou avec le mors à breuvage en une seule fois.

(On peut répéter la médication pendant quatre ou cinq jours consécutifs.)

ou bien encore

    Camphre pulvérisé....... .... 5-10 grammes.

Pour un paquet; nº 5. Un par jour dans un électuaire.

4º Quand les troubles intestinaux ont complètement disparu, revenir peu à peu à l'alimentation habituelle. Remettre progressivement le malade en service.

ÉPISTAXIS

Définition et éléments étiologiques. — Écoulement de sang par les naseaux, dû le plus souvent à une hémorragie de la pituitaire.

Traumatismes violents de la face ou du chanfrein compliqués de déchirure de la muqueuse du nez ou des sinus. Tumeurs variqueuses (angiomes) ou ulcérées (épithéliomes, carcinomes, sarcomes, polypes) ; ulcérations morveuses. Parasites (sangsues) fixés dans les naseaux ou l'arrière-bouche. Inhalations de poussières irritantes (chaux); ingestion de fourrages poudreux ou avariés. Allures vives et soutenues pendant la saison chaude. Efforts de démarrage.

Signes cliniques. — Écoulement goutte à goutte ou en un mince filet, par un seul ou par les deux naseaux, de sang pur ou mélangé à du pus ou du mucus. Pas de toux ; le liquide rejeté n'est pas écumeux.

Les épistaxis répétées et abondantes peuvent déterminer un certain degré d'anémie.

TRAITEMENT. — Rechercher la cause de l'hémorragie par un examen méthodique des cavités nasales. Faire, s'il y a lieu, une inoculation de malléine pour déceler la morve.

Extirper les tumeurs opérables ; détacher les parasites fixés dans le nez par des injections astringentes ou antiseptiques tièdes (perchlorure de fer à 1 p. 100, eau phéniquée à 4 p. 100).

A. — Épistaxis légère.

1° Faire, sur le chanfrein, des affusions d'eau froide ; appliquer des compresses que l'on arrosera fréquemment.

2° Si ces moyens échouent, faire, dans les naseaux, avec une seringue munie d'un long tube en caoutchouc, des irrigations chaudes avec :

Sel marin........................	100 grammes.
Eau à 45°-50° C..................	1 litre.

3° Laisser le malade au repos absolu pendant quelques jours.

B. — Épistaxis grave.

1° Tamponner la cavité nasale qui donne le plus de sang avec une série de tampons d'ouate reliés par un fil en queue de cerf-volant, et trempés dans un liquide hémostatique :

Antipyrine......................	10 grammes.
Eau bouillie....................	100 —

ou

> Eau oxygénée à 12 volumes............... Q. S.

  2° Dans les cas rares où ces moyens échouent recourir
à l'ergotine :

> Ergotine Yvon........... ....   5 grammes.
> Eau distillée bouillie........... .... 10 cent. cubes.

En injections sous-cutanées de 3 à 5 cent. cubes, répétées deux ou
trois fois à un quart d'heure d'intervalle, si cela est nécessaire.

ÉRYTHÈME

Définition et signes cliniques. — Inflammation superficielle de
la peau, le plus souvent circonscrite, caractérisée par un prurit
assez vif, par une tuméfaction chaude et douloureuse plus ou
moins accusée du tégument, et, au niveau des surfaces glabres,
par une rougeur congestive qui s'efface momentanément sous la
pression du doigt.

Éléments étiologiques. — Opération de la tonte ; malpropreté ;
applications thérapeutiques irritantes. Irritations thermiques ;
exposition prolongée aux rayons d'un soleil ardent (régions
tropicales).

TRAITEMENT

I. — Érythème circonscrit.

  1° Faire, une ou plusieurs fois par jour, des lotions
d'eau bouillie tiède ou d'une préparation émolliente :
décoction de feuilles de mauve (50-60) grammes), de
racines de guimauve (15-20) grammes par litre d'eau).

  2° Saupoudrer ensuite avec de la poudre d'amidon ou
du talc.

II. — Érythème étendu avec suintement séreux ou séro-purulent plus ou moins abondant.

  1° Prescrire le repos.
  2° Une ou deux fois par jour, toilette soignée de la

Clinique vétérinaire.   5

peau à l'eau tiède et au savon blanc ; bien rincer, puis faire des lotions avec une préparation astringente :

> Sulfate de fer, de zinc ou de cuivre........ 20 grammes.
> Eau bouillie............................ 1 litre.

ou

> Alun cristallisé................. ...... 30-40 grammes.
> Eau bouillie............................ 1 litre.

ou

> Acide picrique..... .. .. 10 grammes.
> Eau bouillie......... .... 1 litre.

3° Saupoudrer ensuite les parties affectées avec de la poudre d'amidon ou du talc.

4° Quand tout suintement a disparu, faire quelques applications de glycérine iodée pour assouplir la peau.

FIÈVRE

Définition. — Syndrome caractérisé essentiellement par une élévation de la température interne du corps.

Éléments étiologiques. — Il est aujourd'hui démontré que les fièvres résultent d'une intoxication de l'organisme par des matières pyrétogènes d'origines très diverses. Le plus souvent, elles relèvent de processus infectieux, les microbes créant volontiers des produits phlogogènes et hyperthermisants ; c'est du reste dans les maladies microbiennes que l'on observe les fièvres les plus intenses. Dans certains cas, c'est l'organisme lui-même qui élabore des produits nocifs (surmenage, traumatismes).

Signes cliniques. — L'élévation de la température peut atteindre, dans les cas graves, 41°,5 et même 42°.

Troubles concomitants : Accélération du pouls et de la respiration. Arrêt des diverses sécrétions (salivaire, urinaire) ; constipation. Tristesse, abattement, anorexie.

TRAITEMENT. — Isoler le malade et rechercher la cause de l'hyperthermie.

I. — Fièvre traumatique.

1° S'il s'agit d'un malade atteint d'une affection chirurgicale, défaire le pansement tous les jours, désinfecter soigneusement et panser antiseptiquement la plaie opératoire. Pour les opérations pratiquées sur le pied, veiller à ce que le fer soit confectionné méthodiquement, bien placé sous le sabot et broché bas.

2° Quand la fièvre traumatique relève d'une plaie des extrémités, on peut obtenir une bonne désinfection du champ infecté en plongeant une ou plusieurs fois par jour le membre malade dans une solution antiseptique (sublimé à 1 p. 1000, crésyl à 3 p. 100), sans défaire le pansement.

II. — Fièvre au cours d'un état pathologique du poumon ou d'une maladie générale.

Instituer, dans chaque cas particulier, le traitement qui convient. La médication de la fièvre se confond avec celle de la maladie causale et des maladies infectieuses en général (*Voir* INFECTION EN GÉNÉRAL, *page* 103).

1° Quand la température se maintient très élevée, prescrire des antithermiques : salicylate de soude (20-40 grammes), acide salicylique (20-40 grammes), antifébrine (20-50 grammes), sulfate de quinine (10-15 grammes), antipyrine (15-20 grammes), par jour, en deux ou trois fois, en électuaire ou dans un barbotage.

Matin, midi et soir, lavement froid de crésyl à 2 p. 100 ou de permanganate de potasse à 4 p. 1000.

2° Placer le malade dans un local très aéré, sous un hangar et même en plein air.

Chaque jour, pansage à l'étrille et à la brosse ; frictions sèches sur tout le corps.

FIÈVRE TYPHOIDE

Définition. — Maladie toxi-infectieuse aiguë, contagieuse et épizootique, particulière aux équidés, caractérisée par un état de stupéfaction extrême, une forte hyperthermie et une coloration rouge foncé ou violacée de la conjonctive.

Éléments étiologiques. — Pénétration dans l'organisme d'un microorganisme spécial (encore indéterminé). Agents de propagation : fourrages, boissons, air, fumiers et surtout déjections intestinales.

Causes prédisposantes : surmenage, épuisement, encombrement, jeune âge.

A. — Fièvre typhoïde suraiguë sans localisations.

Signes cliniques. — Abattement profond ; démarche incertaine, titubante ; oscillations du train de derrière. Frissons ; tremblements. Hyperthermie (40°, 40°,5, 41°). Pouls petit et rapide ; cœur violent ; respiration courte et accélérée. Bouche chaude et sèche ; gencives bordées d'un liséré violacé ; conjonctive infiltrée, jaune terne, puis rouge acajou ; larmoiement. Anorexie. Excréments d'abord durs, puis liquides, sanguinolents et fétides. Extrémités algides.

Invasion subite ; marche rapide ; mort dans le coma après vingt-quatre ou trente-six heures.

TRAITEMENT. — 1° Isoler le malade dans un box vaste et bien aéré, éloigné de l'écurie des animaux sains, ou bien le transférer dans une infirmerie.

Affecter aux soins une personne spéciale qui n'aura aucun rapport avec les chevaux restés indemnes.

Désinfecter soigneusement la stalle ou le box du malade, le râtelier, l'auge, la barbotière, etc. ; recueillir et jeter au fumier les résidus alimentaires et la litière. Projeter sur les murs et sur le sol des antiseptiques volatils (eau crésylée à 5 p. 100, eau phéniquée à 1 p. 100 ; essence de térébenthine) (*Voir* DÉSINFECTION, *page* 366).

2° Couvrir le malade suivant l'état de la température ambiante ; bottes d'étoupes, d'ouate ou de chiffons de laine si les extrémités sont froides.

3° Alimenter le mieux possible. Donner des aliments de choix : luzerne de première coupe ; foin bien récolté ; avoine de pays ; son ; farine d'orge ; préparations mélassées. Si l'appétit est conservé, présenter souvent des aliments ; varier la nourriture pour inciter le malade à manger. Toutes les deux heures, faire boire de l'eau tiède ou tirée d'avance pour lui donner la température du milieu ambiant. Aux sujets qui refusent les aliments habituels offrir du lait, et, s'il est accepté, en donner de 8 à 15 litres dans les vingt-quatre heures. Si l'anorexie est absolue, recourir à l'alimentation rectale (*Voir* LAVE-MENTS ALIMENTAIRES. *page* 347).

4° Pratiquer à la jugulaire une saignée modérée, proportionnée à l'état du malade (4-6 litres).

5° Combattre les phénomènes toxiques par les alcalins à haute dose :

> Bicarbonate de soude................. 200-300 grammes.

A donner dans les vingt-quatre heures, dans la boisson ou les barbotages.

et le lavage du sang :

Faire matin et soir dans la jugulaire ou sous la peau de l'encolure une injection de 500 cent. cubes à 1 litre de sérum artificiel.

6° Augmenter la résistance de l'organisme à l'infection par des injections intraveineuses de tallianine :

Deux à quatre ampoules dans les vingt-quatre heures.

7° Si la température se maintient élevée (41°-41°,5), donner des antithermiques :

> Sulfate de quinine..................... 6-15 grammes.

Pour un paquet ; n° 12. Trois par jour dans un électuaire.

ou

> Antifébrine...................... ...... 10-25 grammes.

Pour un paquet ; n° 6. Un matin et soir dans un peu de son mouillé ou dans un électuaire.

ou

> Vératrine............................ 1 gramme.
> Alcool à 90°......................... 20 cent. cubes.

En injection hypodermique ; 1/2 cent. cube. — 1 cent. cube matin et soir.

et faire administrer des lavements froids :

> Sel marin............................ .. 14 grammes.
> Eau bouillie..., ... 2 litres.

Pour un lavement ; un toutes les deux heures.

8° Réduire au minimum les fermentations intestinales par l'administration d'antiseptiques :

> Calomel............................... $0^{gr},20$-$0^{gr},50$ centigr.

Pour un paquet ; n° 9. Trois par jour dans du son mouillé ou dans un électuaire.

ou

> Salol......... ...... · .... ⎫
> Benzo-naphtol..................... ⎬ āā 5 grammes.
> Charbon pulvérisé................. ⎭

Pour un paquet ; n° 15. Trois par jour dans un peu de son mouillé.

9° Combattre l'adynamie par les excitants diffusibles :

> Acétate d'ammoniaque.............. ... 50-80 grammes.

Faire prendre en une ou plusieurs fois dans une infusion de foin odorant ou de thé.

ou les liquides alcooliques :

> Eau-de-vie......................... 150-300 grammes.

Faire prendre dans les vingt-quatre heures, dans la boisson ou dans un électuaire.

10° Pendant la convalescence, alimenter le mieux

possible ; augmenter peu à peu la ration d'avoine. Pansage journalier à l'étrille et à la brosse ; frictions sèches au gant de crins ou avec un bouchon de paille.

Promenades au soleil de plus en plus longues, jusqu'à la remise en service qui aura lieu deux semaines au plus tôt après la disparition des derniers signes morbides.

Si l'appétit laisse à désirer, donner des préparations toniques (*Voir* Anorexie, *page* 19). A la ration habituelle ajouter du sucre (250-500 grammes par jour) ou des préparations mélassées.

Précautions hygiéniques. — Surveiller attentivement les animaux sains (appétit, habitude extérieure) ; prendre chaque jour la température des sujets suspects. Au premier signe de maladie, isoler comme il a été dit plus haut.

Quand la fièvre typhoïde éclate dans une écurie nombreuse, transférer assez loin le malade pour éviter toutes chances de contamination.

Si de nombreux cas surgissent dans un court laps de temps, faire émigrer tous les sujets sains dans un local bien aéré ; si on ne peut disposer d'un endroit couvert, mettre les animaux en plein air, au piquet ou attachés le long d'un mur à une corde commune.

B. — Fièvre typhoïde aiguë ou subaiguë sans localisations.

Signes cliniques. — Ceux de la forme précédente, mais plus ou moins atténués : hyperthermie, signes généraux ; larmoiement, conjonctive violacée ; prostration, anorexie, etc. La résolution est la terminaison habituelle ; elle survient généralement au bout de six à huit jours.

Traitement. — 1° Mêmes prescriptions prophylactiques, mêmes indications hygiéniques que précédemment.

2° Alimenter le mieux possible : repas peu abondants, mais fréquents et substantiels. Présenter souvent de l'eau dégourdie ou tirée d'avance, du thé de foin ; ne pas craindre de laisser le malade boire à sa soif.

3° Faire à la jugulaire une saignée modérée (3-6 litres).

4° Matin et soir, donner 50-100 grammes de bicarbonate de soude dans la boisson et faire une injection de 500 grammes à un litre de sérum artificiel.

5° Entretenir la liberté du ventre par l'administration journalière de 150-200 grammes de sulfate de soude dans les barbotages.

6° Matin et soir prendre la température rectale ; si le thermomètre atteint ou dépasse 41°, recourir aux lavements froids et aux antipyrétiques (sulfate de quinine, antifébrine, vératrine).

7° Pendant la convalescence, alimenter progressivement le malade, le promener, lui donner des préparations toniques et le remettre petit à petit en service.

C. — Fièvre typhoïde avec localisation sur l'appareil respiratoire (forme pectorale).

Signes cliniques. — Fièvre, anorexie, larmoiement, injection de la conjonctive, stupeur. Respiration courte et accélérée ; atténuation du murmure vésiculaire ; souffle tubaire ; toux rare et douloureuse.

Complications possibles. — Pleurésie : elle est annoncée par une sensibilité des côtes aux pressions ; par une zone de matité double, peu étendue et horizontale ; par une respiration saccadée et discordante, un facies grippé et un amaigrissement très rapide.

TRAITEMENT. — 1° Isoler le malade dans un box vaste et bien aéré ; alimenter le mieux possible. Présenter souvent à boire.

2° Faire à la jugulaire une saignée de 4 à 6 litres.

3° Appliquer sous la poitrine et sur les côtés du thorax un large sinapisme.

4° Chaque jour injecter directement dans le sang une ou deux ampoules de tallianine.

5° Faire prendre de l'iodure de potassium :

Iodure de potassium.................. .... 2-5 grammes.
Pour un paquet ; n° 10. Un matin et soir dans un peu d'eau claire.

6° Combattre les phénomènes toxiques par l'administration d'alcalins (50-100 grammes de bicarbonate de soude) et les injections salines (500 grammes à 1 000 grammes de sérum artificiel).

7° Si le cœur est défaillant, prescrire la digitale :

Poudre de digitale................. .... 1-2 grammes.
Pour un paquet ; n° 6. Un matin et soir dans un électuaire.

et les injections sous-cutanées de caféine (0^{gr},50-1 gramme, deux ou trois fois par jour) ou d'huile camphrée :

Camphre............................... 10 grammes.
Huile d'olives lavée à l'alcool et stérilisée.. 100 cent. cubes.
Chaque jour une injection hypodermique de 5 à 10 cent. cubes (1).

8° Pendant la convalescence, mêmes indications hygiéniques et alimentaires que pour les formes précédentes.

D. — Fièvre typhoïde avec localisation sur l'appareil digestif (forme abdominale ou intestinale).

Signes cliniques. — Anorexie ; hyperthermie ; stupeur ; infiltration des conjonctives ; larmoiement. Coliques légères ; bouche chaude, sèche, pâteuse, à odeur fétide. Sur les conjonctives taches hémorragiques ; ventre levretté, douloureux à la pression.

(1) Les abcès sont fréquents à la suite de ces injections.

Défécation rare et pénible ; crottins secs et durs, recouverts de mucosités ; plus tard — parfois d'emblée — diarrhée alimentaire de plus en plus séreuse. Amaigrissement rapide.

TRAITEMENT. — 1° Prescrire une diète très sévère. Barbotages et paille ; lait ; peu de fourrages et pas d'avoine. Présenter souvent de l'eau tiède ou tirée d'avance additionnée de bicarbonate de soude (50-100 grammes par jour).

2° Pratiquer à la jugulaire une saignée modérée (3-6 litres).

3° Appliquer sous l'abdomen un large sinapisme.

4° Combattre la constipation par les purgatifs doux :

> Sulfate de soude...................... 250-400 grammes.

ou

> Crème de tartre.. .... 20-60 grammes.

Faire prendre dans la journée, en une ou plusieurs fois, dans la boisson ou dans un barbotage tiède.

ou encore

> Calomel .... 4-8 grammes.

Pour un paquet ; n° 3. Un par jour dans un peu de son frisé ou dans un électuaire.

ou bien encore

> Huile de ricin .... 250-500 grammes.
> Huile d'œillette ou d'olives...... Q. S. pour faire 1 litre.

Administrer en une seule fois avec la bouteille.

et les lavements évacuatifs (*Voir* LAVEMENTS, *page* 345).

5° Si la diarrhée est fétide, persistante, recourir aux antiseptiques intestinaux ou aux opiacés :

> Calomel. . ... 0 gr.25-0 gr.50 centigr.

Pour un paquet ; n° 6. Un matin et soir dans un peu de son frisé ou en électuaire.

ou bien

        Benzo-naphtol........ .... \
        Salol............. .. .. } ãã 5 grammes.
        Charbon pulvérisé................... /

Pour un paquet ; n° 12. Trois par jour dans du son frisé ou dans un barbotage.

ou encore

        Teinture d'opium.................... 20-50 grammes.
        ou Laudanum de Sydenham........ 10-20   —
        Infusion chaude de camomille... . ...   1/2 litre.

Administrer en une seule fois à la bouteille ou avec le mors à breuvage.

6° Pendant la convalescence, laisser encore quelques jours le malade aux barbotages et au lait. Ne revenir que graduellement à l'alimentation habituelle : augmenter peu à peu la ration de fourrages ; plus tard. donner de l'avoine. Promenades ; pansage soigné ; frictions cutanées sèches.

E. — Fièvre typhoïde avec localisation sur les centres nerveux (forme cérébro-spinale).

Signes cliniques. — Au *début*, ceux des formes thoracique et abdominale. Hébétude ; somnolence. Déplacements pénibles.

Plus tard, accès vertigineux ; mouvements en cercle ; coma ; ralentissement de la respiration et du pouls ; hypothermie (forme cérébrale).

Ou parésie du train postérieur ; paraplégie ; suspension de la miction et de la défécation (forme médullaire).

TRAITEMENT. — 1° Faire au début une saignée hâtive et copieuse (6-10 litres).

2° Provoquer une violente dérivation intestinale par l'administration d'un drastique (20-30 grammes d'aloès en bol).

3° Faire matin et soir une injection sous-cutanée d'un sel de pilocarpine ou d'arécoline :

> Chlorhydrate de pilocarpine......... 0^{gr},10-0^{gr},15 centigr.

ou

> Bromhydrate d'arécoline......... .... 0^{gr},06-0^{gr},10 centigr.
> Eau distillée bouillie................. 10 cent. cubes.

4° Contre les altérations persistantes il n'y a rien d'efficace ; le mieux est de sacrifier le malade pour la boucherie, dès que l'on est fixé sur la gravité du cas.

F. — Fièvre typhoïde avec accidents oculaires graves (kératite, ophtalmie interne).

Signes cliniques. — A ceux des formes précédentes s'ajoutent des altérations des enveloppes et des milieux de l'œil : conjonctivite, œdèmes et ulcérations de la cornée, troubles de l'humeur aqueuse, dépôt fibrineux sur la face antérieure de l'iris.

TRAITEMENT. — 1° Faire deux ou trois fois par jour, entre les paupières, des injections avec une solution tiède d'acide borique à 3 p. 100, de sublimé à 1 p. 2000. Instiller ensuite VIII ou X gouttes d'un collyre astringent :

> Sulfate de zinc........... .... 0^{gr},25 centigr.
> Sulfate d'ésérine........... .... 0^{gr},05 centigr.
> Eau distillée de roses...... .. .. 50 grammes.

ou

> Argyrol................................ 1 gramme.
> Eau distillée bouillie.......... . ... 20 grammes.

2° Maintenir en permanence au niveau des yeux, au moyen d'un bandage spécial, des compresses d'ouate imbibées d'une solution antiseptique chaude (acide borique à 3 p. 100, sublimé à 1 p. 4000) et fréquemment arrosées.

3° Aux altérations de la chambre antérieure et de l'iris, opposer les instillations fréquentes, entre les paupières, d'un collyre à l'atropine :

Sulfate neutre d'atropine............. 0^{gr},10-0^{gr},15 centigr.
Borax...................... ... 20 grammes.
Eau distillée. . ... 120 —

et des injections sous-conjonctivales de cyanure de mercure :

Cyanure de mercure............. .... 0^{gr},05 centigr.
Eau distillée bouillie.... .... 10 grammes.

A l'aide d'une seringue de Pravaz munie d'une aiguille fine, injecter sous un pli de la conjonctive oculaire 1 cent. cube de la solution ; une injection tous les jours ou tous les deux jours.

GALE

A. — Gales psoriques.

Éléments étiologiques. — Acares (*Sarcoptes scabiei*, *Psoroptes communis*, *Symbiotes*). Contagion : le transport des parasites se fait par l'intermédiaire des harnais, des instruments de pansage infectés ou des écuries contaminées.

La malpropreté et la débilité de l'organisme peuvent favoriser la contagion.

Signes cliniques. — Démangeaisons plus ou moins violentes ; croûtes, dépilations, épaississement de la peau.

I. — **Gale sarcoptique** : débute par la tête et l'encolure, et envahit rapidement le corps ; facile à guérir. Très contagieuse à l'homme.

II. — **Gale psoroptique** : se cantonne dans la crinière, le garrot et la queue ; très tenace.

III. — **Gale symbiotique** : se localise à l'extrémité des membres (crins du paturon et des fanons). Disparaît l'été pour revenir l'hiver ; peu grave.

TRAITEMENT. — 1° Isoler les animaux atteints ; leur donner des couvertures et des instruments de pansage spéciaux.

2° Si la gale est généralisée, tondre toute la surface du corps. Dans les cas localisés, ne tondre que les parties atteintes en les débordant largement. Essayer de guérir la gale psoroptique sans couper la crinière, toujours très longue à repousser.

3° Recouvrir les régions malades d'une couche de savon vert. Deux heures après, faire à la brosse un lavage à l'eau tiède. Bien rincer.

4° Faire ensuite une friction énergique de pommade d'Helmerich :

Soufre sublimé ou précipité.............. 30 grammes.
Carbonate de potasse.................... 15   —
Axonge........... 120   —

que l'on répétera tous les jours pendant une semaine ; ou bien appliquer l'une des préparations suivantes :

Huile de pétrole............... ..... 300 grammes
Coaltar............................ 150   —
Essence de térébenthine.............) ãã 100   —
Savon noir......................... {

ou

Benzine............................... 300 grammes.
Pétrole............................)
Huile de cade..................... } ãã 100   —
Coaltar............................)

Quand la gale est généralisée, faire l'application sur une moitié du corps seulement. Le surlendemain, savonner à l'eau tiède et traiter de la même façon l'autre moitié du corps. Opérer de même tous les trois ou quatre jours, de telle sorte qu'il n'y ait toujours qu'une moitié de la peau recouverte de médicament.

5° Désinfecter les écuries, les objets de pansage et de harnachement, les couvertures (*Voir* Désinfection, *page* 336).

B. — Gale dermanyssique.

Éléments étiologiques. —Acare (*Dermanyssus gallinæ*). Contagion (proximité d'un pigeonnier ou d'un poulailler).

Les parasites font quelquefois un long trajet pour gagner une écurie.

Signes cliniques. — Démangeaisons nocturnes ; vésicules, isolées ou confluentes, suivies de dépilations en forme de mouchetures et débutant sur la tête pour atteindre l'encolure et les épaules.

TRAITEMENT. — 1° Supprimer la cause en éloignant les volailles et en désinfectant l'écurie (*Voir* DÉSINFECTION, *page* 336).

2° Lotionner tous les jours les régions affectées avec l'une des solutions suivantes :

```
Sulfure de potassium.....................   30 grammes.
Eau....  ...............................    1 litre.
```

ou

```
Crésyl.....  ..........................   40 grammes.
Eau......  ..  .........................    1 litre.
```

GOURME

Définition et éléments étiologiques. — Maladie virulente et contagieuse propre aux solipèdes, due à la pullulation dans l'organisme d'un microbe spécifique (streptocoque de Schuetz) et caractérisée par une inflammation catarrhale des premières voies respiratoires, par une éruption cutanée et par des foyers de suppuration dans les parenchymes.

Agents de propagation. — Aliments, boissons, harnais, instruments de pansage, écuries, etc.

Causes prédisposantes et occasionnelles. — Jeune âge, émigration, fatigue, refroidissement.

A. — Gourme catarrhale.

Signes cliniques généraux. — Anorexie ; tristesse ; injection des conjonctives ; accélération du pouls ; irrégularité des mouvements respiratoires. Hyperthermie (40°, 40°,5 et même 41°). Muqueuses rouge brique ; bouche saburrale.

Signes cliniques locaux. — Ceux du *coryza* (ébrouements fréquents ; rougeur et tuméfaction de la pituitaire, yeux larmoyants) et de l'*angine* (mastication et déglutition pénibles, ptyalisme, dysphagie ; jetage alimentaire; toux sèche, quinteuse, puis grasse et forte ; sensibilité de la gorge à la palpation).

Jetage séreux d'abord, puis muco-purulent et purulent, blanchâtre ou jaunâtre, épais, bien lié, homogène. Empâtement de la parotide et de l'auge ; hypertrophie, infiltration, puis abcédation des ganglions sous-maxillaires et des ganglions péri- et rétro-pharyngiens (*Voir* Abcès, *page* 145) ; à l'ouverture des collections purulentes, écoulement de pus blanc jaunâtre, bien lié, de bonne nature (pus gourmeux).

Dès que les abcès sont ouverts, les signes généraux s'améliorent, la fièvre tombe, l'engorgement de la gorge et de l'auge se résorbe, les troubles mécaniques de la respiration (cornage) et de la déglutition (dysphagie) disparaissent.

Complications possibles. — Collection des sinus; collection des poches gutturales ; trachéo-bronchite ; broncho-pneumonie : pleuro-pneumonie.

TRAITEMENT. — *Indications générales.* — 1° Prescrire le repos absolu. Isoler le malade dans un box aéré, à température égale ; l'envelopper avec des couvertures de laine ; pendant la saison froide, bottes d'étoupes ou d'ouate remontant jusqu'au genou et au jarret.

2° Alimenter le mieux possible : mashs, fourrages verts, carottes, grains cuits ; boissons tièdes simples ou aromatisées (thé de foin). Breuvages alcalins (sulfate et bicarbonate de soude) pour éviter la stase alimentaire.

3° Proscrire les interventions chirurgicales qui peuvent être différées (castration).

4° Désinfecter les locaux contaminés (*Voir* Désinfection, *page* 336) ; si la maladie éclate dans un milieu où se trouve une agglomération d'animaux jeunes, faire de l'évacuation et de la dissémination.

5° Interdire l'accès des écuries saines aux personnes

ayant eu des contacts suspects (marchands, maréchaux, etc.).

I. — Coryza gourmeux.

1° Au début, donner, deux ou trois fois par jour, des inhalations aromatiques et antiseptiques : infusion de foin odorant, eau phéniquée, eau de goudron.

2° Enduire l'orifice des naseaux avec de la pommade au menthol :

Acide borique.........................	10 grammes.
Menthol........	0 gr,50 centigr.
Vaseline...............	100 grammes.

3° A la période d'état, si la sécrétion purulente est abondante, faire des lavages de la muqueuse nasale avec des solutions antiseptiques faibles : crésyl à 1 p. 100, alun cristallisé à 2 p. 100, permanganate de potasse à 4 p. 1000, etc. (*Voir* INJECTIONS NASALES. *page* 342).

II. — Angine gourmeuse.

1° Faire sur les faces latérales et inférieure de la gorge et dans l'auge, une application révulsive (charge Lebas, feu liquide).

2° Deux ou trois fois par jour, donner une fumigation émolliente :

Acide phénique............	20 grammes.
ou Menthol..............................	5 —
Foin odorant.........................	500 grammes.
Eau bouillante	6 litres.

Laisser infuser dix minutes.

3° Administrer. matin et soir, une préparation expectorante :

Kermès..............................	5-10 grammes.
Miel ou mélasse........................	Q. S.
Poudre de réglisse....................	

Pour un électuaire consistant.

Clinique vétérinaire. 6

Si la toux est fréquente et pénible, ajouter à la préparation :

Extrait aqueux de belladone............. 2-4 grammes.

4° Surveiller la région de l'auge et de la parotide. Hâter la maturation des collections purulentes par des applications vésicantes (onguent vésicatoire simple ou mercuriel, pommade rouge); les ouvrir en temps opportun avec un cautère ou un bistouri, puis faire dans leur cavité des injections antiseptiques.

5° **A** la période de résolution, quand le jetage, de purulent, est devenu muqueux, donner chaque jour pendant dix minutes une fumigation sèche de goudron (*Voir* Fumigations, *page* 339).

III. — **Trachéo-bronchite et broncho-pneumonie gourmeuses.**

1° Appliquer sous la poitrine et sur les côtés du thorax un large sinapisme. Faire aux membres une application sinapisée ; les entourer jusqu'au jarret et jusqu'au genou au moins avec de l'étoupe, de l'ouate ou des chiffons de laine.

2° Provoquer la formation d'*abcès de fixation* par des injections sous-cutanées ou intra-musculaires d'essence de térébenthine : trois ou quatre injections de 1 à 2 centimètres cubes dans le tissu cellulaire sous-cutané du poitrail ou dans les muscles pectoraux (1).

(1) Les *abcès de fixation* modifient avantageusement l'évolution des broncho-pneumonies gourmeuses ; la formation rapide d'un engorgement et d'une collection purulente coïncide toujours avec une atténuation de la fièvre et des signes généraux ; elle est toujours suivie de près par une défervescence rapide et régulière. Les anciens cliniciens avaient remarqué avec juste raison que les sétons, dans la gourme, étaient un dérivatif indis-

3° Faire prendre de l'iodure de potassium :

Iodure de potassium................... 5-10 grammes.

Par paquet; n° 10. Un matin et soir dans 3 ou 4 litres d'eau claire.

Donner des fumigations humides émollientes et anti-septiques — foin odorant, menthe, acide phénique, menthol, etc. (*Voir* FUMIGATIONS, *page* 339.)

4° A la période de crudité (râles muqueux dans la poitrine), favoriser l'évacuation des bronches en donnant une préparation expectorante :

Kermès..... .. .. 10-20 grammes.
Miel......................... ......) Q. S.
Poudre de réglisse..... ....)

Pour un électuaire consistant. En deux fois dans les vingt-quatre heures.

5° Combattre l'adynamie, l'abattement par les stimulants : l'alcool (100-150 grammes par jour dans la boisson), l'acétate d'ammoniaque (60-100 grammes en breuvage) et la caféine :

Caféine..............................) ãã 5 grammes.
Benzoate de soude....................)
Eau distillée bouillie................ .. 50 cent. cubes.

Trois ou quatre fois dans la journée, une injection hypodermique de 3 à 5 centimètres cubes.

6° Pendant la défervescence (chute de la température, retour de l'appétit, expectoration muco-purulente ou muqueuse) donner des préparations balsamiques :

Essence de térébenthine.............. 15-30 grammes.
Miel ou mélasse.....................) Q. S.
Poudre de réglisse..................)

Pour un électuaire consistant.

pensable, un fixateur de la pyogénie gourmeuse ; pour des raisons d'ordres divers, il est préférable de provoquer la formation d'abcès que de passer des sétons, mais la méthode reste la même.

ou bien

> Terpine .... 2-3 grammes.

Pour un paquet ; n° 20. Un matin et soir dans un peu de miel ou de mélasse.

et prescrire des fumigations de goudron ou de baies de genièvre.

IV. — Pleuro-pneumonie gourmeuse.

1° Sitôt la présence de l'exsudation pleurale reconnue, appliquer un vésicatoire sur les deux faces du thorax.

2° Si l'état de la respiration est inquiétant, pratiquer la thoracentèse (*Voir* PLEURÉSIE, *page* 122) et retirer la plus grande partie du liquide. Faire ensuite un lavage intrapleural à l'eau boriquée à 3 p. 100 ou avec la solution suivante :

> Teinture d'iode........................ 50 grammes.
> ou Iode métallique...................... 5   —
> Iodure de potassium.................... 5   —
> Eau distillée bouillie ... . 1 litre.

Si le liquide se reforme, répéter l'intervention.

3° Injecter chaque jour, sous la peau de l'encolure ou dans la jugulaire, 500 grammes à 1 litre de sérum artificiel.

4° Relever les forces par l'administration d'alcool, d'acétate d'ammoniaque, par les injections de caféine, d'éther, etc.

5° Alimenter le mieux possible : lait, aliments sucrés, lavements alimentaires.

Note. — En général le traitement de la pleurésie gourmeuse est illusoire, le malade succombe rapidement épuisé et infecté,

B. — Gourme de castration.

Définition et *éléments étiologiques*. — Forme particulière de la gourme caractérisée par l'apparition d'abcès dans la région inguinale et due à l'inoculation accidentelle du tissu conjonctif de la plaie de castration par des streptocoques spécifiques apportés par le bistouri, par les mains du chirurgien, par les casseaux ou par les objets de pansement (seringues, poires à injection, etc.). Dans ce cas particulier, la contagion par cohabitation ne paraît pas probable.

Signes cliniques. — Quinze jours et même un mois après la castration, signes généraux graves: tristesse, anorexie partielle ou complète, marche pénible, hyperthermie. Engorgement œdémateux unilatéral ou bilatéral dans la région du fourreau ; au bout de quelques jours, fluctuation en un ou plusieurs points dans l'aine entre la face interne de la cuisse et la région testiculaire. L'ouverture de la poche purulente donne écoulement à un pus de bonne nature, très abondant et coïncide toujours avec une amélioration de l'état du malade. Souvent, des abcès évoluent ainsi successivement et la suppuration s'établit dans le cordon, gagnant de proche en proche, par les lymphatiques, la cavité péritonéale et les ganglions sous-lombaires.

Quand la suppuration est ainsi envahissante, la mort par épuisement ou par péritonite septique est la terminaison habituelle.

TRAITEMENT. — 1° Ne jamais pratiquer la castration sur un sujet en puissance de gourme. Si l'on est obligé d'opérer, prendre des précautions d'antisepsie et d'asepsie suffisantes pour éviter l'infection de la plaie de castration.

2° Hâter la maturation des phlegmons inguinaux par des onctions journalières et répétées d'onguent populéum.

3° Ouvrir aussi hâtivement que possible les abcès et faire, jusqu'à leur complète cicatrisation, des irrigations antiseptiques (crésyl à 3 p. 100, sublimé à 1 p. 1000, permanganate de potasse à 4 p. 1000, etc.).

4° Contre la péritonite septique et les abcès sous-lombaires il n'y a pas de thérapeutique efficace.

C. — Gourme cutanée. — Exanthème gourmeux.

Définition et éléments étiologiques. — Troubles de la peau observés au cours de la gourme et dus soit à l'embolisation des vaisseaux périphériques par des paquets de streptocoques, soit à une action vaso-dilatatrice exercée par les toxines sécrétées.

Localisations. — Toutes les régions, mais plus particulièrement les extrémités des membres, l'ars, l'anus, le fourreau, l'inter-ars, l'encolure, le garrot, l'emplacement de la selle.

Signes cliniques. — Éruption discrète ou confluente de boutons, de papules ou de vésicules qui, en se rupturant, laissent écouler un enduit épais et poisseux qui agglutine les poils en pinceau ; ensuite chute des poils et mise à nu, à ce niveau, de petites plaies superficielles.

Parfois, véritable échauboulure caractérisée par la formation rapide de tumeurs œdémateuses, aplaties, de la grosseur d'une pièce de deux francs qui, en quelques heures, envahissent la plus grande partie du corps; petit à petit les élevures cutanées s'affaissent et une légère exsudation séreuse sous-épidermique se concrète en une croûte superficielle.

Quelquefois légère poussée fébrile ; anorexie, tremblements.

TRAITEMENT. — 1° Tenir le malade au repos dans un box spacieux ; veiller à ce que la litière soit propre et souvent renouvelée.

2° Faire, sur les plaies cutanées consécutives à l'éruption, des lotions fréquentes avec des solutions antiseptiques (crésyl à 3 p. 100, sublimé à 1 p. 1000, permanganate de potasse à 4 p. 1000) ou astringentes (alun cristallisé à 3 p. 100, eau blanche).

Saupoudrer ensuite avec une poudre absorbante et antiseptique :

Oxyde de zinc....................... } ãã 15 grammes.
Salol..............................)
Amidon............................. 30   —

ou bien, si la région le permet, recouvrir d'un pansement ouaté sec.

3° Provoquer l'élimination, par le rein et l'intestin, des poisons retenus dans le sang par l'administration journalière de sulfates et de bicarbonates alcalins, et de diurétiques.

Sulfate de soude..................... 150 grammes.
Bicarbonate de soude................. 50   —
Azotate de potasse................... 20   —

Pour un paquet ; n° 3. Un par jour dans la boisson ou les barbotages.

D. — Anasarque gourmeuse.

Définition. — Complication toxi-infectieuse de la gourme pouvant se montrer dans les diverses formes de la maladie, caractérisée par des œdèmes envahissants du tissu conjonctif sous-cutané ou sous-muqueux et par la présence d'infarcti hémorragiques dans les parenchymes.

Éléments étiologiques. — Localisation sur l'appareil vaso-moteur et sur les parois vasculaires des streptocoques spécifiques et de leurs toxines.

Signes cliniques. — Apparition soudaine, en des points divers du corps, de plaques œdémateuses de dimensions variables, irrégulières, à contour nettement délimité, un peu tendues et douloureuses à la pression, qui s'accroissent et se réunissent. Plus tard, la sérosité exsudée gagnant les parties déclives, œdème abondant des membres, du poitrail et du ventre, limité horizontalement par un bourrelet saillant ; œdème ascendant de la tête qui devient informe.

Sur la pituitaire, la muqueuse buccale, la conjonctive, pétéchies rouge vif et très limitées d'abord, noirâtres et confluentes ensuite.

Hyperthermie de 1 à 2 degrés.

Complications possibles. — Œdème pulmonaire, mortifications

cutanées, invaginations intestinales, exorbitisme, cornage aigu.
infection purulente.

TRAITEMENT. — Le traitement de l'anasarque gourmeuse se confond avec celui de l'anasarque essentielle
(*Voir* ANASARQUE, *page* 15).

E. — Gourme génitale. — Exanthème coïtal.

Signes cliniques. — Fièvre, tristesse, anorexie ; démarche gênée,
difficile ; tuméfaction et œdème des lèvres de la vulve. Sur la
muqueuse du vagin, sur la peau des lèvres de la vulve et de la
face interne des cuisses, apparition de petites plaques œdémateuses
rapprochées les unes des autres, de vésicules et de pustules qui
s'ouvrent et forment de petites plaies arrondies, ulcéreuses.
Traînées lymphatiques, abcès multiples superficiels ou profonds
contenant du pus gourmeux et des streptocoques, autour de la
vulve, de l'anus, du rectum, au périnée, à la mamelle et dans les
ganglions sous-lombaires.

Écoulement par la commissure inférieure de la vulve d'une
sérosité jaunâtre et muco-purulente.

Éléments étiologiques. — Inoculation du virus gourmeux par
le mâle pendant le coït ou par les instruments de pansage
(dépôts de transition).

TRAITEMENT. — 1° Interdire la monte aux étalons qui
ont sailli des juments atteintes d'exanthème coïtal.

2° Faire sur les lèvres de la vulve et dans le vagin des
lotions et des injections antiseptiques tièdes (solutions
chaudes d'acide borique à 3 p. 100, de permanganate de
potasse à 1 p. 1000, de crésyl à 1 p. 100). Enduire
ensuite la muqueuse enflammée de l'entrée des voies
génitales avec de la vaseline boriquée.

3° Dès que les phénomènes inflammatoires sont calmés,
substituer aux injections antiseptiques des injections
astringentes (alun cristallisé à 3 p. 100).

HÉMOGLOBINURIE

Paraplégie essentielle. — Congestion de la moelle. — Hémoglobinurie a frigore. — Hémoglobinurie paroxystique. — Hémoglobinhémie.

Définition. — Maladie toxi-infectieuse, vraisemblablement d'origine intestinale, à invasion subite, caractérisée essentiellement par la paralysie d'un membre postérieur ou de l'arrière-main (paraplégie) et l'émission d'urine noirâtre.

Le trouble primitif paraît résider dans une destruction plus ou moins grande des hématies ; mise en liberté, l'hémoglobine serait dissoute dans le plasma sanguin (*hémoglobinhémie*) et s'éliminerait par le rein (*hémoglobinurie*) ; affaibli en hémoglobine, le sang fixerait moins d'oxygène. Les troubles musculaires seraient la conséquence de cette anoxyhémie, à laquelle s'ajouterait l'intoxication musculaire.

Éléments étiologiques. — Pléthore. Inaction. Refroidissement. La maladie frappe de préférence les sujets restés au repos pendant un jour ou deux et pour lesquels on n'a pas modifié la ration d'avoine ; on l'observe surtout le lundi et le lendemain des jours fériés (mardi de Pâques, mardi de la Pentecôte, etc.).

Signes cliniques. — Dix minutes ou un quart d'heure après la sortie de l'écurie, inquiétude, tremblements, sueurs locales ou généralisées ; coliques légères. Troubles de la locomotion — raideur généralisée ; parésie de l'arrière-main : les deux membres fléchissent, l'appui se fait par la pince, quelquefois par le boulet ; parfois les troubles sont localisés à un membre. Plus rarement, parésie d'un membre antérieur. Quand la paralysie est complète, les animaux font de vains efforts pour se relever. Tuméfactions musculaires localisées à la croupe, aux fesses, aux lombes, aux épaules, au poitrail : muscles durs, tendus, douloureux, un peu œdémateux. Mélanurie : expulsion d'urine noire ou très foncée, malaga, plus ou moins albumineuse. L'hémoglobinurie est passagère et reste quelquefois inaperçue.

Pas de fièvre. Sur les animaux en décubitus, suspension de la défécation et de la miction ; mort dans le coma. En principe, la terminaison est fatale quand le malade n'est pas relevé le quatrième jour.

Parfois il persiste une paralysie du sciatique qui s'accompagne rapidement d'atrophie du triceps crural et d'impotence fonctionnelle rendant les animaux longtemps inutilisables; la guérison est d'ailleurs incertaine.

Prophylaxie. — Autant qu'il est possible, ne pas laisser les chevaux dans l'inaction; matin et soir promener pendant dix minutes ceux qui sont restés à l'écurie.

Les jours de repos, réduire la ration, surtout l'avoine; ne donner que la ration d'entretien.

TRAITEMENT.

I. — **Hémoglobinurie bénigne sans paraplégie.**

Les troubles locomoteurs se bornent à une démarche raide embarrassée et à une boiterie postérieure, dénonçant une paralysie du sciatique.

1° Sitôt qu'il est reconnu malade, arrêter et dételer le cheval; le conduire sans brusquerie, en le soutenant au besoin, dans l'écurie la plus voisine; le soustraire à l'action du froid en le protégeant avec des couvertures. Recouvrir le sol d'une épaisse litière.

2° Proscrire la saignée et les révulsifs violents.

3° Faire aussi hâtivement que possible une injection sous-cutanée de bromhydrate d'arécoline :

Bromhydrate d'arécoline.............. 0gr,06-0gr,12 centigr.
Eau distillée bouillie................. 5 cent. cubes.

et donner des lavements tièdes d'eau de savon additionnée d'essence de térébenthine (20-30 grammes) ou de glycérine (10-30 grammes).

4° Présenter souvent de l'eau claire ou de l'eau farineuse additionnée de bicarbonate de soude (200-400 grammes dans les vingt-quatre heures). Diète absolue.

5° Si le malade paraît se maintenir debout, l'aider au

moyen de l'appareil à suspension ; s'il cherche à prendre la position décubitale, le laisser faire.

6° Répéter toutes les douze heures les injections d'arécoline jusqu'à disparition complète des troubles locomoteurs et continuer le bicarbonate de soude.

7° Pendant la convalescence promenades au pas, le corps abrité par une couverture. Revenir peu à peu à la ration habituelle. N'autoriser la mise en service que dix jours au moins après la disparition complète des troubles.

II. — Hémoglobinurie grave avec paraplégie.

1° Comme dans la forme précédente, proscrire la saignée et la révulsion violente.

2° Faire sur place une injection de bromhydrate d'arécoline ($0^{gr},08$-$0^{gr},12$ centigr.) et donner un lavement évacuatif.

3° Si le malade cherche à se relever, l'aider, et, en le soutenant, le conduire dans l'écurie la plus proche. Si la marche est impossible, le transporter dans une infirmerie en prenant les plus grandes précautions ; éviter les tractions violentes sur les membres postérieurs.

Placer le cheval dans un local vaste et bien aéré, pourvu d'une litière épaisse.

4° Deux fois par jour au moins, le retourner pour éviter la formation d'escarres aux parties saillantes du corps.

5° Au moins une fois par jour, vider le rectum avec la main et faire le cathétérisme vésical à l'aide d'une sonde aseptique pour éviter l'infection des voies urinaires.

6° Matin et soir, faire sous la peau de l'encolure une injection de bromhydrate d'arécoline ($0^{gr},06$-$0^{gr},12$ centigrammes).

7° Présenter à boire souvent de l'eau claire ou de l'eau

farineuse additionnée de bicarbonate de soude (200-400 grammes dans les vingt-quatre heures), du lait.

8° Si, dans l'intervalle des injections d'arécoline, le malade est agité, l'assoupir avec une injection sous-cutanée de morphine (0^{gr},25-0^{gr},50 centigr.) et un lavement de chloral (20-40 grammes); ou bien lui faire prendre un breuvage opiacé : teinture d'opium (50-80 gr.), laudanum de Sydenham (5-15 grammes).

9° Si l'animal cherche à se relever, l'aider dans ses mouvements; le soutenir pendant quelques minutes avec l'appareil à suspension pour lui permettre d'évacuer ses excréments et son urine.

10° Augmenter chaque fois le temps de la station debout; le mieux est de ne pas fixer la corde de la moufle ou de la poulie; dans ces conditions, le cheval, quand il veut prendre la position décubitale, se laisse aller sur l'appareil qu'il entraîne tout doucement dans sa chute.

11° Sitôt l'appétit revenu, alimenter peu à peu le malade : donner du fourrage et un peu d'avoine.

12° Pendant la convalescence, promenades au pas, le corps protégé par une couverture. Augmenter progressivement la ration alimentaire.

13° S'il persiste de la paralysie du nerf sciatique et s'il survient de l'atrophie du triceps crural (*Voir* PARALYSIE DU FÉMORAL, *page* 288), se rappeler que la guérison est longue, toujours incomplète, et que les allures vives sont à tout jamais impossibles aux sujets qui ont la chance de guérir. Le mieux est de les sacrifier pour la boucherie.

HERPÈS. — TEIGNE

Définition et éléments étiologiques. — Maladie cutanée parasitaire et contagieuse, transmissible à l'homme, déterminée par un champignon (*Trichophyton tonsurans*) et qui se propage par l'intermédiaire des instruments de pansage, du harnachement, des couvertures et des écuries, etc). La contagion est favorisée par le jeune âge et la malpropreté.

Signes cliniques. — Formation de plaques, généralement circulaires, pouvant atteindre les dimensions d'une pièce de cinq francs. Les poils, d'abord hérissés, se cassent et tombent pour laisser à nu la peau qui se recouvre de squames épidermiques grisâtres. Quand la guérison survient, les poils commencent à repousser dans le centre de la plaque.

Traitement. — 1° Faire tous les jours pendant une semaine, sur les plaques herpétiques, une application de pommade mercurielle en débordant légèrement les parties dépilées.

Ou bien, après avoir savonné les régions atteintes, appliquer au pinceau, une seule fois et sans trop insister, la préparation suivante :

Acide phénique cristallisé.............. ⎫
Teinture d'iode au 1/12............... ⎬ āā 20 grammes.
Chloral hydraté...................... ⎭

2° Pansage journalier très soigné.

3° Éviter tout contact susceptible de propager la maladie. Désinfecter soigneusement les harnais, les objets de pansage et les couvertures qui seront, dans tous les cas, individuels (*Voir* Désinfection, *page* 336).

HORSE-POX

Définition et éléments étiologiques. — Maladie virulente, contagieuse et inoculable, caractérisée par une éruption pustuleuse sur les téguments et se propageant par l'intermédiaire des écuries, de l'air, des litières, des aliments, des harnais (brides), des instruments de pansage, des instruments de contention et des personnes.

L'agent infectieux est encore inconnu.

Signes cliniques. — Fièvre plus ou moins accusée. Vésicules et vésico-pustules isolées ou confluentes, se transformant en petites plaies, recouvertes ou non de croûtes et localisées sur la muqueuse buccale, sur la pituitaire, sur la conjonctive, sur la muqueuse génitale ou sur la peau. Salivation, jetage ; ophtalmie ; œdèmes ; lymphangites des membres ou de la face ; adénites.

Indications générales. — 1° Isoler le malade dans un box à température égale ; pendant la saison froide, le protéger avec des couvertures de laine.

2° Par des précautions bien entendues, éviter la contagion par les objets de pansage et d'écurie d'usage commun (étrilles, brosses, seaux, barbotières), par les harnais, par l'intermédiaire des personnes préposées aux soins.

3° Si la maladie est observée dans des effectifs nombreux, où il y a beaucoup de jeunes chevaux, inoculer tous les animaux avec du virus recueilli au niveau des pustules : pratiquer deux ou trois scarifications, sur la face latérale de l'encolure, au bistouri et étendre à ce niveau un peu de pus virulent.

TRAITEMENT.

I. — Éruption buccale.

1° Donner des aliments de mastication facile : fourrages verts, carottes, grains cuits, son, farine d'orge.

2° Faire dans la bouche, surtout après les repas, des irrigations fréquentes avec une solution antiseptique :

> Permanganate de potasse............... 1 gramme.
> Eau bouillie.................... 500   —

ou

> Vinaigre...... .... 50 grammes.
> Eau bouillie........................... 1 litre.

II. — Éruption cutanée.

1° Tenir les malades sur une litière propre fréquemment renouvelée.

2° Si les pustules sont confluentes et déterminent des troubles locaux (œdèmes, lymphangites, suppuration), faire des lavages avec une solution antiseptique (crésyl à 3 p. 100, sublimé à 1 p. 1000, permanganate de potasse à 4 p. 1000), puis recouvrir avec un topique pulvérulent et siccatif :

Oxyde de zinc..........................	10 grammes.	
Salicylate de bismuth....................	15	—
Salol...................................	25	—

3° Traiter rationnellement les lymphangites et les engorgements ganglionnaires (*Voir* LYMPHANGITES, *page* 269).

III. — Éruption génitale.

1° Interdire la saillie aux étalons atteints et la monte aux juments contaminées.

2° Laver fréquemment la muqueuse génitale avec une solution antiseptique (crésyl à 2 p. 100, eau phéniquée à 2 p. 100, permanganate de potasse à 4 p. 1000); appliquer ensuite de la vaseline boriquée ou phéniquée.

IV. — Éruption nasale.

1° Si l'inflammation est forte et s'accompagne de jetage, faire des irrigations nasales avec une solution antiseptique :

Crésyl...............................	50 grammes.	
Eau bouillie...........................	500	—

ou

Permanganate de potasse...... ....   2 grammes.
Eau bouillie tiède....................   1 litre.

2° Laisser évoluer naturellement les éruptions simples ; graisser seulement les croûtes avec de la vaseline boriquée.

V. — Éruption oculaire.

1° Faire sur la conjonctive de fréquents lavages avec une solution antiseptique chaude : eau boriquée à 3 p. 100, sublimé à 1 p. 4000.

2° Protéger les yeux avec un bandage s'il y a de la photophobie.

INDIGESTION INTESTINALE AIGUE

Définition. — État pathologique caractérisé par une fermentation rapide, avec production abondante de gaz, des matières alimentaires contenues dans le gros côlon et le cæcum quand une paralysie momentanée des parois de ces réservoirs ralentit ou arrête leur cours normal.

Éléments étiologiques. — Ingestion de fourrages artificiels verts, humides, recouverts de givre ou de rosée (luzerne, trèfle, sainfoin) ; d'avoine nouvellement récoltée ; d'aliments altérés, recouverts de moisissures. Les irrégularités dentaires, le travail pénible immédiatement après le repas, le froid extérieur (pluie, brouillard), les troubles circulatoires d'origine thrombo-embolique, l'ingestion d'eau froide en grande quantité favorisent le développement de la maladie.

Signes cliniques. — Coliques peu violentes survenant quelques heures après le repas ; le malade gratte le sol, cherche à se coucher avec précaution et de préférence sur le côté gauche. Ballonnement débutant à droite, dans la crosse du cæcum, et prenant rapidement des proportions inquiétantes ; oppression, dyspnée, respiration courte et précipitée, facies anxieux ; muqueuses fortement colorées et un peu cyanosées ; menaces d'asphyxie. Sudations étendues et abondantes. Arrêt de la défécation et de la miction.

La *guérison* est annoncée par des borborygmes bruyants bientôt suivis de véritables fusées de matières fécales liquides, gazeuses, contenant des aliments mal digérés.

Complications possibles. — Déchirures du gros côlon et du cæcum ; congestion intestinale ; torsion du gros côlon ; rupture du diaphragme. Volvulus.

TRAITEMENT. — 1° Promener le malade au pas.

2° Lui faire prendre un breuvage stimulant (infusion de feuilles de thé ou de menthe, de fleurs de camomille), additionné de 50-100 grammes d'alcool ou de 100-150ᵉʳ d'acétate d'ammoniaque.

3° Donner des lavements d'eau de savon, d'eau salée additionnés d'essence de térébenthine (50-100 grammes par litre), d'éther (20-40 grammes par litre) ou de glycérine (25-30 grammes par litre).

4° Quand le ballonnement est accusé, pratiquer la *ponction du cæcum.*

Technique. — a. *Lieu d'élection.* — Creux du flanc droit à égale distance de l'ilium, de la dernière côte et de l'extrémité des apophyses transverses des vertèbres lombaires.

b. *Manuel opératoire.* — Couper les poils au lieu d'élection s'ils sont abondants et faire une étroite incision au bistouri si la peau est épaisse. Tenir le trocart de la main gauche normalement à la peau la pointe dans l'incision, et l'enfoncer d'un coup sec donné sur le sommet de la tige avec la paume de la main droite. Retirer la tige et laisser la canule en place ; de temps à autre déboucher celle-ci en y introduisant la tige de l'instrument.

Si le ballonnement est plus marqué à gauche, faire la ponction de ce côté ; quand le ballonnement est double et volumineux faire la paracentèse de l'intestin des deux côtés à la fois.

5° Réveiller le péristaltisme intestinal par une injection d'ésérine et de pilocarpine, ou d'arécoline :

Chlorhydrate de pilocarpine............ 0ᵉʳ,05-0ᵉʳ,15 centigr.
Sulfate d'ésérine............ 0ᵉʳ,01-0ᵉʳ,03   —
Eau bouillie............ 5 cent. cubes.

Clinique vétérinaire.   7

ou

    Bromhydrate d'arécoline............ . . 0gr,02-0gr,06 centigr.
    Eau bouillie........................ 5 cent. cubes.

Injecter sous la peau de l'encolure en une fois.

ou une injection de chlorure de baryum :

    Chlorure de baryum... .... 10 grammes.
    Eau distillée bouillie.. .... 50 cent. cubes.

Injecter 2 à 6 cent. cubes de la solution dans la jugulaire.
Renouveler, s'il y a lieu, l'injection au bout d'une heure.

6° Si les signes de congestion intestinale apparaissent, pratiquer une saignée abondante (4-10 litres) et faire une large application de farine de moutarde pour provoquer une dérivation cutanée rapide.

7° Pendant la convalescence, demi-diète : paille et barbotages additionnés de sulfate de soude (150-300 grammes par jour).

INDIGESTION INTESTINALE CHRONIQUE

Définition et signes cliniques. — Troubles digestifs dus à une obstruction partielle du gros intestin et du cæcum par des matières alimentaires desséchées, tassées ou feutrées (pelotes stercorales) et se traduisant par des coliques sourdes, intermittentes et du ballonnement quelques heures après les repas. A l'exploration rectale on peut sentir l'état de plénitude extrème du cæcum et même percevoir une pelote stercorale dans la courbure pelvienne du gros intestin ou dans le côlon flottant.

Éléments étiologiques. — Ingestion de fourrages de mauvaise qualité, d'aliments indigestes. Déglutition d'aliments insuffisamment broyés chez les sujets à appareil dentaire défectueux (vieux chevaux, jeunes sujets faisant des dents de remplacement). Abus du son, surtout quand il est donné trop sec.

TRAITEMENT. — 1° Tenir le malade à une diète presque absolue. Proscrire les aliments solides (fourrages, avoine). Donner trois fois par jour un barbotage clair et tiède additionné chaque fois d'un purgatif :

> Sulfate de soude...................... 50-100 grammes.
>
> Pour un paquet ; n° 15.

ou

> Crème de tartre........ .... 10-20 grammes.
>
> Pour un paquet ; n° 15.

Comme boisson faire prendre de l'eau de graines de lin à discrétion.

2° Administrer plusieurs fois dans la journée des lavements tièdes d'eau de son, d'eau de savon additionnés d'essence de térébenthine ou de glycérine (*Voir* INDIGESTION INTESTINALE AIGUE, *page* 97).

3° Provoquer la désagrégation des matières tassées dans l'intestin ou le glissement des pelotes par l'administration d'huile :

> Huile de ricin.. .... 250-500 grammes.
> Huile d'olives ou d'œillette...... Q. S. pour faire 1 litre.
>
> Faire prendre en une fois à la bouteille ou avec le mors à breuvage.

4° Déblayer les parties terminales du tube digestif par des douches rectales d'eau froide ; faire passer en une fois 20-30 litres de liquide.

5° Quand les matières paraissent suffisamment diluées, ce que l'on sent à l'exploration rectale, exciter les contractions des parois intestinales :

> Sulfate d'ésérine...................... 0^{gr},01-0^{gr},03 centigr.
> Chlorhydrate de pilocarpine........... 0^{gr},03-0^{gr},08   —
> Eau distillée bouillie................. 5 cent. cubes.
>
> Pour une injection, sous la peau de l'encolure.

Promener le malade pendant toute la durée de l'action médicamenteuse, les mouvements favorisant la progression du contenu intestinal.

6° Pendant la convalescence, revenir progressivement à l'alimentation habituelle.

Explorer la bouche, et, s'il y a lieu, niveler les arcades molaires. Proscrire les fourrages mal récoltés, de mauvaise qualité. Combattre l'usage abusif du son.

INDIGESTION STOMACALE

Définition. — État pathologique caractérisé par une suspension complète des fonctions gastriques — arrêt des mouvements de l'estomac, ralentissement ou arrêt des sécrétions, arrêt de la chymification des aliments ingérés.

Éléments étiologiques. — Ingestion rapide d'une grande quantité d'aliments, notamment d'avoine incomplètement broyée, de son insuffisamment dilué par la salive. Froid. Travail pénible immédiatement après le repas.

L'indigestion est particulièrement fréquente chez les gros mangeurs, chez les sujets à appareil dentaire défectueux et chez les chevaux de gros trait soumis à un travail prolongé et astreints à prendre leurs repas dans un temps très court (repas de midi renfermé dans le pochet).

A. — Indigestion stomacale simple.

Signes cliniques. — Coliques légères survenant peu après le repas. Bâillements fréquents; bouche sèche, pâteuse, exhalant une odeur aigrelette. Inappétence.

TRAITEMENT. — 1° Empêcher le malade de se coucher; le promener au pas tant que les coliques persistent. De temps à autre, faire frictionner le ventre avec un bouchon de paille.

2° Administrer de dix en dix minutes un lavement tiède d'eau savonneuse, d'eau de son, additionné de sulfate de soude (50-100 grammes).

3° Réveiller la contractilité de l'estomac et les sécrétions gastriques par l'administration d'un breuvage excitant :

Décoction de café torréfié à 10 p. 100.... ⎱ 1/4 à 1/2 litre.
Infusion de thé ou de menthe à 3 p. 100.. ⎰

ou

Eau-de-vie.......................... 50-100 grammes.

ou

Infusion de camomille............. 250-500 grammes.
Éther................. .... 25-50 —

Faire prendre avec une bouteille, un mors spécial ou avec la seringue.

Quand les troubles ont disparu, tenir le malade à la diète pendant vingt-quatre heures. Évacuer le tube digestif par l'administration d'un purgatif :

Sulfate de soude..... .... 250-500 grammes.

ou

Crème de tartre... .... 30-60 —

B. — Indigestion grave avec surcharge.

Il y a distension et réplétion excessive de l'estomac par les aliments accumulés.

Signes cliniques. — Coliques plus ou moins violentes apparaissant peu après le repas, ou bien seulement le soir, en rentrant à l'écurie. Le malade gratte le sol, se couche et se relève aussitôt, mais ne se roule pas. Bâillements fréquents ; éructations acides. Inappétence absolue. Respiration accélérée, plaintive, dyspnéique. Extension de la tête sur l'encolure. Après quelques heures, aggravation des souffrances. Vomissements alimentaires annonçant la mort par déchirure de l'organe (sueurs froides généralisées, tremblements musculaires, refroidissement des extrémités, pouls effacé, respiration haletante, rire sardonique) et parfois aussi la guérison (relâchement des cravates suisses, dilatation de l'œsophage); soulagement immédiat, atténuation des signes généraux, disparition du faciès crispé, du rire sardonique.

Les troubles apparaissent peu après le repas quand celui-ci a été pris à l'écurie. Ils passent inaperçus fort longtemps quand le malade a mangé au dehors, dans un pochet, les coliques dénonçant l'indigestion ne se montrant pas tant que l'animal est en marche ; elles apparaissent seulement quand il y a une halte prolongée ou bien le soir, en rentrant à l'écurie.

TRAITEMENT. — 1° Couvrir le malade et le promener tant qu'il cherche à se coucher. Faire une légère friction d'essence de térébenthine sur les reins ou la face externe des cuisses.

2° Faire à la jugulaire une saignée légère : retirer de 3 à 6 litres de sang.

3° Administrer un breuvage stimulant (café, thé, infusion de menthe ou de camomille) additionné d'alcool (50-100 grammes) et d'éther (15-30 grammes). Si les symptômes s'aggravent après cette administration médicamenteuse, ne pas la répéter.

4° Réveiller le péristaltisme stomacal et les sécrétions gastriques par l'emploi de la pilocarpine et de l'ésérine :

Chlorhydrate de pilocarpine............	0^{gr},03-0^{gr},06 centigr.
Sulfate d'ésérine................	0^{gr},01-0^{gr},03 —
Eau distillée bouillie......	5 cent. cubes.

Pour une injection hypodermique.

Répéter la médication d'heure en heure tant qu'il persiste des signes de surcharge.

5° Donner des lavements tièdes d'eau de son, d'eau savonneuse, additionnés de sulfate de soude.

C. — Indigestion d'eau.

Définition et éléments étiologiques. — Indigestion stomacale produite par l'absorption d'une grande quantité d'eau de boisson. Elle est surtout fréquente en été, quand les animaux, pris de chaleur, se désaltèrent dans un abreuvoir où la quantité d'eau ingérée ne peut être réglée exactement.

Signes cliniques. — Ceux de l'indigestion avec surcharge. Parfois vomissements répétés avec rejet d'une abondante quantité de liquide mêlé de mucosités (signe de guérison).

TRAITEMENT. — 1° Promenades ; lavements ; breuvages stimulants (*Voir* INDIGESTION AVEC SURCHARGE, *page* 102).

2° Combattre la parésie de l'estomac par le sulfate d'ésérine (0^{gr},01 à 0^{gr},03 centigr.), le chlorure de baryum (0^{gr},10 à 0^{gr},25 centigr. en solution à 1 p. 20) : une injection toutes les heures jusqu'à la disparition des troubles.

3° Tenter l'évacuation de l'estomac au moyen de la sonde stomacale introduite par l'œsophage (?).

NOTA. — Plus fréquemment que l'indigestion alimentaire, l'indigestion d'eau se termine par rupture de l'estomac.

INFECTION EN GÉNÉRAL

*Traitement général des maladies infectieuses aiguës.
Médication anti-infectieuse commune.*

Définition. — Les maladies infectieuses aiguës présentent des indications communes, quelle que soit la nature particulière de l'agent infectieux dans chaque cas. Il faut soutenir l'organisme, relever l'énergie du système nerveux, faire éliminer le plus rapidement possible les produits toxiques sécrétés et, quand cela peut se faire, détruire les agents infectieux.

TRAITEMENT. — 1° Placer le malade dans un local bien aéré, à température égale. Le couvrir suivant la saison.

Alimentation de choix : fourrages de bonne qualité, avoine, préparations mélassées, son, farine d'orge, lait. Lavements alimentaires dans le cas d'anorexie.

Boissons abondantes ; toutes les deux heures, même la nuit, présenter à boire de l'eau claire, tiède ou à la température de l'écurie. Lavements d'eau bouillie si les boissons ne sont pas recherchées.

2° Faire une saignée proportionnée à l'âge et à la taille du malade (2-4-6 litres et plus).

3° Lavage du sang : injection hypodermique ou intraveineuse de sérum artificiel (1 à 4 litres dans les vingt-quatre heures en plusieurs fois).

4° Accroître la diurèse rénale : sel de nitre (10-30 grammes), bicarbonate de soude (30-40 grammes) par jour dans les boissons ou les barbotages.

5° Quand le rein est insuffisant, provoquer une diurèse intestinale (diarrhée compensatrice) :

    Sulfate de soude....... .... 300-500 grammes.

ou bien

    Crème de tartre.... ....   20-60 grammes.
    Calomel............................   4-8   —

6° Si le malade est affaibli, si les forces diminuent ou bien s'il existe de l'hypotension artérielle, faire toutes les trois ou quatre heures une injection hypodermique de caféine :

    Caféine .... ⎰ āā 2 gr,50
    Benzoate de soude.................... ⎱
    Eau distillée bouillie...................   10 cent. cubes.
    2 à 4 centimètres cubes par injection.

Ou bien d'éther (3 à 5 centimètres cubes) ou d'huile camphrée à 1 p. 10 (1 à 5 centimètres cubes).

7° Pendant la convalescence, toniques généraux : quinquina, gentiane, noix vomique, arsenic, préparations mélassées. Alimentation progressive ; augmenter plus ou moins rapidement suivant la nature et surtout suivant les localisations de la maladie infectieuse.

LARYNGITE AIGUE

Éléments étiologiques. — Jeune âge ; émigration. Refroidissements ; brouillards ; temps pluvieux. Inhalations de poussières, de gaz irritants, de fumées d'incendie. Propagation d'inflammations de voisinage (coryza, pharyngite, etc.). Localisation d'un état morbide infectieux (gourme, pneumonie, fièvre typhoïde, etc.). La laryngite peut se propager par contagion.

A. — Laryngite aiguë simple ou catarrhale.

Définition. — Inflammation superficielle de la muqueuse laryngienne sans altération appréciable des ganglions voisins (ganglions sous-glossiens, péri et rétro-pharyngiens).

Signes cliniques. — **Début.** — Toux sèche, quinteuse, sans rappel, provoquée facilement par la pression du larynx ou l'arrivée de l'air froid. Jetage muqueux blanchâtre. Pendant le travail, respiration accélérée et même cornage ; quelquefois, cornage à l'écurie pendant le repas.

Hyperthermie et diminution de l'appétit.

État. — Toux grasse et fréquente, jetage muco-purulent.

La **résolution** est annoncée par le retour de l'appétit et la diminution du jetage qui devient de plus en plus muqueux.

TRAITEMENT. — 1° Isoler le malade dans un box bien aéré, à température égale, sans courants d'air ; le couvrir suivant la saison.

2° Aliments faciles à déglutir: son frisé ou en barbotages, farine d'orge ; grains cuits ; préparations mélassées ; fourrages verts.

Faire boire souvent de l'eau dégourdie (37-40°) ou, si le malade lui fait un mauvais accueil, de l'eau à la température de l'écurie, tirée depuis quelques heures.

3° Faire de chaque côté de la gorge, sans dépasser la joue en avant, une application de farine de moutarde ; recouvrir ensuite la région avec une peau de mouton ou un morceau de drap ; ou mieux, faire soit une application de charge Lebas, soit une application de feu liquide (1).

(1) Parmi les nombreux feux liquides ou volants que l'on trouve dans le commerce, nous donnons la préférence à la marque « Le Parisien », préparation homogène, d'un effet rapide et qui ne tare jamais.

4° Deux fois par jour donner une inhalation chaude de quinze minutes :

Fleurs de guimauve...................... Une poignée.
Têtes de pavot......................... N° 2.
Eau bouillante......................... 4 litres.

ou

Foin odorant......................... 500 grammes.
Menthol............................. 5   —
Eau bouillante...................... .... 6 litres.

5° Fluidifier les sécrétions par l'administration d'iodure de potassium :

Iodure de potassium.................... 2-5 grammes.

Pour un paquet; n° 20. Un matin et soir dans 3 ou 4 litres d'eau claire.

6° Si la toux est forte, pénible, faire prendre une préparation calmante :

Kermès minéral........................ 10-20 grammes.
Extrait aqueux de belladone............ 2-4   —
Poudre de réglisse.............) Q. S. pour un électuaire
Miel ou mélasse................) consistant.

7° A la période de défervescence, quand le jetage est devenu muqueux, substituer aux inhalations émollientes des fumigations de goudron ou de baies de genièvre.

8° Si le cornage est intense et fait craindre l'asphyxie, pratiquer la trachéotomie provisoire (*Voir* CORNAGE AIGU, *page* 199).

B. — Laryngite aiguë phlegmoneuse.

Définition. — Inflammation profonde de la muqueuse laryngienne avec engorgement et abcédation des ganglions efférents.

Signes cliniques. — Au début ceux de la forme catarrhale. L'infection profonde de la muqueuse est vite dénoncée par une aggravation des signes généraux : température 40°-40°,5-41° ; accélération du pouls et du flanc : anorexie absolue ; tête étendue sur l'encolure ; dysphagie ; cornage intense. Tuméfaction plus ou moins volumineuse des ganglions lymphatiques avoisinants ; plus tard, apparition, à leur niveau, d'une fluctuation qui dénonce la présence du pus. Quand les collections purulentes se forment, atténuation des signes généraux, chute de la température, réapparition de l'appétit.

Complications possibles. — Pneumonie par corps étrangers ; pneumonie septique. Asphyxie. Septicémie. Infection purulente.

TRAITEMENT. — 1° Prescrire l'isolement absolu du malade ; si cela est possible, le faire transporter dans une infirmerie et le placer dans un box largement aéré.

Même régime que dans la forme catarrhale ; lait si les autres aliments sont refusés. Lavements alimentaires lors de dysphagie complète. Toutes les deux heures présenter de l'eau tiède ou tirée quelques heures à l'avance.

2° Si la respiration est dyspnéique, le cornage intense, s'il y a menace d'asphyxie, pratiquer la trachéotomie provisoire (*Voir* CORNAGE AIGU, *page* 199).

3° Faire sur les faces latérales et inférieure de la gorge une application révulsive (charge Lebas, feu liquide).

4° Donner trois fois par jour une fumigation émolliente :

Fleurs de guimauve....................	Une poignée.
Foin odorant...........	500 grammes.

ou

Têtes de pavot...	N° 2.
Menthol...........................	5 grammes.
Eau bouillante..........................	4 litres.

Laisser inhaler pendant vingt minutes.

5° Faire prendre de l'iodure de potassium :

Iodure de potassium....................	2-3 grammes.

Pour un paquet : n° 12. Un matin et soir dans un peu d'eau claire.

6° A la période de défervescence, substituer aux

inhalations émollientes des fumigations sèches de goudron ou de baies de genièvre.

7° Favoriser la maturation des abcès ganglionnaires par les onctions journalières d'onguent populéum ou une petite application vésicante (onguent vésicatoire, pommade rouge). Sitôt la présence du pus décelée, ouvrir largement la collection purulente (*Voir* ABCÈS, *page* 146).

C. — **Laryngite striduleuse.**

Définition. — Laryngite aiguë à marche rapide, caractérisée par un début brusque avec cornage intense et menace d'asphyxie.

Conditions étiologiques. — Celles des laryngites aiguës, notamment l'inhalation de gaz irritants (chlore, ammoniaque), de fumées d'incendie; les traumatismes violents; les corps étrangers implantés accidentellement dans la muqueuse. Localisation d'une maladie infectieuse (morve, gourme, etc.).

Signes cliniques. — **Début.** — Tristesse; inappétence; accélération de la respiration (20-40 par minute); toux rare, douloureuse; bruit de sifflement laryngien surtout accusé à l'inspiration. A la palpation sensibilité excessive de la région laryngienne qui est tendue, chaude.

État. — Respiration courte et rapide; cornage intense s'entendant à distance; dilatation des naseaux; bouche entr'ouverte; muqueuses rouge foncé. Quelquefois tuméfaction et œdème de l'auge. Frémissement laryngien. Toux forte, quinteuse.

La **résolution** est marquée par une toux grasse et le rejet de muco-pus.

La *mort* par asphyxie est fréquente.

TRAITEMENT. — 1° Isoler le malade dans un local bien aéré, à température égale.

2° Donner les aliments qui sont le plus volontiers acceptés; dans le cas de dysphagie complète, lavements alimentaires.

3° Faire aussitôt que possible une injection sous-cutanée de sérum antidiphtéritique de Roux :

Injecter d'emblée 40-50 centimètres cubes de sérum ; répéter l'opération au bout de douze heures.

Lorsqu'une amélioration se manifeste rapidement, continuer le traitement pendant quatre ou cinq jours (20-40 centimètres cubes par jour seulement).

4° Si la dyspnée persiste et s'accroît, si le cornage reste intense et fait craindre l'asphyxie, pratiquer la trachéotomie provisoire (*Voir* CORNAGE AIGU, *page* 199).

5° Faire, sur les côtés de la gorge, une friction révulsive (charge Lebas, feu liquide).

6° Donner des inhalations émollientes de guimauve ou de foin odorant.

7° Faire prendre de l'iodure de potassium (10-20 grammes par jour).

LARYNGITE CHRONIQUE

Définition. — Inflammation chronique de la muqueuse laryngienne caractérisée par une marche lente, sans tendance à la guérison.

Éléments étiologiques. — Laryngites aiguës répétées ; propagation au larynx d'une inflammation de voisinage. Présence de tumeurs. Morve.

Signes cliniques. — Toux quinteuse, sans rappel, facilement provoquée par l'arrivée de l'air froid ou par la pression manuelle du larynx. Jetage muqueux, blanchâtre, peu abondant. Infiltration des ganglions sous-glossiens.

Respiration difficile pendant le travail ; quelquefois même cornage plus ou moins intense.

TRAITEMENT. — 1° Faire sur les faces latérales et inférieure de la gorge une application révulsive (charge Lebas, feu liquide); répéter l'opération tous les dix jours.

2° Une semaine sur deux, donner de l'iodure de potassium :

> Iodure de potassium.............. ...... 2-5 grammes.
> Pour un paquet ; n° 14. Un matin et soir dans un peu d'eau claire.

La semaine intercalaire, faire prendre dans l'eau de boisson ou en électuaire, de l'essence de térébenthine :

> Essence de térébenthine................ 250 grammes.
> Matin et soir une ou deux cuillerées à soupe.

3° Dans les cas rebelles, recourir à la cautérisation ponctuée de la région laryngienne ; donner comme eau de boisson de l'eau de goudron et faire chaque jour une fumigation de goudron.

MYOCARDITE AIGUE

Définition et éléments étiologiques. — Maladie toxi-infectieuse caractérisée par une localisation, sur le muscle cardiaque, d'une infection aiguë (pneumonie sporadique ou infectieuse, bronchite infectieuse, fièvre typhoïde, gourme, hémoglobinurie, pyémie, septicémie) ; parfois l'inflammation aiguë de l'endocarde ou de l'épicarde gagne le myocarde (inflammation par propagation).

Signes cliniques. — **Début.** — Éréthisme cardiaque : systoles violentes précipitées, tumultueuses ; pouls accéléré et fort. Respiration courte, dyspnéique.

Période d'état. — Affaiblissement des battements cardiaques, arythmie ; intermittences. Quelquefois léger souffle systolique. Pouls faible, irrégulier, intermittent.

Terminaisons possibles. — Mort subite par syncope ; asphyxie. Infection purulente.

Traitement. — 1° Régime diététique : barbotages ; thé de foin ; lait ; faire boire souvent.

Si l'anorexie est absolue, lavements alimentaires.

2° Appliquer sous la poitrine et sur les deux faces du thorax un large sinapisme.

Si la révulsion a déjà été pratiquée pour traiter l'affection primitive, appliquer à gauche, au niveau du cœur, un large vésicatoire, ou mieux, faire sur la région précordiale des applications de glace.

3° Combattre l'éréthisme cardiaque par les sédatifs :

> Bromure de potassium .... 3-8 grammes.
>
> Pour un paquet : n° 6. Trois par jour dans un peu d'eau claire.

4° S'il y a de la faiblesse cardiaque, relever les forces du cœur par des injections hypodermiques de caféine :

> Caféine............................) ãã 2ᵍʳ,50
> Benzoate de soude.................)
> Eau distillée bouillie................ .   10 cent. cubes.
>
> Trois ou quatre injections de 2 à 4 cent. cubes dans les vingt-quatre heures.

ou de strychnine :

> Sulfate de strychnine................... ...   0ᵍʳ,50 centigr.
> Eau distillée bouillie.....................   50 cent. cubes.
>
> Chaque jour trois injections de 1 à 3 cent. cubes.

5° Si la maladie est secondaire à la pneumonie, prescrire la digitale :

> Poudre de digitale................ 0ᵍʳ,50-2 grammes.
>
> Pour un paquet ; n° 6. Un matin et soir dans du miel.

ou

> Feuilles de digitale................ .....   2-6 grammes.
> Eau bouillante........   500   —
>
> Laisser infuser vingt minutes, passer sur un linge et sucrer ; donner en deux fois, dans la journée, dans l'eau de boisson. Répéter la médication pendant trois jours.

6° S'il y a collapsus, faire trois ou quatre fois par jour, des injections d'éther (2-5 grammes) ou d'huile camphrée à 1 p. 10 (2-5 grammes).

7° Stimuler les forces du malade par l'administration d'excitants généraux :

    Eau-de-vie.... . ... 250-300 grammes.

Dans la boisson en deux ou trois fois dans les vingt-quatre heures.

ou bien

    Café torréfié................ .... 100 grammes.
    Eau bouillante........................ 1 litre.

Laisser infuser et donner en breuvage en deux fois.

ou

    Vin blanc.......... .... 1 litre.
    Sucre blanc........................ 100 grammes

Matin et soir, donner pur ou mélangé à l'eau de boisson.

8° Pendant la convalescence, prescrire l'iodure de potassium :

    Iodure de potassium...... .... 5-10 grammes.

Pour un paquet ; n° 40. Un matin et soir dans un peu d'eau claire.

Après dix jours de repos recommencer l'administration d'iodure ; continuer le traitement ainsi pendant plusieurs mois.

MYOCARDITE CHRONIQUE

Définition et étiologie. — État chronique du myocarde, caractérisé par des altérations dégénératrices des fibres musculaires et une sclérose envahissante ; c'est le plus souvent l'aboutissant de la myocardite aiguë. Autres causes : surmenage ; troubles circulatoires ; emphysème pulmonaire ; lésions valvulaires ; artériosclérose.

Signes cliniques. — **Première période**. — Au repos : palpitations et accélération du pouls. Au travail : essoufflement rapide, mollesse ; battements cardiaques forts, tumultueux. Dyspnée rapide.

Période avancée. — Inaptitude complète au travail. Troubles respiratoires graves. Stase vasculaire ; congestion passive du poumon ; hydropisies ; œdèmes du ventre et des extrémités.

La *mort* peut survenir par rupture du cœur.

Traitement. — 1° Relever l'énergie cardiaque par des

injections sous-cutanées de caféine, de strychnine (*Voir* MYOCARDITE AIGUE, *page* 111) ou par l'administration de noix vomique :

> Poudre de noix vomique.................... 2-5 grammes.

Pour un paquet; n° 10. Un paquet matin et soir dans un électuaire ou dans du son frisé.

2° Vingt jours par mois, faire prendre 5-10 grammes d'iodure de potassium ; les dix jours suivants donner de l'acide arsénieux (0^{gr},50-2 grammes).

3° Travail modéré ; promenade au pas les jours de repos.

OCCLUSION INTESTINALE AIGUE

Définition. — Syndrome caractérisé par l'arrêt de la circulation normale des matières dans l'intestin.

Éléments étiologiques. — Rétrécissement par lésion intestinale (abcès, tumeurs des parois intestinales) ; étranglement interne (hernies diverses ; volvulus ; invagination) ; obstruction fécale ou par un corps étranger (pelotes, calculs, ægagropiles).

Signes cliniques. — Coliques plus ou moins violentes, avec rémittences sensibles et prolongées ; arrêt de la défécation. Météorisation légère et tardive. Le malade prend des positions anormales (en sphynx, en chien assis, à genoux, sur le dos).

(A l'exploration rectale on peut quelquefois reconnaître le siège et la cause de l'obstruction.)

TRAITEMENT. — 1° Rechercher la cause de l'obstruction et instituer le traitement approprié.

2° S'il s'agit d'une obstruction fécale, d'un calcul, d'une pelote stercorale, faciliter le glissement et l'expulsion du corps étranger obstruant : huile, ésérine, pilocarpine, arécoline.

3° Quand l'obstruction relève d'une hernie étranglée, faire la cure radicale si elle est possible.

Remarque. — S'il est toujours difficile d'affirmer le

Clinique vétérinaire.   8

volvulus ou l'invagination, il est encore plus malaisé d'intervenir d'une façon utile.

PHARYNGITE AIGUE

Éléments étiologiques. — Jeune âge; émigration; refroidissement. Administration de breuvages trop chauds ou caustiques. Propagation d'une inflammation aiguë de voisinage (stomatite, coryza, laryngite, œsophagite). Localisation d'un état morbide général (gourme, pneumonie, fièvre typhoïde, morve). Contagion.

Il n'est pas rare de voir l'angine prendre l'allure d'une maladie contagieuse et se transmettre rapidement du premier sujet malade à la plupart de ses compagnons d'écurie.

A. — Pharyngite aiguë catarrhale.

Définition. — Inflammation aiguë superficielle de la muqueuse du pharynx, sans adénite secondaire marquée.

Signes cliniques. — **Début.** — Diminution de l'appétit; nonchalance; hyperthermie (39º, 39º,5 et même 40º). Difficulté de la déglutition; sensibilité de la gorge à la pression manuelle; toux forte, quinteuse et sèche, facile à provoquer, fréquente pendant l'ingestion d'aliments secs (fourrages, avoine).

État. — Anorexie, sauf pour les aliments mous et l'eau froide; déglutition douloureuse et même dysphagie, provoquant des accès de toux suivis de l'expulsion d'un mélange de mucosités et de parcelles alimentaires. Rejet des liquides par les naseaux. Ptyalisme. Jetage alimentaire. Peu ou pas d'engorgement des ganglions sous-glossiens.

Traitement. — 1º Isoler le malade dans un box bien aéré, à température égale, sans courant d'air; le couvrir suivant la saison.

2º Aliments mous, faciles à déglutir; son frisé ou en barbotages; farine d'orge; grains cuits; préparations mélassées; fourrages verts. Faire boire souvent de l'eau dégourdie (37º-40º) ou, si le malade lui fait un mauvais accueil, de l'eau à la température de l'écurie, tirée depuis quelques heures.

3° Faire de chaque côté de la gorge, sans dépasser la joue en avant, une application de farine de moutarde ; recouvrir ensuite la région avec une peau de mouton ou un morceau de drap. Ou mieux, faire soit une friction de charge Lebas, soit une application de feu liquide.

4° Donner matin et soir une préparation expectorante :

Kermès...................... ...... 5-10 grammes.
Miel ou mélasse... . ... ⟩ Q. S. pour un électuaire
Poudre de réglisse... .... ⟨   consistant.

5° Si la toux est fréquente et pénible ajouter à la préparation précédente :

Extrait aqueux de belladone.... .... 2-4 grammes.

6° Deux ou trois fois par jour, donner une fumigation émolliente :

Foin odorant........................ .... 500 grammes.
Menthol................................... 5   —
Acide phénique pur..................... 20   —
Eau bouillante .... 6 litres.

Laisser infuser dix minutes.

7° A la période de déclin, quand le jetage, de purulent, est redevenu muqueux, remplacer les inhalations émollientes par des fumigations de goudron.

B. — Pharyngite aiguë phlegmoneuse.

Définition. — Inflammation aiguë de la muqueuse pharyngienne s'étendant aux couches profondes de la muqueuse, au tissu cellulaire sous-muqueux et aux ganglions lymphatiques de voisinage.

Souvent contagieuse, elle peut atteindre rapidement la plupart des sujets d'une écurie.

Signes cliniques. — **Début.** — Ceux de la forme catarrhale. Quelquefois signes graves d'emblée : anorexie et hyperthermie. Si la maladie succède à la pharyngite aiguë simple, vers le quatrième ou le cinquième jour augmentation des phénomènes

fébriles : 40°,5-41° de température ; accélération du flanc et d
pouls. Tuméfaction plus ou moins volumineuse des ganglions
l'auge, souvent même des glandes salivaires voisines. Anorex
absolue. Dysphagie complète. Quelquefois sueurs local
abondantes au niveau de la tête, de l'encolure et des avant-br
par compression des pneumo-gastriques. Tête en extensio
complète sur l'encolure. Cornage intense.

Période d'abcédation. — Elle s'annonce par une atténuatio
des signes généraux, le réveil de l'appétit, la chute de la temp
rature et, localement, par de la fluctuation au niveau d
gonflements ganglionnaires (*Voir* ABCÈS RÉTRO ET PÉRIPHARYNGIEN
page 145).

Complications possibles. — Asphyxie. Pneumonie par cor
étranger ; pneumonie septique par ouverture spontanée d'u
abcès dans le canal trachéal. Septicémie. Infection purulen
quand, sur les organismes déprimés non résistants, les agen
microbiens passent dans la grande circulation.

TRAITEMENT. — 1° Prescrire l'isolement absolu d
malade ; si cela est possible, le faire transporter dan
une infirmerie et le placer dans un box largement aéré

2° Même régime que dans la forme catarrhale ; quan
les aliments ordinaires ne sont pas acceptés, donner d
lait.

Toutes les deux heures, présenter de l'eau tiède o
tirée d'avance.

Si l'anorexie est complète, lavements alimentaires.

3° Faire une application révulsive sur les côtés de l
gorge et dans l'auge (charge Lebas, feu liquide).

4° Instituer la médication iodée :

> Iodure de potassium...................... 4-10 grammes.

Pour un paquet ; n° 10. Un matin et soir dans un peu d'eau claire ou
dans un électuaire.

5° Hâter la maturation des abcès par une friction
vésicante :

> Onguent vésicatoire (du Codex)........... ⎫ ãã
> Pommade mercurielle double .... ⎭

6° Si la fièvre est élevée, donner des antithermiques et faire le lavage du sang (*Voir* FIÈVRE. *page* 67 *et* INFECTION EN GÉNÉRAL. *page* 104).

7° Ponctionner hâtivement les collections purulentes (*Voir* ABCÈS SUPERFICIELS, ABCÈS SOUS-GLOSSIENS. RÉTRO ET PÉRIPHARYNGIENS, *pages* 145 *et suivantes*).

8° S'il survient du cornage avec dyspnée intense et menace d'asphyxie, pratiquer la trachéotomie provisoire (*Voir* CORNAGE AIGU. *page* 199).

9° Visiter le malade deux fois par jour : prendre la température, compter le pouls et le flanc, ausculter attentivement la poitrine.

PHARYNGITE CHRONIQUE

Définition. — Inflammation chronique du pharynx caractérisée par une marche lente, sans tendance à la guérison.

Éléments étiologiques. — Pharyngites aiguës répétées ; propagation au pharynx d'une laryngite ou d'un coryza chroniques.

Signes cliniques. — Déglutition pénible des aliments durs (fourrages, avoine) ; rejet des liquides par les naseaux. Sensibilité de la gorge à la pression manuelle. Toux fréquente, surtout pendant les repas. Jetage peu abondant, souillé de parcelles alimentaires. Amaigrissement progressif ; anémie.

La *mort* peut survenir par inanition.

La *paralysie du pharynx* est souvent l'aboutissant de la pharyngite chronique.

On ne doit entreprendre le traitement que sur les animaux qui s'alimentent.

TRAITEMENT. — 1° Mettre le malade au repos.

2° Ne lui donner que des aliments faciles à déglutir ; augmenter le nombre des repas.

3° Faire de chaque côté de la gorge une friction d'onguent vésicatoire mercuriel.

4° Donner une semaine sur deux de l'iodure de potassium :

> Iodure de potassium...................... 4-10 grammes.
>
> Pour un paquet : n° 14. Un matin et soir dans 3 à 4 litres d'eau claire.

La semaine intercalaire, faire prendre une préparation arsenicale :

> Acide arsénieux..................... 0^{gr},50-2 grammes.
>
> Pour un paquet : n° 7. Un le soir dans une poignée de son frisé.

ou

> Cacodylate de soude.................. 5-15 grammes.
> Eau distillée .... 40 cent. cubes.
>
> En injections hypodermiques : une seringue de 5 cent. cubes chaque jour.

5° Donner tous les jours une fumigation de goudron (*Voir* FUMIGATIONS, *page* 339 *et* INHALATIONS, *page* 340).

6° Deux ou trois fois par jour, à l'aide d'une seringue de gros calibre (seringue à lavements), administrer un gargarisme tiède :

> Vinaigre de vin........................)
> Sel marin............................. } ãã 30 grammes.
> Miel.................................)
> Eau bouillie tiède..................... 1 litre.

ou bien

> Alun cristallisé....................... 30 grammes.
> Miel................................. 50   —
> Eau bouillie tiède..................... 1 litre.

7° Dans les cas rebelles, recourir comme révulsif local à l'application d'un feu en pointes autour de la région gutturale.

Si ce procédé reste sans effet, passer deux sétons sur les faces latérales de la gorge, le long des parotides.

8° Comme moyen extrême pratiquer l'hyovertébroto-mie double (*Voir* COLLECTION PURULENTE DES POCHES GUTTU-

RALES, *page* 192); laisser dans les poches gutturales un séton à demeure pendant trois semaines.

Continuer longtemps les cures alternantes d'iodure de potassium et d'acide arsénieux.

PHTHIRIASE

Éléments étiologiques. — Poux (*Trichodectes* et *Hæmatopinus*) Contagion (par la litière, les couvertures, le harnachement, les écuries, etc.). Malpropreté.

Signes cliniques. — Démangeaisons portant l'animal à se gratter ou à se mordre. Enchevêtrement des poils de la queue. Dépilations; excoriations. Présence des parasites et de leurs lentes accolées à la base des poils, d'abord à la crinière et à la base de la queue, puis à la face interne des membres et enfin sur le corps.

TRAITEMENT. — 1° Enlever la litière, désinfecter l'écurie et les couvertures; objets de pansage individuels.

Si les poils sont longs et abondants, feutrés, tondre l'animal.

2° Tous les jours pansage soigné, suivi d'une lotion avec l'une des solutions suivantes :

> Pentasulfure de potassium................ 30 grammes.
> Eau.... .... 1 litre.

ou

> Crésyl............................... 40-50 grammes.
> Eau........ .... 1 litre.

ou encore

> Jus de tabac........ .... 40-50 grammes.
> Eau .... 1 litre.

Avec cette dernière solution ne lotionner chaque jour qu'une moitié du corps.

(Les lentes mortes jaunissent, se dessèchent et ne claquent plus lorsqu'on les écrase sous l'ongle.)

PLEURÉSIE AIGUE

A. — Pleurésie aiguë séro-fibrineuse.

Pleurésie a frigore. — Pleurésie rhumatismale.

Définition. — Maladie caractérisée par l'inflammation aiguë de la plèvre avec épanchement séro-fibrineux plus ou moins abondant.

Éléments étiologiques. — La pleurésie est toujours le résultat de la localisation d'une infection (pneumonie franche, pneumonie infectieuse, gourme, rhumatisme, staphylococcie, streptococcie). Les saisons froides, les brusques oscillations thermiques ou hygrométriques, l'épuisement, la misère physiologique sont les causes adjuvantes habituelles ; elles diminuent la résistance de l'organisme, favorisent le développement ou accroissent la virulence des agents infectieux et permettent ainsi leur passage dans les plèvres, qu'ils viennent du sang (pleurésies primitives ou immédiates) ou des organes voisins (pleurésies secondaires).

Quelquefois la pleurésie revêt le caractère contagieux.

Signes cliniques. — **Début.** — Anorexie ; frissons et tremblements musculaires ; frémissements vermiculaires des muscles peaussiers et intercostaux perceptibles à la main (Trasbot). Coliques légères. Inspiration hésitante, tremblotante, courte et surtout abdominale. Sensibilité des parois pectorales à la percussion, notamment des espaces intercostaux. Bruit de frottement pleural à l'auscultation (éphémère). Hyperthermie modérée.

État. — Matité à la base limitée, en haut, par une ligne horizontale d'un seul (pleurésie unilatérale) ou des deux côtés (pleurésie double) avec obscurité respiratoire à ce niveau. Bruit de souffle dès que l'épanchement dépasse le tiers inférieur de la poitrine. Discordance respiratoire. Pouls faible et vite, respiration accélérée, dyspnéique. Quelquefois œdèmes à la partie inférieure de l'encolure, de la poitrine ou de l'abdomen par gêne de la circulation de retour.

La ponction exploratrice donne un liquide séro-fibrineux.

Résolution. — Retour graduel de l'appétit ; pouls meilleur ; respiration moins gênée ; chute de la température. Abaissement progressif de la limite de la matité avec retour de la perméabilité du poumon. Polyurie. Sueurs critiques. Les troubles respiratoires disparaissent en 8 à 10 jours.

Complications possibles. — Mort par asphyxie. Pleurésie purulente.

I. — Pleurésie primitive à marche régulière, sans relation avec un état pathologique aigu du poumon.

TRAITEMENT. — 1° Isoler le malade dans un box spacieux, bien aéré, sans courant d'air, à température égale. Le couvrir suivant la saison. Alimenter le mieux possible.

2° Faire une saignée légère (2-4-6 litres).

3° Appliquer sous la poitrine et sur les côtés du thorax un large sinapisme. Faire une injection hypodermique de pilocarpine :

    Azotate de pilocarpine...... .... 0gr,03-0gr,10 centigr.
    Eau distillée bouillie............ ... . 5 cent. cubes.

4° Ajouter matin et soir aux barbotages :

    Bicarbonate de soude................. 20-50 grammes.
    Pour un paquet ; n° 5.

5° Administrer du calomel jusqu'à effet purgatif :

    Calomel...... .... 2-4 grammes.
    Pour un paquet ; n° 6. Un matin et soir dans une poignée de son mouillé.

6° Pratiquer chaque. jour à la face externe des cuisses, une onction d'onguent napolitain (25-30 grammes).

7° A la période de défervescence (vers le septième jour) réduire les boissons à la portion congrue et prescrire les diurétiques :

    Sel de nitre..... .... 5-15 grammes.
    Pour un paquet ; n° 10. Un matin et soir dans un peu d'eau claire.

et les sudorifiques :

> Azotate ou chlorhydrate de pilocarpine.   0gr,02-0gr,10 centigr.
> Eau distillée. . . . .   5 cent. cubes.
>
> Injecter chaque jour sous la peau de l'encolure.

Entretenir un léger état diarrhéique par le calomel ou le sulfate de soude.

8° Pendant la convalescence donner un régime tonique ; distribuer des aliments de choix ; pansage journalier, frictions cutanées. Promenades de courte durée d'abord, puis de plus en plus longues.

II. — Pleurésie aiguë avec épanchement abondant et persistant, et convalescence lente.

1° Sinapisme et injection hypodermique de pilocarpine comme précédemment.

2° Quand le sinapisme commence à se résorber, faire sur toute l'étendue du thorax une application révulsive (feu parisien, charge Lebas).

3° Vers le septième jour, si l'épanchement n'est pas en voie de résolution (et plus tôt si la dyspnée est menaçante) pratiquer la *thoracentèse*.

Technique. — *Assujettissement.* — Opérer sur l'animal debout. Raser et désinfecter la peau à droite, entre les septième et huitième côtes, à deux travers de doigt au-dessus de la veine de l'éperon.

Opération. — Faire pénétrer dans la cavité pleurale, par un double mouvement de pression et de rotation, le trocart tenu de a main droite et fixé dans la paume, l'index et le pouce allongés sur la canule, la pointe de l'instrument dépassant de deux centimètres l'extrémité de l'index ; retirer la tige de l'instrument en maintenant la canule avec le pouce et l'index gauches. Si l'animal a la peau épaisse, faire, au lieu d'élection, une petite boutonnière.

Retirer 4-10 litres de liquide suivant la taille du malade et l'état de la respiration.

4° Appliquer ensuite de chaque côté du thorax, jusqu'à la veine de l'éperon en bas et jusqu'au tiers supérieur de la poitrine en haut, un vésicatoire mercuriel: recouvrir d'un papier huilé.

Surveiller le malade de très près; noter matin et soir l'état de la poitrine et la limite du liquide. Si l'épanchement se reforme de nouveau et en aussi grande abondance, répéter la ponction, toujours avec de grandes précautions aseptiques.

5° Prescrire les diurétiques, les sudorifiques et les laxatifs (*Voir* plus haut, *page* 121).

III. — Pleurésie aiguë consécutive à une pneumonie franche ou infectieuse.

1° Sitôt la maladie reconnue, appliquer comme il a été dit plus haut un vésicatoire sur les deux faces du thorax (*Voir page* 123).

2° Si l'état de la respiration devient inquiétant, pratiquer immédiatement la thoracentèse et retirer suffisamment de liquide pour éviter l'asphyxie.

Répéter l'opération s'il y a lieu.

3° Injecter chaque jour dans les veines ou sous la peau :

    Sérum artificiel..... .... 500 gr. à 2 litres.

4° Si le cœur faiblit, prescrire la digitale :

    Poudre fraîche de feuilles de digitale..   0^{gr},50-2 grammes.
    Pour un paquet ; n° 6. Deux par jour dans un électuaire.

ou bien

    Feuilles de digitale. ....   2-4 grammes.
    Eau bouillante....................... 500   —

    Laisser infuser vingt minutes ; filtrer et sucrer. Donner en trois fois dans un barbotage. Répéter la médication pendant trois jours.

5° A la période de défervescence employer les diurétiques, les sudorifiques et les laxatifs pour favoriser la résorption du liquide épanché.

B. — Pleurésie purulente.

Signes cliniques. — Frissons répétés; fièvre persistante à grandes oscillations; cachexie. A l'auscultation et à la percussion de la poitrine, signes de la pleurésie séro-fibrineuse.

La ponction exploratrice donne du pus.

TRAITEMENT. — 1° Dès que le diagnostic est posé, pratiquer la thoracentèse et évacuer la plus grande partie du liquide.

Faire ensuite un lavage intrapleural à l'eau boriquée bouillie à 3 p. 100, à l'eau salée à 7 p. 1 000, au sublimé à 1 p. 4 000 ou avec la solution iodo-iodurée suivante :

Teinture d'iode	40	grammes.
ou Iode métallique	5	—
Iodure de potassium	5	—
Eau distillée bouillie	200	—

Répéter l'intervention si le liquide se reforme.

2° Relever les forces du malade : injecter chaque jour sous la peau ou dans les veines 500 grammes à un litre de sérum artificiel caféiné :

Chlorure de sodium	7 grammes.
Caféine	} ãã 1 gramme.
Benzoate de soude	
Eau stérilisée	1 litre.

3° Nourrir le mieux possible : lait, alcool, aliments sucrés, lavements alimentaires.

En général toute intervention est inefficace; après une attente plus ou moins longue le malade meurt dans le marasme.

PNEUMONIE AIGUE FRANCHE

Pneumonie lobaire. — Pneumonie a frigore. — Pneumonie fibrineuse. — Fluxion de poitrine.

Définition. — Maladie infectieuse, généralement bénigne, caractérisée par une inflammation du parenchyme pulmonaire limitée à un lobe ou une partie d'un lobe sans intervalle de régions saines, une marche régulière et typique, une défervescence nette et à date fixe et une convalescence courte.

L'agent infectieux est inconnu.

Eléments étiologiques. — Jeune âge ; défaut d'entraînement. Saisons intermédiaires ; brusques oscillations thermiques ou hygrométriques. Refroidissement.

Signes cliniques. — **Début.** — Courbature, tristesse, anorexie. Accélération du flanc. Toux petite, sèche, quinteuse, pénible.

Augment. — Jetage rouillé ; dyspnée ; pouls vite et plein. Conjonctives safranées. Hyperthermie (40°-40°,5). Au niveau de la zone malade, submatité thoracique, puis matité ; obscurité respiratoire, râles crépitants humides.

État (4ᵉ jour). — Disparition du jetage. Matité complète et nettement délimitée ; souffle tubaire.

Résolution (7ᵉ jour). — Chute brusque de la température. Diminution notable du pouls et de la respiration. Toux fréquente et grasse. Râles crépitants de retour. Réapparition de l'appétit. Sudation ; polyurie. Abcès critiques.

Complications possibles. — Congestion pulmonaire. Œdème du poumon. Myocardite. Endocardite. Pleurésie. Synovites et arthrites.

La *suppuration* (abcès) et la *gangrène* du poumon sont des terminaisons très rares.

I. — Pneumonie à marche normale sans complications.

TRAITEMENT. — 1° Isoler le malade dans un local à température constante, mais bien aéré. Le couvrir suffisamment pour éviter tout refroidissement, même momentané. Alimenter modérément : pas d'avoine ;

paille ; luzerne ou foin de bonne qualité, bien récoltés, exempts de poussières ; son frisé ou en barbotages ; préparations mélassées. Faire boire souvent de l'eau légèrement tiède ou tirée d'avance pour lui faire prendre la température de l'écurie.

Ausculter le malade tous les jours et noter matin et soir la température, le pouls et les mouvements respiratoires.

2° Sitôt la fièvre tombée et la maladie entrée dans la phase de résolution, alimenter progressivement et assez rapidement : arriver en une semaine à la ration normale d'entretien.

Pansage à l'étrille et à la brosse ; frictions sèches sur le corps au gant de crins ou avec un bouchon de paille pour activer les fonctions de la peau.

3° Prescrire des diurétiques :

Bicarbonate de soude... .... 20-50 grammes.

ou

Azotate de potasse...... 5-15   —

Pour un paquet ; n° 16. — Un matin et soir dans la boisson ou dans un barbotage.

4° Pendant une dizaine de jours faire prendre une préparation toni-apéritive :

Quinquina pulvérisé................. .. · · · ⎰ āā 5-10 grammes.
Gentiane pulvérisée......... ... . ⎱
Poudre de noix vomique... 2-5   —

Pour un paquet ; n° 20. Un paquet matin et soir sur un peu de son frisé, une demi-heure avant le repas.

5° Promenades journalières de plus en plus longues. jusqu'à la mise en service qui pourra avoir lieu dix ou quinze jours après la résolution complète de la maladie.

II. — Pneumonie aiguë avec éréthisme circulatoire et dyspnée intense chez un sujet vigoureux.

Traitement. — 1° Mêmes règles hygiéniques. même régime que précédemment. Si les aliments habituels sont refusés, prescrire le lait à la dose de 6 à 12 litres par jour, suivant la taille, en quatre ou cinq repas.

2° Dès le début, faire à la jugulaire une saignée de 4 à 6 litres.

3° Appliquer sous la poitrine et sur les côtés du thorax un large sinapisme.

4° Soutenir le cœur par l'emploi de la digitale :

> Poudre de digitale.................... 0gr,50-2 grammes.
> Pour un paquet; no 6. Un matin et soir dans un électuaire.

ou

> Feuilles de digitale...................... 1-2 grammes.
> Eau bouillante........................... 500   —
> Laisser infuser vingt minutes ; filtrer, sucrer et faire prendre en deux fois dans la boisson. Répéter la médication pendant trois jours.

5° Régulariser la respiration et la circulation par l'administration d'iodure de potassium et d'émétique :

> Iodure de potassium.... .... 4-10 grammes.
> Pour un paquet; no 20. Un matin et soir dans un peu d'eau claire.

> Émétique............................... 3-6 grammes.
> Pour un paquet; no 10. Deux par jour dans un peu de son frisé ou dans un électuaire.

6° Pendant la convalescence, alimenter régulièrement ; hygiène de la peau ; promenades ; diurétiques.

III. — Pneumonie aiguë, asthénique. — Pneumonie chez un sujet âgé ou débilité.

Traitement. — 1° Tenir le malade bien au chaud ; si les

extrémités sont algides, envelopper les membres depuis le sabot jusqu'au genou et au jarret avec des étoupes, de l'ouate, des chiffons de laine ou de la paille convenablement disposée.

Alimenter le mieux possible : lait, préparations mélassées, sucre, lavements alimentaires.

2° Proscrire la saignée, même légère ; appliquer un large sinapisme sous la poitrine, ou bien, sur le côté malade, un vésicatoire proportionné à l'étendue des lésions thoraciques.

3° Faire prendre trois fois par jour une préparation tonique :

> Quinquina en poudre.................... } āā 15 grammes.
> Gentiane pulvérisée.................... }
> Poudre de noix vomique............. 1-3   —

Pour un paquet : n° 30. Un paquet matin, midi et soir dans un électuaire

4° Prescrire des stimulants : 150-300 grammes d'eau-de-vie, 50-80 grammes d'acétate d'ammoniaque.

IV. — Pneumonie aiguë très grave avec fièvre intense, hypotension artérielle très marquée et cardioplégie.

TRAITEMENT. — 1° Si l'anorexie est complète, insister sur les lavements alimentaires.

2° Appliquer de bonne heure un sinapisme sous la poitrine ou bien un vésicatoire au niveau des parties hépatisées.

3° Faire prendre dans la journée, avec la boisson ou en électuaire, 150-300 grammes d'eau-de-vie, 50-80 grammes d'acétate d'ammoniaque.

4° Si le cœur faiblit, prescrire la digitale :

> Poudre de digitale................... 0gr,50-2 grammes.

Pour un paquet : n° 6. Un matin et soir dans un électuaire.

ou

> Feuilles de digitale. .... 1-2 grammes.
> Eau bouillante......................... 500 —

Laisser infuser vingt minutes ; filtrer sur un linge. Faire prendre en deux ou trois fois dans la boisson. Répéter la médication pendant trois jours.

5° Si la tension artérielle ne remonte pas, faire des injections de caféine :

> Caféine....................... .... ⎫
> Benzoate de soude............, ... ⎬ $\tilde{a}\tilde{a}$ 2^{gr},50
> Eau bouillie....................... ...... ⎭
>   20 cent. cubes.

Trois ou quatre fois dans la journée, faire une injection sous-cutanée de 2 à 4 cent. cubes de la solution.

6° Lorsque la température se maintient trop élevée, faire prendre un antithermique :

> Sulfate de quinine................. .... 5-8 grammes.

Pour un paquet ; n° 10. Un paquet matin et soir dans un électuaire.

7° Combattre les phénomènes toxiques par des injections sous-cutanées ou intraveineuses de sérum artificiel (1 à 2 litres dans les vingt-quatre heures).

8° Accroître la résistance du malade à l'infection par les injections intraveineuses de tallianine : 2-3 ampoules dans les vingt-quatre heures.

9° Pendant la convalescence, alimenter progressivement ; promenades au soleil ; pansage et frictions cutanées sèches.

V. — Pneumonie aiguë avec menace de suppuration et de gangrène.

Signes cliniques. — Aggravation brusque des symptômes : augmentation de la fièvre, hyperthermie, sueurs profuses. Tristesse, abattement. Inappétence complète, soif vive. Battements du cœur forts et précipités ; pouls faible. Respiration tremblotante, courte, dyspnéique. Bruit de pot fêlé ; gargouillement. Souffle

Clinique vétérinaire.   9

amphorique. Jetage purulent grisâtre ou sanguinolent. Refroidissement des extrémités. Mort dans le coma.

TRAITEMENT. — La guérison est possible quand le foyer purulent s'ouvre dans une bronche, mais c'est là une terminaison exceptionnelle.

1° Soutenir le malade : lait, boissons alcoolisées, thé de foin, café, vin.

2° Injecter dans le sang des solutions antiseptiques :

Iode..	2 grammes.
Iodure de potassium...............................	4 —
Eau distillée bouillie............................	200 cent. cubes.

ou

Acide phénique...................................	1 gramme.
Eau distillée....................................	200 cent. cubes.

Trois fois dans la journée, une injection de 20 cent. cubes dans la jugulaire.

ou bien

Collargol.......................................	0gr,50 centigr.
Eau distillée bouillie..........................	50 cent. cubes.

Faire la solution au moment de l'emploi. Injecter chaque jour dans la jugulaire 25 à 50 cent. cubes de la solution.

3° Augmenter la résistance de l'organisme à l'infection par les injections intraveineuses de tallianine (2-3 ampoules par jour) et les injections sous-cutanées de sérum antistreptococcique (30-40 centimètres cubes par jour en une seule fois).

Stimuler les forces du malade par les injections sous-cutanées d'éther (3-5 grammes), d'huile camphrée à 1 p. 10 (4-10 grammes) ou de caféine :

Caféine...	
Benzoate de soude..............	ãã 2 gr, 50
Eau distillée bouillie............................	20 cent. cubes.

Trois ou quatre fois par jour une injection de 2 à 4 cent. cubes.

Nota. — L'injection de liquides antiseptiques dans les foyers gangreneux ou purulents est pratiquement irréalisable ; on pourrait à la rigueur tenter la ponction et l'évacuation d'un abcès accolé à la paroi costale, mais c'est là un cas exceptionnel.

PNEUMONIE CONTAGIEUSE

Pneumonie d'écurie. — Pneumonie bilieuse. — Pleuro-pneumonie.

Définition. — Maladie toxi-infectieuse, contagieuse et épizootique, très grave, caractérisée par une inflammation aiguë du parenchyme pulmonaire, une marche irrégulière et atypique, une défervescence hésitante, une convalescence lente et des complications fréquentes.

L'agent infectieux reste à découvrir.

Toujours profonde au début, la lésion pulmonaire s'étend très rapidement ; tantôt elle est unique et affecte la partie inférieure d'un lobe (forme lobaire) ou les deux lobes (pneumonie double) ; tantôt les foyers sont multiples, séparés par des couches de tissu perméable (forme lobulaire).

Éléments étiologiques. — La contagion est favorisée par le jeune âge, les agglomérations, les mutations fréquentes. L'air, l'eau, les seaux, les barbotières, les fourrages, les fumiers, les personnes préposées au service de l'écurie sont les vecteurs habituels de l'agent infectieux.

Signes cliniques. — **Début**. — Tristesse, abattement, anorexie complète. Accélération de la respiration (20-30). Hyperthermie (40° ; 40°,5 et même 41°). Conjonctive jaune grisâtre. Mouvements fébriles. Démarche titubante. Toux fréquente, quinteuse ; jetage muqueux, grisâtre, rouillé ou strié de sang.

Augment. — Signes généraux très graves. Oscillations quotidiennes de la courbe thermique énormes. Systoles cardiaques violentes ; pouls faible et rapide (70-80). Conjonctive œdémateuse, jaune rougeâtre ou ictérique. Sonorité thoracique normale ; rien à l'auscultation (forme lobulaire). Submatité, puis matité ; râles crépitants humides quand les lésions pulmonaires sont massives (forme lobaire).

État. — Respiration plaintive, dyspnéique. Pouls précipité, petit et faible, quelquefois régulier et intermittent. Température élevée et stationnaire ; parfois oscillations quotidiennes de 1 à 2 degrés. Dans la forme lobulaire, zones de submatité et de matité séparées par des intervalles où la sonorité est normale ; râles crépitants à leur niveau. Matité et souffle tubaire dans la forme lobaire.

Résolution. — Atténuation des troubles généraux, retour de l'appétit, chute de la température, polyurie abondante, abcès critiques.

Une première atteinte confère une immunité d'une durée variable.

Complications possibles. — Gangrène et abcédation du poumon. Pleurésie, endocardite, péricardite. Entérite. Méningo-encéphalite ; méningo-myélite. Paralysie du récurrent, du sciatique, du rectum, de la vessie, du pénis. Fourbure. Ophtalmie. Synovites. Arthrites.

I. — Pneumonie contagieuse à évolution régulière, sans complications pulmonaires ni pleurales.

TRAITEMENT. — 1° Transférer le malade dans une infirmerie ou bien le placer dans un box aéré, isolé de l'écurie occupée par les animaux sains. Affecter aux soins du malade une personne spéciale qui n'aura aucun contact avec les chevaux restés indemnes.

Désinfecter soigneusement la stalle ou le box du malade, et le râtelier, l'auge, la barbotière ; recueillir et jeter au fumier les résidus alimentaires et la litière. Projeter sur les murs et sur le sol du local des antiseptiques volatils — eau crésylée à 5 p. 100, eau phéniquée à 2 p. 100, lusoforme à 4 p. 100, essence de térébenthine (*Voir* DÉSINFECTION. *page* 336).

2° Couvrir le malade suivant l'état de la température ambiante. Bottes d'étoupes, d'ouate, de paille ou de chiffons de laine si les extrémités sont algides.

Alimenter le mieux possible. Donner des aliments de

choix : luzerne de première coupe ; foin bien récolté, avoine de pays, son, farine d'orge, préparations mélassées. Si l'appétit est conservé, présenter souvent des aliments, toutes les trois heures au moins ; varier la nourriture pour inciter le malade à manger. Toutes les deux heures, faire boire de l'eau tiède ou tirée quelques heures d'avance. Aux sujets qui refusent les aliments habituels offrir du lait, et, s'il est accepté, en donner de 8 à 15 litres dans les vingt-quatre heures.

3° Faire à la jugulaire une saignée de 3-6 litres.

4° Appliquer sous la poitrine et sur les côtés du thorax un large sinapisme.

5° Combattre les phénomènes toxiques par les alcalins à haute dose :

> Bicarbonate de soude................. 200-300 grammes.

Faire prendre dans les vingt-quatre heures, dans la boisson.

et le lavage du sang :

Faire matin et soir, directement dans les veines ou sous la peau de l'encolure, une injection de 500 cent. cubes à 1 litre de sérum artificiel.

6° Si la température est très élevée, donner des antithermiques :

> Sulfate de quinine.................... 6-15 grammes.

Pour un paquet ; n° 12. Trois paquets par jour (matin, midi et soir) dans du miel ou de la mélasse.

ou bien

> Antifébrine..................... 10-20 grammes.

Pour un paquet ; n° 12. Un matin et soir dans un peu de son mouillé ou dans un électuaire.

et faire administrer des lavements froids :

> Sel marin.. .... 14 grammes.
> Eau bouillie....................... 2 litres.

Pour un lavement ; un toutes les deux heures.

7° Réduire au minimum les fermentations intestinales par l'administration d'antiseptiques :

> Calomel...................................... 0gr,50-1 gramme.

Pour un paquet ; n° 9. Trois par jour dans un peu de son frisé ou dans un électuaire.

ou

> Benzonaphtol........................... 3 grammes.
> Salol.. } āā 5   —
> Charbon pulvérisé.......................

Pour un paquet ; n° 15. Trois par jour dans un peu de son frisé.

8° Combattre l'adynamie par l'emploi d'excitants diffusibles :

> Acétate d'ammoniaque................. 50-80 grammes.

A donner en une ou plusieurs fois dans du thé de foin ou dans la boisson.

et de liquides alcooliques :

> Eau-de-vie................................ 150-300 grammes.

Faire prendre dans les vingt-quatre heures, dans les boissons ou dans un électuaire.

9° Soutenir le cœur, s'il est défaillant, par l'emploi de la digitale :

> Poudre de feuilles de digitale........ 0gr,50-2 grammes.

Pour un paquet ; n° 6. Un paquet matin et soir dans un électuaire.

ou

> Feuilles concassées de digitale........... 1-2 grammes.
> Eau bouillante.............................. 500   —

Laisser infuser vingt minutes, passer sur un linge et sucrer. Donner dans la journée en trois fois dans la boisson. Répéter la médication pendant trois jours.

10° A la période de défervescence prescrire l'iodure de potassium :

> Iodure de potassium...................... 5-10 grammes.

Pour un paquet : n° 20. Matin et soir un paquet dans un peu d'eau claire.

11° Pendant la convalescence, alimenter le mieux possible. Pansage journalier à l'étrille et à la brosse ; frictions cutanées sèches au gant de crins ou avec un bouchon de paille.

Promenades au soleil de plus en plus longues jusqu'à la remise en service qui aura lieu deux semaines environ après la disparition des derniers signes morbides.

Si l'appétit laisse à désirer, donner des préparations toniques (*Voir* ANOREXIE, *page* 19), et, à la ration habituelle ajouter du sucre (250-500 grammes par jour), des préparations mélassées.

Précautions hygiéniques. — Surveiller attentivement les animaux sains (appétit, habitude extérieure) ; prendre chaque jour la température des sujets suspects. Au premier signe de maladie, isoler comme il a été dit.

Quand la pneumonie contagieuse éclate dans une écurie nombreuse, transférer assez loin les malades pour éviter toutes chances de contamination.

Si de nombreux cas surgissent dans un court laps de temps, faire émigrer tous les sujets sains dans un local aéré (hangar) ; si on ne peut disposer d'un endroit couvert, mettre les animaux en plein air, au piquet ou attachés le long d'un mur à une corde commune.

II. — Pneumonie contagieuse infectante, avec menace d'abcès du poumon et de gangrène pulmonaire ou de pleurésie.

Conditions étiologiques. — Agents infectieux à virulence exaltée. Organisme déprimé, misère physiologique, vieillesse.

Signes cliniques. — Signes généraux très graves : faiblesse extrême, décubitus fréquent, extrémités algides. Brusques oscillations de la température, qui se maintient toujours très élevée. Pouls petit et vite ; dyspnée intense. Haleine fétide. Sueurs profuses. Sonorité tympanique ; bruit de pot fêlé. Gargouillement ; souffle caverneux ; bruit amphorique.

Mort rapide dans le collapsus.

TRAITEMENT.

I. — La maladie, après avoir suivi pendant quelques jours une évolution normale, devient grave.

1° Appliquer sur les côtés du thorax, un vésicatoire simple ou mercuriel.

2° Faire dans le tissu conjonctif sous-cutané du poitrail des injections d'essence de térébenthine :

Quatre ou cinq piqûres de 1/2 à 2 cent. cubes.

3° Passer sur chacune des parois thoraciques deux ou trois sétons animés avec de l'essence de térébenthine ou de l'onguent basilicum.

II. — L'affection prend d'emblée une forme grave.

1° Proscrire la saignée.

Appliquer en permanence, sur les côtés du thorax, de la glace broyée contenue dans des vessies de caoutchouc.

2° Soutenir le malade. Lui donner fréquemment à boire de l'eau alcoolisée :

Eau-de-vie....,.................... 150-300 grammes.

Faire prendre dans la journée en deux ou trois fois dans du thé de foin ou du café noir.

3° Faire des injections sous-cutanées ou intraveineuses de sérum artificiel (1 à 3 litres dans les vingt-quatre heures en une ou plusieurs fois).

4° Augmenter la résistance de l'organisme à l'infection par les injections intraveineuses de tallianine (2-3 ampoules par jour) et les injections sous-cutanées de sérum antistreptococcique (30-40 centimètres cubes par jour en une seule fois).

5° Injecter dans le sang des préparations antiseptiques :

Iode..   2 grammes.
Iodure de potassium.....................   4   —
Eau distillée bouillie.................... 200 cent. cubes.

Vingt cent. cubes deux ou trois fois dans la journée.

ou

Acide phénique.........................   1 gramme.
Eau distillée............................ 200 cent. cubes.

Injecter sous la peau 20 grammes de solution matin, midi et soir.

ou

Collargol............. ....   0^{gr},50 centigr.
Eau distillée bouillie...................... 50 cent. cubes.

Injecter dans la jugulaire 25 à 50 cent. cubes de la solution ; préparer celle-ci extemporanément.

6° Relever les forces du malade par les injections
d'éther (3-5 grammes), d'huile camphrée à 1 p. 10
(4-10 grammes) ou de caféine :

Caféine...)
Benzoate de soude .... ($\overline{\overline{a}}a$ 2^{gr},50
Eau distillée bouillie......................) 20 cent. cubes.

Une injection de 2 à 4 cent. cubes quatre ou cinq fois dans la journée.

RALENTISSEMENT DU POULS

Bradycardie.

Définition. — Diminution dans le nombre des contractions
cardiaques et des pulsations artérielles, qui peut tomber à 30,
26 et même 20 par minute.

Le plus souvent passagère, la bradycardie est quelquefois
permanente.

A. — Bradycardie passagère ou symptomatique.

Éléments étiologiques. — Affections intestinales ; ictère. Maladies
infectieuses (pneumonie, gourme, fièvre typhoïde, grippe, etc.).
Surmenage. Traumatismes de la région cervicale ; immobilité.
Électrocution.

Signes cliniques. — Nonchalance ; prostration. Faiblesse au travail. Inappétence plus ou moins marquée. A l'inspection d'une artère on note une diminution plus ou moins grande du nombre des pulsations.

TRAITEMENT. — 1° Mettre le malade au repos et à la diète ; fourrage en petite quantité (1 à 2 kilogrammes) ; son frisé ou en barbotages, pas d'avoine.

2° Administrer un purgatif : sulfate de soude (250-500 grammes), aloès (20-30 grammes en bol) et prescrire des diurétiques :

    Sel de nitre... .... 5-10 grammes.

ou

    Bicarbonate de soude... .... 20-50 grammes.

Pour un paquet ; n° 10. Un paquet matin et soir dans la boisson ou dans un barbotage.

3° Faire de la réfrigération cranienne :

Placer en permanence, sur le sommet de la tête, un paquet d'étoupes ou une éponge que l'on arrosera le plus souvent possible avec de l'eau froide, ou mieux un sachet contenant du son et de la glace cassée en menus morceaux ; renouveler le mélange glacé deux ou trois fois dans la journée.

4° Faire prendre de la poudre de noix vomique pour stimuler légèrement le système nerveux :

    Poudre de noix vomique.................. 1-5 grammes.

Pour un paquet ; n° 12. Un matin et soir dans un peu de son frisé.

5° Augmenter peu à peu la ration de fourrage à mesure que le pouls remonte ; revenir à l'avoine quand le nombre des pulsations a atteint la normale et s'y maintient.

Il n'y a pas lieu de traiter la bradycardie de l'immobilité, ni celle consécutive à une commotion électrique ;

pour les cas qui relèvent d'une contusion du crâne, instituer un traitement local approprié.

B. — Bradycardie permanente ou essentielle.

Affection assez rare qui paraît ressembler à la maladie de Stokes-Adams décrite par les médecins de l'homme.

Définition et signes cliniques. — Pouls lent permanent avec, à des intervalles plus ou moins rapprochés, surtout pendant le travail, des attaques syncopales ou épileptiformes ; nonchalance, prostration. On trouve rarement des modifications de l'appétit.

Éléments étiologiques. — Obscurs. Il s'agit vraisemblablement d'un trouble de la circulation bulbaire (artériosclérose??).

TRAITEMENT. — 1° Donner vingt jours par mois un iodure alcalin :

> Iodure de potassium ou de sodium........ 2-5 grammes.

Pour un paquet ; n° 40. Un matin et soir dans un peu d'eau claire.

2° Les dix jours suivants, faire prendre une préparation arsenicale :

> Acide arsénieux.................. ...... $0^{gr},25$-2 grammes.

Pour un paquet ; n° 10. Un paquet, le soir, dans un peu de son frisé.

ou bien

> Cacodylate de soude.................. .. 5-10 grammes.
> Eau distillée bouillie... .. .. 60 cent. cubes.

Chaque jour, une injection hypodermique de 5 cent. cubes.

TOUX

Définition et signification. — Acte par lequel l'organisme tend à expulser les mucosités ou les corps étrangers qui se trouvent dans la gorge ou les voies aériennes profondes : c'est un phénomène réflexe.

La toux est un acte défensif et utile. Le pronostic est toujours grave quand elle vient à cesser, alors que les sécrétions pathologiques continuent à se produire : c'est l'indice d'une fin prochaine.

C'est pourquoi, d'une façon générale, la toux doit être respectée lorsqu'elle a pour effet de déterminer le rejet des sécrétions gutturales : toux grasses (angines), toux bronchiques (bronchites) ou toux pulmonaires (pneumonie) ; dans ces cas la toux est salutaire. Il faut au contraire combattre la toux sèche (débuts de l'angine, de la bronchite aiguë), surtout quand elle est quinteuse et opiniâtre ; l'emphysème pulmonaire, la bronchiectasie, le pneumothorax, l'avortement, la hernie peuvent être la conséquence des efforts inutiles faits par l'organisme lors de toux sèche.

Toux spasmodique de l'angine et de la bronchite.

TRAITEMENT. — 1° Donner de fréquentes inhalations pendant quinze à vingt minutes :

```
Foin odorant.............................  500 grammes.
Feuilles de menthe.......................  Une poignée.
Eau bouillante...........................  5 litres.
```
Laisser infuser cinq minutes.

ou bien

```
Solution alcoolique de menthol à 1 p. 30...  50 grammes.
Eau bouillante...........................  5 litres.
```

2° Faire prendre une préparation belladonée ou opiacée :

```
Extrait aqueux de belladone.............  2-4 grammes.
ou Poudre de feuilles fraîches de belladone.  15-30 grammes.
Miel ou mélasse.............. ) Q. S. pour un électuaire
Poudre de réglisse ........... (       consistant.
```
A donner en deux ou trois fois dans les vingt-quatre heures.

ou bien

```
Extrait d'opium.........................  0gr, 15-0gr, 75 centigr.
ou Poudre d'opium ......................  3-15 grammes.
Miel ou mélasse............... ) Q. S. pour un électuaire.
Poudre de réglisse........... (
```
En deux ou trois fois dans les vingt-quatre heures.

VERS INTESTINAUX

Éléments étiologiques. — Ingestion d'œufs, d'embryons ou de larves, le plus souvent par l'intermédiaire des aliments ou des boissons.

Signes cliniques. — Appétit capricieux, maigreur, anémie; coliques intermittentes, constipation ou diarrhée; prurit à l'anus et au pourtour de la queue. Quelquefois phénomènes nerveux (épileptiformes, tétaniformes ou paraplégiques). Présence de parasites dans les crottins.

La péritonite par perforation intestinale est une complication possible.

Dans beaucoup de cas les parasites ne provoquent pas de troubles et passent inaperçus.

I. — Vers ronds (*Ascarides, oxyures, sclérostomes*).

TRAITEMENT. — 1° Faire prendre un matin, à jeun :

> Crésyl.. 30-50 grammes.

En émulsion dans 1 litre d'eau ou bien dans un électuaire.

ou encore l'une des préparations suivantes :

> Acide arsénieux.................. 0^{gr},50-3 grammes.
> Aloès en poudre.................. 20-30   —
> Savon vert........................ Q. S. pour faire un bol
> Poudre de réglisse.............. consistant.

ou

> Émétique........................ } āā 15-20 grammes.
> Asa fœtida...................... }
> Huile empyreumatique.............. 30-50   —
> Savon vert................ Q. S. pour faire un bol consistant.

Répéter la médication trois jours de suite.

2° Le lendemain, administrer un drastique :

> Aloès en poudre.................. 20-30 grammes.
> Huile de croton.................. VI-VII gouttes.
> Savon vert.............. Q. S. pour un bol consistant.

II. — **Vers plats** (*Ténias*).

1° Donner la préparation suivante :

> Aloès en poudre.........................
> Poudre de fougère mâle............. } āā 20-25 grammes.
> Poudre d'absinthe.......................... 8-10 —
> Asa fœtida................................... 15-20 —
> Mélasse.................. Q. S. pour faire un électuaire.

Administrer un matin, à jeun.

ou bien

> Acide arsénieux...................... 0^{gr},05-1 gramme.
> Calomel............................... 2^{gr},-2^{gr},50 centigr.

Pour un paquet ; n° 2. Un le matin, l'autre le soir du même jour dans un peu de son mouillé.

2° Le lendemain matin administrer un purgatif drastique comme plus haut.

III

CLINIQUE CHIRURGICALE

ABCÈS

Définition. — Collections purulentes qui se développent au sein des tissus et s'y creusent une cavité en les détruisant et en les refoulant.

Conditions étiologiques. — Infection (streptocoque pyogène, streptocoque gourmeux, staphylocoques, coli-bacille, bacilles morveux, tuberculeux, actinomyces, etc.). Voies de pénétration : effraction épidermique ou épithéliale (contusions, frottements, blessures diverses), progression le long des conduits naturels, embolisation (vaisseaux sanguins ou lymphatiques).

Divisions. — Suivant la rapidité avec laquelle ils évoluent, on distingue des *abcès chauds* et des *abcès froids*.

A. — Abcès chauds.

I. — Abcès chauds superficiels du tronc et de la tête.

Signes cliniques. — 1° **Période phlegmoneuse ou de formation du pus.** — Tuméfaction, sensibilité, chaleur et quelquefois rougeur (régions dépigmentées). Œdèmes dans les parties déclives ; traînées lymphatiques.

2° **Période de ramollissement.** — Fluctuation dans le centre de la tumeur ; atténuation des symptômes précédents ; œdème déclive. Ouverture spontanée ou chirurgicale : pus crémeux, le plus souvent bien lié. Cicatrisation de la cavité par bourgeonnement.

Peu ou pas de symptômes généraux.

TRAITEMENT. — 1° Prévenir la formation des abcès par le traitement rationnel des traumatismes qui se compliquent habituellement de collection purulente (blessures de harnachement, contusions, piqûres).

2° Laisser évoluer naturellement les phlegmons dont la situation ne crée ni une gêne, ni un danger.

Lorsque la tuméfaction inflammatoire est très douloureuse, faire plusieurs fois par jour des onctions avec l'une des préparations suivantes : onguent populéum, pommade camphrée à 1 p. 3, pommade mercurielle, pommade belladonée.

Si l'abcès tarde à mûrir, hâter la formation du pus par l'application d'une préparation vésicante (onguent vésicatoire simple ou mercuriel).

3° Dès que la fluctuation dénonce la collection du pus, ouvrir l'abcès avec la pointe d'un cautère chauffé au blanc.

4° Faire chaque jour à la faveur de l'ouverture et jusqu'à ce que la cavité soit comblée, des injections détersives avec une solution antiseptique tiède (sublimé à 1 p. 1000, permanganate de potasse à 4 p. 1000, crésyl à 3 p. 100), suivies chaque fois d'une injection d'eau oxygénée à 12 volumes.

II. — Abcès chauds profonds de l'encolure et du garrot.

Signes cliniques. — Tout d'abord, signes généraux graves plus ou moins intenses pouvant simuler une maladie viscérale ; gêne dans les mouvements de la région où se forme la collection ; œdème déclive. Plus tard, quand le pus, fusant le long des plans conjonctifs, a gagné la couche sous-cutanée, tuméfaction et fluctuation comme pour les abcès superficiels ; disparition des phénomènes fébriles.

Ces abcès se compliquent souvent de nécrose des organes durs de la région (*Voir* MAL DE GARROT, *page* 277).

TRAITEMENT. — 1° Au début de la période phlegmoneuse modérer les phénomènes inflammatoires : appliquer sur

la région tuméfiée des compresses d'étoupes ou d'ouate
fréquemment arrosées avec de l'eau blanche :

> Sous-acétate de plomb liquide....... ....   10 grammes.
> Eau de rivière............................   1 litre.

ou une solution d'alun cristallisé à 4 p. 100.

2° Sitôt la présence du pus reconnue, lui donner issue
par une ponction au cautère ou au bistouri.

3° Explorer la cavité avec le doigt pour reconnaître
les rapports qu'elle entretient ; puis, à l'aide d'une sonde
flexible poussée dans les bas-fonds, pratiquer une ou plusieurs contre-ouvertures pour permettre l'évacuation
complète du pus.

4° Pour faciliter l'écoulement des sécrétions, drainer
avec un ou plusieurs drains en caoutchouc de gros
calibre, enfoncés jusqu'au fond de la poche et fixés
aux bords de la plaie par un point à la soie.

5° Deux ou trois fois par jour, faire dans la cavité une
abondante irrigation avec une solution antiseptique tiède
(acide phénique à 3 p. 100, sublimé à 1 p. 1 000, crésyl
à 3 p. 100, lusoforme à 2 p. 100) puis une injection d'eau
oxygénée à 12 volumes.

III. — Abcès chauds péri et rétropharyngiens.

Signes cliniques. — Tuméfaction chaude, sensible, œdémateuse,
venant combler le creux parotidien d'un seul ou des deux côtés,
et survenant en général au cours d'une angine aiguë. Cornage
plus ou moins intense. Dysphagie.

Complications. — L'évacuation du pus dans les voies aériennes
peut amener une mort rapide par pneumonie septique. Les abcès
rétropharyngiens peuvent, fusant le long des plans musculaires
du cou, venir s'ouvrir dans la cavité thoracique (pleurésie septique
à marche foudroyante).

TRAITEMENT. — 1° Hâter la formation du pus par une

application vésicante (onguent vésicatoire simple ou mercuriel).

2° S'il survient un cornage intense avec dyspnée, pratiquer la trachéotomie provisoire (*Voir* CORNAGE AIGU, *page* 198).

3° Lorsque le pus vient rapidement aboutir à la peau, ouvrir la cavité purulente avec le cautère.

Pour les abcès plus profondément situés, suivre la technique suivante : Ponctionner d'abord la peau au centre de la tumeur avec la pointe du bistouri droit ; puis introduire la sonde cannelée par l'ouverture ainsi pratiquée et aller à la recherche du pus en effondrant les tissus. Dès que le pus s'écoule par la rainure de la sonde, agrandir l'ouverture par des mouvements de latéralité ; ensuite, substituer à la sonde les ciseaux fermés et les retirer brusquement en en écartant les branches, pour augmenter encore les dimensions de l'ouverture.

4° Panser ensuite comme il a été dit plus haut : détersions antiseptiques, injections cicatrisantes d'eau oxygénée.

IV. — Abcès chauds du bassin.

Signes cliniques. — Au début, signes généraux : inappétence et fièvre modérée ; coliques légères disparaissant après l'expulsion de crottins ; constipation. A l'exploration, affaissement et rétrécissement du rectum ; la tuméfaction phlegmoneuse et même la fluctuation peuvent aussi se percevoir.

Complications. — La péritonite septique par l'ouverture spontanée dans le péritoine est une terminaison possible.

TRAITEMEMT. — 1° Aider à l'expulsion des excréments par l'administration de lavements tièdes adoucissants (eau de guimauve, décoction de son).

2° Sitôt l'abcès reconnu, l'ouvrir par le rectum avec le doigt ou avec le bistouri à lame cachée.

3° Faire dans la poche de fréquentes irrigations d'un liquide désinfectant (lysol, crésyl à 3 p. 100).

V. — Abcès chauds superficiels des membres.

Signes cliniques. — Claudication plus ou moins intense ; lancinations ; tuméfaction très douloureuse à l'exploration : œdème pouvant remonter jusqu'au-dessus de l'abcès. (Pour déceler la fluctuation au-dessus du genou et du jarret, effectuer les manœuvres manuelles dans le sens longitudinal et non dans le sens transversal : fausse fluctuation.)

TRAITEMENT. — 1° Calmer la douleur par des bains antiseptiques chauds fréquemment répétés (sublimé à 1 p. 1 000, acide phénique à 3 p. 100, créoline à 3 p. 100), ou par des compresses humides et chaudes. Si la région s'y prête, utiliser les cataplasmes de farine de lin.

2° Sitôt la fluctuation perçue, ouvrir la cavité purulente avec le bistouri droit :

Tenir l'instrument en archet ou en plume à écrire, le pouce et l'index appliqués sur les faces de la lame, plus ou moins loin de la pointe pour limiter la pénétration de l'instrument ; inciser les tissus parallèlement aux vaisseaux et de bas en haut.

Une étroite ouverture suffit pour les abcès de petites dimensions ; lors d'abcès volumineux, compléter la ponction par un débridement plus ou moins étendu.

3° Faire de fréquentes irrigations antiseptiques dans la cavité purulente.

VI. — Abcès chauds profonds des membres.

Signes cliniques. — Boiterie intense allant jusqu'à la perte de l'appui ; lancinations ; œdème volumineux occupant toute la hauteur du membre. Fièvre vive.

Complications possibles. — Arthrite, synovite, javart tendineux, javart cartilagineux, infection purulente. Les *abcès sous-aponévrotiques* peuvent s'accompagner de 'décollements étendus, le pus fusant le long des plans conjonctifs avant de traverser l'aponévrose.

TRAITEMENT. — 1° Calmer les phénomènes inflammatoires par des bains antiseptiques tièdes et fréquents, ou par l'application de compresses souvent arrosées avec une solution antiseptique tiède (sublimé, acide phénique, crésyl, etc.); ou encore, si la région s'y prête, par des cataplasmes chauds de farine de lin renouvelés plusieurs fois dans la journée.

2° Donner issue au pus : inciser les tissus couche par couche avec le bistouri convexe et dans le sens des vaisseaux, ou ponctionner la tumeur avec la pointe du cautère porté au rouge. Ouvrir largement la cavité purulente ; la déterger avec soin et panser antiseptiquement.

B. — Abcès froids.

Éléments étiologiques. — Ceux des abcès chauds. Leur développement est favorisé par des actions contondantes légères et répétées (pressions, frottements exercés par les diverses pièces de harnachement à l'épaule, à la nuque, à l'encolure, au garrot ; heurts de la branche interne du fer au niveau de la couronne, du paturon, du boulet, du canon, du genou, du coude, etc. etc.).

I. — Abcès froids durs ou à paroi épaisse.

Signes cliniques. — Tuméfaction indolente, uniformément dure, plus ou moins adhérente à la peau ; quelquefois sensibilité légère à la palpation avec œdème déclive. Pas de signes de fluctuation.

Les traumatismes réitérés déterminent facilement leur transformation en abcès chauds.

TRAITEMENT. — 1° Obéir à l'indication causale : modifier le harnachement ; remédier aux vices d'aplomb, aux vices d'attitude (chevaux qui se couchent en vache) ou aux défectuosités d'allures (chevaux qui se coupent).

2° Plonger un bistouri droit à lame étroite dans le centre de la tumeur. Si on tombe dans le foyer purulent, débrider largement sur la sonde cannelée. ou introduire dans ce trajet un cautère effilé chauffé à blanc.

3° Pour les tumeurs très indurées et d'un certain volume, compléter la ponction par une cautérisation pénétrante sur tout le tissu néoformé, ou par l'application d'une préparation vésicante (onguent vésicatoire simple ou mercuriel).

4° Pansement antiseptique et cicatrisant (*Voir plus haut*).

II. — Abcès froids mous ou à paroi mince et à pus abondant.

Signes cliniques. — Tumeur uniformément fluctuante, présentant une sensibilité légère, un peu de chaleur anormale et un léger empâtement périphérique.

TRAITEMENT. — 1° Ponctionner l'abcès en partie déclive avec le cautère ou le bistouri.

2° Drainer la cavité si elle est étendue.

3° Faire, dans la collection, des injections antiseptiques et cicatrisantes.

ACCROCHEMENT DE LA ROTULE

Pseudo-luxation rotulienne.

Définition et éléments étiologiques. — L'arrêt de la rotule sur la lèvre externe de la trochlée fémorale est le plus souvent occasionné par une contraction musculaire violente ; le jeune âge, la débilité, la maigreur et surtout une conformation spéciale de la région rotulienne sont les causes occasionnelles habituelles.

Signes cliniques. — Impossibilité subite et totale de la flexion du membre qui, au repos, reste oblique de haut en bas et d'avant en arrière et, pendant la marche, traîne sur le sol par la pince ou la face antérieure du sabot.

La réduction spontanée est possible, mais la récidive est fréquente.

Traitement. — 1° Opérer la réduction :

a. En forçant l'animal à avancer, par des coups de fouet venant le surprendre.

b. En l'acculant sur l'arrière-main pour l'obliger à reculer.

c. En le faisant tourner sur un cercle très court, le membre malade en dehors.

d. Avec la main :

Porter fortement le membre en avant à l'aide d'une plate longe ; si cela est nécessaire, coucher l'animal.

La réduction est toujours difficile à obtenir.

2° Pour éviter les récidives appliquer un large vésicatoire sur la région rotulienne.

3° Quand l'affection est sujette à de fréquents retours. pratiquer la section du ligament rotulien interne.

Desmotomie rotulienne. — **Technique.** *Instruments.* — Ciseaux courbes, ténotomes droit et courbe.

Assujettissement. — Coucher le cheval sur le côté malade et l'entraver comme pour la castration.

Lieu d'élection. — La face interne du grasset, à un centimètre au-dessus de l'extrémité supérieure du tibia.

Opération. — Implanter à plat et d'arrière en avant le ténotome droit sous le ligament tibio-rotulien interne, un peu au-dessus de son insertion inférieure ; remplacer le ténotome droit par le ténotome courbe ; redresser ce dernier en lui faisant exécuter un quart decercle en dehors, et sectionner complètement le ligament de dedans en dehors par un mouvement de bascule et de scie, en évitant de blesser la peau.

Pansement. — Étancher le sang qui peut s'écouler ; laver la plaie au sublimé à 1 p. 1000 et la recouvrir de collodion iodoformé.

[Lorsque le ligament est entièrement coupé, la pseudo-luxation se réduit toujours d'elle-même au moment où le cheval se relève.]

ALLONGE

Entorse coxo-fémorale. — Écart de la cuisse. — Boiterie de la hanche.

Définition. — Affection caractérisée par une boiterie résultant de la distension de l'appareil ligamenteux ou musculaire qui forme l'articulation coxo-fémorale.

Éléments étiologiques. — Glissades et chutes, principalement quand l'animal est attelé à une lourde charge et que les membres postérieurs sont en abduction outrée. Efforts violents et insuffisants pour retenir un véhicule dans une descente.

Signes cliniques. — Boiterie d'intensité variable, toujours plus forte sur un terrain dépressible (prairie, terre meuble, piste, etc.). Pas raccourci ; pendant la marche, membre porté en abduction, le sabot traînant sur le sol. Sensibilité de la région coxo-fémorale à la palpation. Douleur violente quand le membre est porté en abduction forcée.

Assurer le diagnostic par l'exploration rectale (fracture du bassin) et les injections révélatrices de cocaïne (boiterie à caractère non défini).

TRAITEMENT. — 1° Prescrire le repos absolu. Obliger le malade à garder l'attitude debout, en l'attachant au râtelier à deux longes; immobiliser les membres postérieurs en les réunissant par des entravons fixés au paturon.

2° Si la claudication est récente et peu intense, donner deux ou trois fois par jour, sur la région malade, une douche en pluie de dix minutes; appliquer ensuite un large emplâtre de vinaigre et de blanc d'Espagne.

Ou bien faire, pendant le même temps, des lotions d'eau chaude (50 à 55 degrés) suivies d'un massage de dix-quinze minutes.

3° Quand, après quelques jours de ce traitement, la boiterie persiste aussi forte, faire sur la face externe de la cuisse, au niveau de l'articulation coxo-fémorale, une application révulsive (charge Lebas, feu liquide) ou vésicante (onguent vésicatoire simple ou mercuriel).

4° Si ces moyens échouent, ou bien si l'accident est ancien, passer, de chaque côté de l'articulation coxo-fémorale, un séton vertical de 25 à 30 centimètres.

Ou appliquer un séton à rouelle au niveau de la jointure malade.

Ou bien encore mettre un feu en pointes superficielles ou en raies sur toute la région coxo-fémorale.

5° Au bout de quinze-vingt jours, quand la marche est devenue plus facile, placer le malade en liberté dans un box spacieux; chaque jour, le promener au pas sur un terrain uni et dur jusqu'à la remise en service.

ANTISEPSIE CHIRURGICALE. — ASEPSIE.

L'*antisepsie* a pour objet de combattre les germes, d'empêcher leur développement et de neutraliser l'effet des poisons (toxines) qu'ils sécrètent.

L'*asepsie* a pour but de prévenir l'infection des plaies en détruisant au préalable les microorganismes qui sont susceptibles de les contaminer.

Dans la pratique journalière, le succès opératoire dépend de l'association des deux méthodes, qui, loin de s'exclure, se complètent.

Avant de pratiquer une opération quelconque, il faut :

1° Désinfecter les instruments et les objets de pansement ;

2° Désinfecter les mains de l'opérateur et des aides ;

3° Désinfecter le champ opératoire.

I. — Stérilisation des instruments.

Plonger les instruments pendant une demi-heure dans une solution bouillante de sel marin à 8-10 p. 100, de borate de soude à 2 p. 100, ou de glycérine à 10 p. 100 ; les retirer un à un avec une grande pince dont les mors auront bouilli, et les placer dans un plateau bouilli ou flambé, sur une serviette également bouillie.

Lorsque, l'intervention n'ayant pas été prévue, le temps presse, verser de l'alcool ou, à défaut, de l'eau-de-vie, du rhum, etc., dans une cuvette ou un plateau ; y plonger les instruments et allumer le tout. Pour éviter la détrempe des bistouris et des aiguilles, passer un à un ces instruments dans la flamme d'une lampe à alcool, plusieurs fois de suite ; si les instruments sont pourvus d'un manche de bois ou de corne, faire un nettoyage soigné du manche et flamber la lame ou la plonger quelques instants dans l'eau bouillante.

II. — Stérilisation des objets de pansement.

a. *Ouate hydrophile. — Ouate de tourbe. — Gazes antiseptiques.* — Elles sont livrées stérilisées dans le commerce.

b. *Étoupe*. — La faire bouillir dans une solution carbonatée pendant une demi-heure, ou la stériliser par la chaleur sèche dans le four à rôtir (on considère la stérilisation réalisée quand l'étoupe commence à roussir).

c. *Fil de Bretagne, soie, crins de Florence*. — Faire bouillir dans de l'eau simple ou carbonatée pendant une demi-heure et conserver dans de l'eau phéniquée à 3 p. 100.

d. *Drains*. — Les laver dans une solution de permanganate de potasse, puis les ébouillanter pendant vingt minutes dans de l'eau glycérinée à 10 p. 100 ; les conserver dans une solution d'acide phénique à 3 p. 100 ou de sublimé à 1 p. 1 000.

III. — Désinfection de l'opérateur et des aides.

1° Revêtir un sarrau et un tablier sortant de la lessive ; retrousser les manches au-dessus des coudes.

2° Après un curage soigné des ongles à sec, se laver les bras et les mains sous un filet d'eau courante avec du savon et une brosse, ou une serviette de grosse toile ; recommencer l'opération avec de l'eau bouillie chaude.

Ensuite, faire un lavage à l'alcool à 90° pour débarrasser la peau des matières grasses qui la recouvrent, puis un second lavage avec une solution de sublimé à 1 p. 1000.

3° Avant et pendant l'opération, éviter de porter les mains sur la peau des régions non préparées et de toucher des objets non désinfectés ; au cours de l'intervention les plonger de temps à autre dans une solution de biiodure de mercure à 4 p. 10 000.

IV. — Désinfection du champ opératoire.

Autant qu'il est possible, faire procéder à cette opération par un aide.

a. **Peau**. — 1° Brosser et savonner la région à l'eau bouillie, puis la raser s'il y a lieu ; dépasser la zone à opérer de quelques centimètres.

2° Enlever les poils et l'excédent de savon avec de l'eau bouillie ; laver ensuite à l'alcool à 80° ou à l'éther, puis avec une solution antiseptique : sublimé à 1 p. 1 000, biiodure à 1 p. 2 000.

3° Si l'on opère sur la région inguinale (cryptorchidie, hernie), circonscrire le champ opératoire par de grandes compresses bouillies ; couvrir tous les points où les mains et les instruments pourraient se poser une fois l'opération commencée. Entourer le sabot avec une serviette solidement fixée pour éviter la projection de souillures sur le champ opératoire.

b. **Pied**. — 1° La veille de l'opération, parer le pied à fond ; curer les lacunes.

2° Couper les poils sur la région coronaire. Faire une toilette soignée de la boîte cornée et de la couronne au savon et à la brosse ; laver ensuite avec une solution antiseptique.

3° Envelopper le pied de compresses trempées dans une solution antiseptique.

4° Le cheval couché, enlever les compresses, procéder à un second lavage à la brosse et au savon, puis à des irrigations antiseptiques.

c. **Vagin et utérus**. — 1° Savonner la vulve et l'anus.

2° Faire dans la cavité vaginale, à l'aide d'une douche d'Esmarch, des irrigations antiseptiques : crésyl à

2 p. 100 ; permanganate de potasse à 1 p. 1000 ; sublimé à 1 p. 3000 ; biiodure de mercure à 1 p. 10 000.

ARTHRITE SÈCHE ET DÉFORMANTE DU GRASSET

Définition. — Inflammation de l'articulation fémoro-tibiale caractérisée anatomiquement par la production d'ostéophytes et par l'usure des cartilages diarthrodiaux.

Éléments étiologiques. — L'arthrite sèche et déformante peut succéder à toutes les arthropathies ; elle paraît dépendre surtout d'un état spécial de la nutrition générale du sujet.

Signes cliniques. — Boiterie plus ou moins intense et continue, à évolution lente ; grasset plus ou moins volumineux ; gonflement des extrémités articulaires, notamment de la tubérosité interne du tibia.

L'affection a rarement une terminaison heureuse.

TRAITEMENT. — 1° Au début, prescrire le repos et faire, sur toute l'étendue de l'article malade, une application d'onguent vésicatoire simple ou mercuriel.

2° A une période avancée, quand les lésions ne permettent plus l'utilisation du malade aux allures vives, recourir d'emblée à la cautérisation superficielle en pointes ou en raies en ayant soin de dépasser les limites du mal.

3° Prescrire le traitement ioduré :

> Iodure de potassium..................... 3-10 grammes.

Par paquet ; n° 20. Un par jour dans un peu d'eau claire, vingt jours par mois, pendant plusieurs mois.

ARTHRITE TRAUMATIQUE

Définition. — Inflammation suppurative d'une articulation avec ouverture de celle-ci.

Éléments étiologiques. — Plaies pénétrantes ; corps vulnérant infecté. Cautérisation trop intense. Abcès péri-articulaires.

Signes cliniques. — Tuméfaction et sensibilité extrêmes de l'articulation ; engorgement œdémateux des régions environnantes. Plaie laissant écouler en abondance une synovie louche, rougeâtre ou purulente, fétide. Appui douloureux ou impossible ; lancinations. Fièvre violente ; inappétence ; amaigrissement rapide.

L'ankylose de l'article est la terminaison commune de l'affection.

Complications habituelles. — Fourbure. Infection purulente.

TRAITEMENT. — 1° Si l'infection de la jointure est peu profonde, mettre le malade à l'irrigation continue (*Voir* IRRIGATION CONTINUE, *page* 342).

2° Quand l'infection a gagné toute la synoviale, suspendre le malade et faire, sur toute l'étendue de la jointure affectée, une large application vésicante.

Trois ou quatre fois dans la journée, faire dans la fistule des injections antiseptiques : lusoforme à 2 p. 100, sublimé à 1 p. 1 000, ou bien

Biiodure de mercure....	ãã 0^{gr},50 centigr.
Iodure de potassium.....	
Eau bouillie.............	1 litre.

suivies chaque fois d'une injection d'eau oxygénée à 12 volumes.

S'il y a lieu, débrider la plaie articulaire pour assurer l'écoulement des sécrétions ; faire des contre-ouvertures dans les parties déclives et drainer les culs-de-sac.

3° Dès que la suppuration est tarie, s'il persiste de l'hydarthrose ou de la périostose péri-articulaire, appliquer un feu en pointes superficielles ou pénétrantes ; placer le malade en liberté dans un box spacieux.

Après un repos suffisant, remettre progressivement le malade en service.

4° Aux arthrites des extrémités qui s'accompagnent d'impotence fonctionnelle, opposer la névrotomie radiale, tibiale ou du sciatique.

Remarque. — L'arthrite suppurée laisse presque toujours après elle une ankylose plus ou moins étendue de la jointure.

BLEIME

Définition. — Altération des tissus vifs de la région des talons, surtout fréquente aux pieds antérieurs et du côté interne.

Éléments étiologiques. — Toutes les causes qui s'opposent au jeu régulier des parties postérieures du pied (abaissement et écartement des talons au moment de l'appui) et déterminent une surcharge ou une compression des parties vives (tissu podophylleux de la paroi et des arcs-boutants, tissu velouté). Fer trop court, dont les éponges, au lieu d'être soutenues par le bord plantaire des arcs-boutants, appuient sur l'extrémité des branches de la sole ou sur les barres : pied vieux ferré ; fer mal ajusté, dont les branches sont relevées en bateau ; fers munis de crampons ou à éponges nourries. Parer défectueux du pied : raccourcissement exagéré du talon ; parer inégal des deux talons ; amincissement outré de la fourchette. Abus de la garniture à la branche du dehors. Emploi irrationnel des caoutchoucs (talons et pneumatiques). Interposition de corps durs (cailloux et terre desséchée) entre la face supérieure du fer et la face inférieure de la sole entre la fourchette et la rive interne d'une des branches du fer.

Le renouvellement tardif de la ferrure, le raccourcissement insuffisant de l'ongle, la sécheresse de la corne, déterminent à la longue un mouvement de retrait de la substance cornée, une diminution de la circonférence du sabot, surtout en arrière, et une incurvation de la sole et des barres, toutes causes de compression des parties vives intra-cornées.

Le développement des bleimes est favorisé à un haut degré par certaines conformations de l'ongle : talons bas, évasés, sole plate ; talons hauts et étroits, fourchette atrophiée.

Signes cliniques. — Sensibilité exagérée de la région calcinienne à la percussion et à l'exploration avec les mors des tricoises ; chaleur anormale au niveau des parties douloureuses. Altérations diverses de la corne et des tissus sous-ongulés : pas de lésions apparentes ou seulement un aspect vitreux de la zone commissurale (*bleime foulée*) ; infiltration sanguine ponctiforme, tantôt limitée à la commissure et au kéraphylle de la région du quartier, de l'arc-boutant et de la barre, tantôt étendue à la corne solaire (*bleime sèche* ou *hémorrragique*) ; inflammation exsudative (*bleime humide*) ou suppurative (*bleime suppurée*) des tissus podophylleux et velouté ; altérations gangreneuses ou nécrosiques des tissus vivants sous-ongulés : membrane tégumentaire, phalange, cartilage complémentaire, aponévrose plantaire (*bleime compliquée*).

TRAITEMENT PRÉVENTIF.

1° Pour les *pieds larges et plats, à talons bas, écrasés*, prescrire un fer à branches couvertes et un peu prolongé au delà du contour des arcs-boutants ; parer simplement la pince, ménager les talons ; interposer entre le fer et la sole une plaque de cuir sous laquelle on introduira de temps à autre du goudron ou de l'onguent de pied pour entretenir la souplesse de la corne.

Renouveler la ferrure dès que les branches du fer sont devenues flexibles, afin que le pied soit toujours protégé par une armature résistante portant exclusivement sur le bord plantaire de la paroi.

2° Pour les *pieds étroits, à talons hauts, encastelés*, ordonner l'emploi de fers favorisant le jeu des parties postérieures de l'ongle (fer à éponges amincies, fer à croissant) ; ouvrir les talons et respecter l'intégrité de la fourchette.

TRAITEMENT CURATIF.

I. — Bleime simple, foulée ou hémorragique.

1° Parer le pied d'aplomb ; ouvrir le talon malade ; baisser de ce côté la paroi en quartier et en barre ; amincir la corne à l'aide du boutoir, de la râpe et de la rénette, sur les parties foulées ou comprimées et dans leur voisinage jusqu'à ce que la couche laissée cède sous la pression de l'ongle; éviter de mettre à nu les tissus vifs.

Si les altérations affectent plus particulièrement le velouté et le tissu cannelé de la barre, amincir également la branche correspondante de la fourchette.

2° Quand les lésions sont localisées à la paroi et à la sole, appliquer un fer à planche; donner à la branche qui correspond au talon malade une couverture en rapport avec l'étendue des altérations et une garniture suffisante pour rejeter sur le talon sain la plus grande partie des pressions; tenir juste la branche opposée.

Lorsque le mal siège plus particulièrement dans la région de la barre, appliquer un fer à branche couverte dépassant légèrement l'extrémité de l'arc-boutant; comme précédemment, donner une garniture calculée du côté malade et ferrer juste du côté opposé.

3° Recouvrir les parties amincies d'une couche d'onguent de pied ou de goudron de Norvège et de quelques plumasseaux d'étoupes maintenus par une plaque de cuir; si l'on a pratiqué une brèche à la paroi, la combler également avec des étoupades imprégnées d'un topique gras et maintenues en place par quelques tours de bande.

4° Mettre en service après quelques jours de repos si l'animal est utilisé à l'allure du trot, et immédiatement lorsque le pas est l'allure habituelle.

II. — Bleime humide.

1° Parer le pied comme il a été dit plus haut (couvrir le talon malade, baisser la paroi en quartier, réséquer la barre).

2° Amincir à pellicule la corne au niveau des parties décollées en dépassant largement les limites des altérations (paroi depuis la moitié postérieure des quartiers jusqu'à l'arc-boutant, angle de la sole; barre, branche correspondante de la fourchette).

Appliquer matin et soir un copieux cataplasme de farine de lin contenant 50 grammes de sulfate de cuivre, en poudre ou préalablement dissous.

3° Lorsque l'inflammation est en voie de résolution, panser comme précédemment et mettre en service quand la claudication a disparu.

III. — Bleime suppurée.

1° Parer le pied à fond; amincir à pellicule la corne dans toute l'étendue du décollement; ouvrir au pus une voie d'écoulement du côté de la surface plantaire.

Prescrire des cataplasmes antiseptiques (farine de lin et sulfate de cuivre) ou encore, matin et soir, donner un bain tiède d'une demi-heure dans une solution de sulfate de cuivre à 5 p. 100, de sublimé à 1 p. 1000, puis envelopper le pied avec des compresses imbibées de ces liquides.

2° Dès que la suppuration est tarie, appliquer un fer à branche couverte. Recouvrir toute la corne amincie d'un topique gras antiseptique (pommade phéniquée).

Au niveau de la plaie solaire, appliquer des étoupades trempées dans une solution antiseptique et maintenues par des éclisses; combler la brèche faite à la paroi et à l'arc-boutant avec des étoupades que l'on fixera par quelques tours de bande.

3° Quand la boiterie aura disparu, attacher le fer à demeure et panser comme il a été dit plus haut : topique gras, étoupes, plaque de cuir et ligature.

IV. — Bleime compliquée de gangrène limitée ou étendue des tissus vifs, de nécrose ou de carie de la phalange.

Signes diagnostiques. — Le défaut de l'appui, les lancinations, la tuméfaction de la couronne, l'hyperthermie sont les signes qui indiquent l'extension et la complication du processus.

TRAITEMENT. — Décider l'intervention immédiate. (Les lésions qui siègent sous la barre se propagent facilement au cartilage et à l'aponévrose plantaire, surtout sur les pieds à talons bas.)

1° Le malade fixé en position décubitale, mettre complètement à découvert les tissus malades en enlevant, à leur niveau, la corne décollée. Exciser au delà des limites de leur mortification les tissus podophylleux et velouté. Ruginer l'os du pied dans toute la zone infiltrée de pus ou frappée de nécrose.

2° La plaie détergée à l'eau bouillie ou avec une solution salée ou antiseptique, la saupoudrer d'iodoforme et appliquer un pansement maintenu en place par des éclisses et une ligature.

V. — Bleime compliquée de nécrose du coussinet plantaire ou de l'aponévrose plantaire.

Le malade entravé en position couchée, amincir à pellicule la corne de la sole et de la fourchette, ou mieux pratiquer la dessolure comme pour l'opération du clou de rue. — Extirper les tissus sphacélés en empiétant légèrement sur les parties vives. Si l'aponévrose plantaire est atteinte, pratiquer l'opération complète du clou de rue ; quand la nécrose remontant haut, on redoute l'ouverture du cul-de-sac inférieur de la grande gaine sésamoïdienne, limiter la résection de l'expansion tendineuse et passer, par le pli du paturon, un drain qui, dans la suite, permettra d'agir sur la lésion au moyen d'injections antiseptiques ou escarotiques.

La plaie soigneusement détergée, faire un pansement antiseptique, avec ou sans fer.

VI. — Bleime compliquée de nécrose du cartilage complémentaire de l'os du pied.

Si les altérations scutiformes sont peu étendues et limitées aux régions postérieures, extirper seulement les tissus nécrosés et panser antiseptiquement.

Lorsque le cartilage est atteint dans les régions antérieures, pratiquer l'opération classique du javart cartilagineux (*Voir page* 258).

Remarque. — Jusqu'à ce qu'il ait récupéré ses conditions normales, même si la marche est régulière, il faut soustraire le talon bleimeux à l'appui pendant quelque temps et le protéger des pressions pouvant venir du dehors par un pansement ou une plaque et l'application d'un fer spécial (fer à planche, fer à branche couverte).

BLESSURES DE HARNACHEMENT

Définition. — Lésions traumatiques de la peau et des tissus sous-jacents dues à une compression trop forte ou aux frottements répétés de certaines pièces du harnachement.

Éléments étiologiques. — Malpropreté des animaux ; mauvais entretien et ajustage défectueux du harnachement ; mauvaise confection du paquetage ou de la selle. Maigreur. Conformation défectueuse du dos (dos plongé, dos d'âne, dos de carpe). Insuffisance de dressage ou d'entraînement. Lymphatisme. Temps chauds favorisant la sudation.

Indications générales prophylactiques. — 1° Vérifier souvent le harnais : voir s'il est convenablement ajusté, si les panneaux de la selle et du collier sont bien rembourrés, si la matelassure n'est pas trop serrée ; si les cuirs sont propres.

2° Pour les animaux montés, sitôt la selle retirée, tapoter légèrement le dos et les reins avec les deux mains pour ramener la circulation dans les régions qui ont été comprimées.

3° Dès l'apparition de la moindre lésion supprimer, à ce niveau, le contact direct de la peau avec la partie vulnérante : recouvrir cette dernière avec de la toile cirée (très facile à nettoyer) ou de la peau de mouton. Faire rembourrer les parties voisines, ou bien pratiquer un évidement dans la matelassure (selle, collier); si cela est possible, supprimer momentanément la pièce ayant causé la blessure (sellette, croupière, dessus de cou, gourmette, etc.).

A. — Bosses.

Définition et signes cliniques. — Infiltration œdémateuse de l'épiderme se traduisant par une élevure cutanée de volume variable, très rarement chaude et douloureuse, surtout fréquente sur les animaux montés.

Éléments étiologiques. — Graviers ou faux plis de la couverture; animal trop ou mal sanglé ; position défectueuse du cavalier, mauvaise répartition de la charge de la selle, matelassure défectueuse, irrégulière du collier et des panneaux de la selle ; frottements répétés du collier quand celui-ci porte mal (collier trop grand ou trop étroit).

Complications possibles. — Cors.

Traitement. — 1° Rechercher la cause et, si cela est possible, la supprimer.

2° Faire un léger massage de la région tuméfiée avec la paume de la main enduite d'huile. La recouvrir ensuite soit d'une éponge mouillée, fréquemment arrosée et maintenue en place par un surfaix, soit d'un emplâtre de blanc d'Espagne et de vinaigre.

B. — Excoriations.

Définition et éléments étiologiques. — Blessures superficielles de l'épiderme causées soit par l'adhérence aux pièces du harnais (selle, sellette, dessus de tête) des poils mouillés par la sueur, soit par le frottement de parties mal ajustées (collier, bricole, avaloire, croupière).

Traitement. — 1° Tenir la région blessée dans le plus grand état de propreté. Plusieurs fois dans la journée faire des lavages antiseptiques (crésyl à 3 p. 100, sublimé à 1 p. 1000, permanganate de potasse à 1 p. 1000), puis appliquer un topique cicatrisant :

```
Bleu de méthylène.........................    4 grammes.
Alcool à 90°..............................   10     —
Glycérine.................................   30     —
```

ou

```
Acide picrique............................    1 gramme.
Alcool à 90°..............................   10  grammes.
Glycérine.................................   30     —
```

ou encore, sur les chevaux de robe grise :

```
Extrait de Saturne.....................  )
Teinture d'opium.......................  }  āā 15 grammes.
Glycérine..............................  )
```

C. — Durillons.

Définition et éléments étiologiques. — Indurations circonscrites de la peau, plus ou moins saillantes, siégeant généralement au niveau du dos et des reins, dues à des frottements réitérés du harnais.

Indications générales. — Ne traiter que les durillons gênant l'utilisation de l'animal ; pour les autres, évider à leur niveau la selle ou la sellette.

TRAITEMENT. — L'ablation est le seul traitement curatif.

Autoplastie du dos.

Technique. — Délimiter au bistouri un lambeau cutané,
en forme de côte de melon, englobant le durillon dans son
centre ; le disséquer et réunir les deux lèvres de la plaie par
une suture à points séparés. Protéger la région par un
pansement ouaté ou du collodion iodoformé.

D. — Cors.

Définition et éléments étiologiques. — Gangrène sèche et limitée
de la peau produite par la compression excessive et prolongée de
la selle ou du collier, surtout quand la matelassure de ces harnais
est mauvaise (rembourrage irrégulier).

Signes cliniques. — Parcheminement de la peau avec changement de direction des poils ; formation d'un sillon disjoncteur ;
élimination de la partie mortifiée ; plaie de profondeur variable,
suppurante, couverte de bourgeons charnus.

Complications possibles.—Lymphangites. Nécrose des tissus sous-
jacents (mal de garrot, mal d'encolure, mal de nuque).

I. — Cor simple.

TRAITEMENT. — 1° Si l'escarre se délimite facilement.
l'enlever en la disséquant avec les ciseaux ou le bistouri. Chaque jour, désinfecter une ou plusieurs fois la
plaie et la recouvrir avec un topique pulvérulent antiseptique :

Poudre de gentiane.........................	2 parties.
Salol................................	1 partie.

(Chevaux alezans ou bais.)

ou

Poudre de gentiane.........................	2 parties.
Poudre de charbon....................	
Salol	āā 1 partie.

(Chevaux noirs.)

ou enfin

Oxyde de zinc......................... ⎱
Salol................................. ⎰ ãã 1 partie.

(Chevaux gris.)

2° Si l'élimination du sphacèle est trop lente, activer l'inflammation par une friction vésicante (onguent vésicatoire simple ou mercuriel).

3° L'escarre tombée, traiter la plaie comme une plaie simple.

II. — Cor avec décollement de la peau.

1° Si la suppuration est abondante et s'il existe des bas-fonds étendus, les drainer pour faciliter l'écoulement du pus.

2° Faire plusieurs fois par jour une injection antiseptique (sublimé à 1 p. 1000, crésyl à 3 p. 100), suivie d'une injection d'eau oxygénée à 12 volumes.

3° Retirer la mèche dès que la suppuration est tarie et traiter la plaie comme une plaie simple.

[Habituellement, la partie sphacélée se détache sans intervention spéciale.]

BOITERIES OU CLAUDICATIONS EN GÉNÉRAL

Définition. — Irrégularité de la marche déterminée par l'inégalité ou l'impuissance d'action d'un ou de plusieurs des membres locomoteurs.

Éléments étiologiques. — 1° Inégalité dans la longueur des colonnes de soutien (absence de fer sous un pied, parer irrégulier ou inégal des sabots, application de fers n'ayant pas la même ajusture ni la même épaisseur). — 2° Lésions s'opposant au jeu régulier des articulations (arthropathies diverses, ankyloses, entorses, luxations, synovites, rétractions tendineuses (bouleture, arqûre) ou des rayons locomoteurs (fractures). — 3° Altérations s'accompagnant d'une recrudescence de la douleur au moment de l'appui (inflammation des tissus du pied, tendinites, ostéites, névrites, ajusture défectueuse, etc.). — 4° Impuissance musculaire (atrophies myopathiques, paralysies).

Signes cliniques. — Très variables et pouvant aller depuis une simple gène jusqu'à la cessation complète de l'appui. Suivant le degré de la claudication on dit que le cheval feint, boite, boite bas, boite à trois jambes.

a. **État du membre boiteux au repos.** — Instinctivement, l'animal soustrait plus ou moins, et proportionnellement à l'intensité du mal, le membre boiteux à sa fonction de support et reporte sur les membres sains toutes les pressions dont il est déchargé.

Le *membre antérieur* est porté en avant de la ligne d'aplomb (pointer) ou bien il est maintenu demi-fléchi à l'articulation du boulet (bouleture) ou fléchi au genou (arqûre), ou encore il repose sur le sol par la face antérieure de la paroi et de la couronne.

Le *membre postérieur* est maintenu demi-fléchi, reposant sur le sol par l'extrémité de la pince, ou bien porté dans l'abduction et appuyé sur la mamelle interne ; ou encore le canon est étendu sur la jambe, l'appui se faisant sur la face antérieure de la paroi et des phalanges.

Les *lancinations,* mouvements continuels d'oscillations d'avant en arrière pour les membres antérieurs, d'élévation et d'abaissement pour les postérieurs, traduisent une douleur aiguë et des altérations graves.

b. **État du membre boiteux pendant la marche.** — Visible au pas quand elle est intense, la claudication se décèle beaucoup plus facilement au trot. Pendant l'examen, le cheval doit être tenu à la main et conduit en ligne droite, en prenant la précaution de lui laisser un peu de liberté et de ne pas fournir de point d'appui à la tête ; le terrain pavé est la piste de choix.

Pour déceler certaines particularités de la boiterie, il est parfois nécessaire de surcharger un membre ou un bipède en mettant le cheval au galop, en le faisant tourner dans un cercle, en le faisant monter par un cavalier, en le faisant appuyer rapidement à droite ou à gauche, en le faisant tourner brusquement sur le membre boiteux ; l'exercice sur un terrain meuble (sol labouré, fumier) permet de rendre plus saillantes les irrégularités d'action des muscles des régions supérieures des membres.

L'observateur doit se placer de manière à voir le cheval boiteux par devant, par derrière et sur les côtés, son attention devant se concentrer alternativement sur les membres du bipède antérieur, postérieur ou latéral qui s'offrent à sa vue dans les différentes allées et venues de l'animal.

S'il s'agit d'un *membre antérieur*, la tête s'élève à chaque battue du membre malade et s'incline du côté opposé ; le membre sain a une battue plus intense, plus sonore et un appui plus prolongé qui coïncide avec l'abaissement de la tête.

Au *membre postérieur*, aux caractères précédents de durée de l'appui, d'étendue du pas et d'intensité de percussion du membre boiteux s'ajoutent, au moment du poser et du côté sain, un abaissement plus marqué de la croupe et une inclinaison de tête.

Détermination du siège de la boiterie.

a. **Examen direct**. — *Commémoratifs :* contusions ; glissades, chutes ; travail pénible ; maladies antérieures (rhumatisme, gourme, fièvre typhoïde, etc.) ; ferrure. *Attitudes du membre au repos :* pointer (fourbure, maladie naviculaire) ; bouleture (nerf-férure, synovites sésamoïdiennes, effort du boulet, périostites phalangiennes, bleimes) ; arqûre (osselet, synovites de la gaine carpienne) ; port en abduction (lésions de l'articulation de l'épaule ou des muscles voisins) ; appui en pince (lésions graves du pied, paralysie des extenseurs). *Attitude du membre pendant la progression :* port du membre en abduction (boiteries de l'épaule, de la hanche, accrochement de la rotule) ; écroulement du membre à l'appui (paralysies, ruptures tendineuses) ; impossibilité de la fermeture de l'angle fémoro-tibial et impuissance des muscles extenseurs de la jambe (déplacement de la rotule) ; disparition du synchronisme des mouvements d'extension et de flexion des articulations du grasset et du jarret (rupture de la corde du tibio-prémétatarsien et du tendon d'Achille), etc., etc.

Symptômes objectifs. — Changements de forme, de volume, de direction ou de continuité dans les régions ; modifications de la consistance, de la chaleur et de la sensibilité ; mobilité et bruits anormaux (crépitation et craquements). Caractère des plaies et du pus qui s'en écoule. Mouvements de flexion et d'extension des articulations.

Exploration du membre boiteux. — Commencer toujours par l'examen du sabot, même si la cause de la boiterie semble apparaître nettement dans une autre région.

Constater d'abord par le toucher si la chaleur du sabot est plus

élevée que celle du pied correspondant : explorer les artères du
canon (quand la cause de la boiterie réside dans le sabot l'artère est
plus tendue et ses battements sont plus vifs et plus serrés ; percuter la paroi au niveau des talons et des rivets en donnant de
légers coups de brochoir. Ensuite déferrer le pied : arracher les
clous un à un, les examiner avec soin ; être attentif aux différentes manifestations de sensibilité anormale qui peuvent se
produire (percussion du brochoir. pression des tricoises, efforts
de traction pour arracher le fer). Le fer détaché, parer l'ongle avec
le rogne-pied et le boutoir jusqu'à ce que la corne plantaire soit
susceptible de fléchir ; alors serrer méthodiquement le pied sur
toute sa circonférence, d'un arc-boutant à l'autre, entre les mors
des tricoises appliqués l'un sur la paroi et l'autre sur la sole, en
ayant soin de proportionner les pressions de l'instrument à la
résistance de la corne plantaire ; s'il existe de la sensibilité (retrait
du membre, contraction des muscles olécraniens), amincir la
corne à ce niveau avec la rénette, creuser jusqu'au vif une rainure
en deçà de la commissure qui marque l'union de la sole avec la
paroi (si le tissu réticulaire est le siège d'une inflammation séreuse
ou purulente la corne est moins résistante, de couleur jaune
citrin, imprégnée de sérosité, poreuse dans les parties profondes ; si on soupçonne une collection séreuse ou purulente,
creuser à fond pour donner issue au pus. Bien dégager les lacunes
de la fourchette. Si la cause de la sensibilité échappe, recommencer l'examen les jours suivants : en attendant ordonner des
cataplasmes ou des bains chauds 40-45° suivis d'un emmaillot-
tement du pied avec des compresses chaudes. (La boiterie
augmente s'il existe un foyer purulent, diminue s'il n'y en a pas.)

Pour éviter des erreurs irrémédiables, établir un rapport exact
et rigoureux entre l'intensité des symptômes observés et la suffi-
sance de la cause à laquelle on les rattache.

Explorer ensuite les fibro-cartilages sur toute leur étendue,
puis les phalanges (insertions ligamenteuses. points où se développent habituellement les formes, les périostoses).

Examiner enfin le boulet, les tendons, les os du canon (suros),
puis les articulations et les rayons supérieurs du membre ; déceler
la sensibilité en effleurant la région avec la pulpe des doigts ou
avec la main ou bien en effectuant des pressions manuelles plus
ou moins fortes. Faire exécuter à chaque articulation des mouvements de flexion, d'extension ou de latéralité.

Au niveau de l'épaule et de la croupe. exercer des pressions assez fortes, avec les doigts réunis, la sensibilité localisée aux parties profondes étant difficile à déceler en raison de l'épaisseur des masses musculaires ; porter ensuite le membre en abduction forcée (lors de déchirures musculaires, d'allonge, d'écart on provoque ainsi des réactions violentes) ou en extension complète (dans le cas de déchirures musculaires siégeant dans les muscles extenseurs le membre est difficilement ramené dans sa position normale).

Remarque. — Lorsque l'examen attentif de toutes les régions depuis le bas jusqu'en haut du membre n'a fait reconnaître aucune modification dans la forme, dans la consistance, dans le volume, dans la sensibilité ou la mobilité des parties qui autorise à conjecturer qu'elles sont le siège d'une lésion quelconque à laquelle la boiterie puisse être attribuée, alors, par induction, on admet que la cause de cette claudication réside dans les rayons supérieurs où l'épaisseur des couches musculaires s'oppose à une exploration aussi minutieuse que sur les rayons détachés du tronc; cette conclusion, juste dans certains cas, ne saurait être définitive, car il n'est pas rare de voir apparaître avec le temps, autour des articulations inférieures des membres, des tumeurs caractéristiques du travail morbide dont elles étaient le siège au moment de l'examen.

Quand une boiterie n'est pas accusée par des symptômes objectifs et que les symptômes rationnels ne suffisent pas à la caractériser, il faut songer que les lésions déterminantes des claudications sont relativement plus fréquentes dans certaines régions et c'est sur ces régions prédisposées que l'attention doit surtout se concentrer : membres antérieurs (pied, phalanges et leurs articulations, boulet, tendons suspenseurs, canon et genou); membres postérieurs (jarret, boulet, articulation rotulienne).

b. Injection de cocaïne sur le trajet des nerfs. — Il est possible de localiser les boiteries dont le siège échappe à l'exploration directe par *l'injection de cocaïne* sur le trajet des différents nerfs du membre.

Technique. — Le point d'élection est celui des différentes névrotomies. Habituellement les injections de cocaïne se font au niveau du boulet et du paturon.

Couper les poils s'ils sont trop longs, laver la région à l'eau tiède et au savon, puis à l'alcool et au sublimé.

Enfoncer dans la peau et d'un coup sec, de haut en bas, parallèlement au nerf plantaire et en arrière de celui-ci, le biseau tourné vers l'opérateur, une aiguille de seringue Pravaz préalablement flambée. Le tégument traversé, faire exécuter un demi-tour à l'aiguille pour diriger le liquide vers le cordon vasculo-nerveux. Injecter lentement, sur chaque nerf, 5 centimètres cubes de la solution suivante :

> Chlorhydrate de cocaïne............. 0gr,30-0gr,50 centigr.
> Eau bouillie .... 10 cent. cubes.

Lorsqu'elle siège en dessous du point d'injection, la boiterie disparaît au bout de dix à quinze minutes, puis réapparaît trente ou quarante minutes plus tard, le plus souvent augmentée.

Au niveau du médian et du sciatique les injections se pratiquent de la même façon ; mais, comme ces nerfs sont profondément situés, la solution ne les atteint pas toujours et les résultats sont ainsi moins certains.

Dans tous les cas il ne faut être affirmatif que si le résultat est positif.

Soins consécutifs. — Pendant quelques jours donner des douches en pluie pour faciliter la résorption de l'œdème qui persiste souvent au niveau des injections. Éviter de faire trotter l'animal sur le terrain dur pour se mettre à l'abri des fractures dans le cas où on se trouverait en présence d'une fêlure.

TRAITEMENT. — Nombreux, les moyens thérapeutiques varient suivant les indications spéciales qui se présentent ; les principaux moyens employés pour combattre les boiteries sont :

1° Les *cataplasmes* simples ou confectionnés avec une solution antiseptique (crésyl à 4 p. 100, acide phénique à 4 p. 100, permanganate de potasse à 1 p. 1000, sulfate de cuivre à 3-5 p. 100). Ils demandent à être arrosés plusieurs fois dans la journée (toutes les trois ou quatre heures) avec la solution antiseptique et renouvelés tous les jours au moins.

2° Les *lotions* froides, chaudes ou antiseptiques ; les *bains* froids ou chauds, simples ou antiseptiques et les *douches*.

3° Le *massage* méthodiquement pratiqué (lymphangites, lésions tendineuses, articulaires et synoviales).

4° Les *frictions irritantes* (alcool camphré, essence de térébenthine, embrocations) ou *révulsives* (dilutions de farine de moutarde, feux liquides).

5° Les *vésicants* (onguent vésicatoire simple ou mercuriel) et les *fondants* (pommade rouge, pommade iodo-iodurée, etc.) (exostoses).

6° L'*amincissement* ou l'*avulsion* de certaines parties de l'ongle ; le *creusement de rainures* au niveau de la paroi ; l'*ablation des tissus malades* (altérations nécrosiques des tissus vifs du pied).

7° L'application de *ferrures spéciales*.

8° Le *pansement antiseptique* des plaies, solutions de continuité, fistules, etc.).

9° La *section d'un tendon* lors de rétraction tendineuse (ténotomies plantaires, des fléchisseurs du métacarpe, de l'extenseur latéral des phalanges) ou d'un ligament (desmotomie cunéenne, desmotomie rotulienne).

10° L'*amputation d'un segment de nerf* (névrotomies des nerfs plantaires, du cubital, du médian, du sciatique, du tibial antérieur).

11° Le *feu* en pointes espacées et superficielles ou en pointes fines et pénétrantes ; le feu en raies.

Remarque. — Avant d'entreprendre le traitement d'une boiterie il faut toujours appliquer au sabot une ferrure rationnelle, que la claudication ait son siège dans le pied ou dans le membre.

BOULETURE

Définition. — Vice d'aplomb caractérisé par la fermeture de l'angle du boulet et le redressement des phalanges qui deviennent verticales, ou même obliques en bas et en arrière. On l'observe surtout aux membres antérieurs.

Éléments étiologiques. — Toutes les causes qui entraînent la suppression de l'appui normal et un certain degré de flexion permanente du boulet, amènent à la longue une rétraction des tendons fléchisseurs dont l'effort n'est plus combattu par les tendons antagonistes (extenseurs des phalanges) : altérations tendineuses (nerf-férure) ou osseuses (formes, périostoses) ; affections du pied (bleime, encastelure, maladie naviculaire); synovites (molettes tendineuses et articulaires). Parfois la bouleture est congénitale et ne relève d'aucune altération de l'extrémité.

Signes cliniques. — Le paturon est plus ou moins redressé (Bouleture au 1er degré) ou bien dévié en bas et en arrière ; l'angle du boulet est ouvert en arrière au lieu de l'être en avant, et une verticale abaissée de la face antérieure du boulet tombe sur le sabot (Bouleture au 2e degré) ou même en avant de celui-ci (Bouleture au 3e degré); quand on fait lever le pied opposé, le degré de la déviation s'accentue. Gêne dans les mouvements du membre ; raccourcissement du pas. Boiterie continue lorsque la déviation est accentuée (2e et 3e degrés).

I. — Bouleture au premier degré.

TRAITEMENT. — 1° Appliquer au pied un fer à pince prolongée et à éponges amincies pour permettre à la fourchette et aux talons de prendre contact avec le sol.

2° Instituer un traitement rationnel des altérations dont la bouleture n'est que la conséquence.

3° Promenades journalières au pas et de plus en plus longues, sur un terrain meuble ; si possible, mettre l'animal à la prairie ou dans un paddock.

II. — Bouleture aux second et troisième degrés.

1° Comme précédemment, obéir à l'indication causale ; pratiquer ensuite la *ténotomie plantaire*.

Ténotomie plantaire.

Technique. — *Préparation du pied*. — Parer à fond les talons et appliquer un fer à pince prolongée si on ne coupe que le perforant (ténotomie simple) ; adapter au pied un fer à crampons ou en col de cygne si on doit couper le perforé et le perforant (ténotomie double).

Instruments. — Ciseaux courbes. Ténotomes droit et courbe.

Assujettissement. — Coucher l'animal sur le côté opposé à celui où l'on opère ; laisser le membre bouleté dans l'entravon.

Lieu d'élection. — Au milieu du canon pour le membre postérieur, 2 ou 3 centimètres plus bas pour l'antérieur. Quand les tendons sont réunis par une couche d'induration, l'interstice qui sépare les deux organes est à la limite du tiers moyen et du tiers postérieur de la masse.

Préparation de la région. — Savonner et raser la peau ; laver à l'alcool et au sublimé.

Opération. — **Section du perforant**. — *a*. Se placer en avant du genou ou en arrière du jarret ; implanter le ténotome droit entre les deux tendons, au lieu d'élection, sans blesser la peau du côté opposé.

b. Le retirer en engageant, à plat sous sa lame, le ténotome courbe. Porter le tranchant de l'instrument vers le perforant en lui faisant décrire un quart de cercle sur son axe. Puis, prenant sur le canon un point d'appui avec le pouce, sectionner le perforant d'arrière en avant par un léger mouvement de bascule et de scie. (En provoquant l'extension forcée des tendons par une plate-longe fixée au sabot et tirée en avant, la section se trouve facilitée.)

Section du perforé. — Passer ensuite le ténotome courbe au même point, mais en arrière du perforé, entre la peau et le tendon, et sectionner le perforé comme le perforant.

Pansement. — Si la plaie est étanche, la fermer au collodion iodoformé et appliquer un pansement ouaté légèrement compressif ; lorsqu'il se produit une petite hémorragie, réunir les lèvres de la plaie par une épingle et un nœud de saignée au fil de Bretagne.

2° Laisser l'opéré au repos jusqu'à complète cicatrisation de la plaie tendineuse ; quand tout symptôme inflammatoire a disparu, promener chaque jour le cheval sur un terrain meuble. Attendre six semaines à deux mois pour la remise en service.

3° Il y a souvent avantage à associer, à la ténotomie, la névrotomie du médian *(Voir page* **221**), celle-ci supprimant d'emblée la sensibilité dans les régions endolories. Les deux opérations peuvent être pratiquées le même jour sans danger pour l'opéré.

BRULURE DE LA SOLE

Définition. — Altération du tissu velouté produite, pendant l'opération de la ferrure, par l'application trop prolongée ou répétée du fer chaud sur la région plantaire, surtout quand la sole est mince (pieds plats ou combles) ou trop parée.

A. — Brûlure au premier degré ou sole chauffée.

Signes cliniques. — Infiltration jaunâtre de la corne solaire, qui présente un grand nombre de porosités noirâtres ; suintement léger. Sensibilité de la sole à la pression et à la percussion. Boiterie, généralement peu accusée.

TRAITEMENT. — 1° Déferrer ; amincir la sole et envelopper le pied de compresses humides, que l'on arrosera fréquemment avec une solution antiseptique ou astringente (sulfate de cuivre à 3 p. 100, sublimé à 1 p. 1 000, eau blanche légère).

2° Quand la boiterie a disparu, appliquer un fer couvert convenablement ajusté ; recouvrir la sole d'une couche d'onguent de pied ou de goudron de Norvège et de plumasseaux d'étoupes maintenus par une plaque de cuir interposée entre le fer et le pied.

B. — Brûlures aux deuxième et troisième degrés ou sole brûlée.

Signes cliniques. — Infiltration jaunâtre de la corne solaire qui est décollée sur toute sa périphérie ; inflammation exsudative ou purulente du tissu velouté. Boiterie intense et même impossibilité de l'appui.

Complications possibles. — Gangrène diffuse du tissu velouté ; nécrose de l'aponévrose plantaire ; nécrose et carie de la phalange ; chute du sabot.

TRAITEMENT.

I. — Brûlure de la sole avec inflammation suppurative limitée du tissu velouté.

1° Déferrer, amincir la sole à fond, donner issue au pus par une brèche faite à la corne.

2° Prescrire des bains biquotidiens avec une solution antiseptique (sulfate de cuivre à 3 p. 100, sublimé à 1 p. 1000) et, dans l'intervalle, des compresses humides antiseptiques maintenues en place par quelques tours de bande.

3° L'inflammation éteinte et la boiterie disparue, panser avec un corps gras antiseptique (pommade phéniquée) et des plumasseaux d'étoupes maintenus en place avec une plaque de cuir et un fer très couvert pourvu d'une bonne ajusture.

II. — Brûlure de la sole avec lésions étendues et menace de gangrène du tissu velouté.

1° Le pied déferré, la corne amincie et enlevée sur toute l'étendue du décollement solaire, mettre le malade à l'irrigation continue ; faire couler en permanence de l'eau froide sur le pied en ayant soin de fixer le tube de caoutchouc qui conduit le liquide, de telle sorte que l'eau déterge incessamment les parties malades.

2° Quand toute inflammation a disparu, panser comme il a été dit plus haut.

III. — Brûlure de la sole avec nécrose aponévrotique, nécrose ou carie de la troisième phalange.

Les altérations se confondent avec celles du clou de rue pénétrant (*Voir* CLOU DE RUE, *page* 188).

BRULURES EN GÉNÉRAL

Définition. — Altérations des tissus vifs produite par l'action de la chaleur ou des substances caustiques.

Éléments étiologiques. — Liquides chauds ou bouillants ; solides portés à une haute température ou en ignition ; vapeurs ou gaz chauds ; fumées d'incendie. Caustiques chimiques (acides et bases).

A. — Brûlures externes.

Signes cliniques. — a. **Signes locaux.**

Premier degré. — Poils roussis ou brûlés ; inflammation érythémateuse légère ; tuméfaction de la peau.

Deuxième degré. — Phlyctènes avec infiltration des tissus environnants ; exfoliation de l'épiderme.

Troisième degré. — Mortification complète de la peau et des tissus sous-jacents (muscles, aponévroses, tendons, nerfs, vaisseaux, etc.). Escarres dures, se détachant lentement par suppuration.

b. **Signes généraux.** — Fièvre, abattement, inappétence.

Complications possibles. — Lymphangites, arthrites, synovites. Quand les altérations cutanées sont étendues, la mort peut survenir par asphyxie cutanée.

TRAITEMENT.

I. — Brûlures limitées du premier degré.

1° Plusieurs fois dans la journée, faire des lotions ou des aspersions antiseptiques froides (crésyl à 2 p. 100, acide phénique à 3 p. 100, acide borique à 3 p. 100), puis saupoudrer avec :

        Amidon.................................. } āā 50 grammes.
        Oxyde de zinc.......................... }

ou

        Amidon.................................. } āā 40 grammes.
        Oxyde de zinc.......................... }
        Salol.................................. 20   —

ou bien encore prescrire des lotions fréquentes avec une solution saturée d'acide picrique (à 12 p. 100 environ).

2° Si la région s'y prête (membres, dos, reins), recouvrir les surfaces brûlées de compresses laissées à demeure et renouvelées tous les jours ou tous les deux jours.

II. — Brûlures limitées du deuxième degré.

1° Évacuer le contenu des vésicules par une ponction en partie déclive faite avec une aiguille flambée ; ne pas détacher l'épiderme.

2° Faire, sur les régions affectées, des lotions antiseptiques (acide borique à 3 p. 100, acide thymique à 1 p. 100), puis appliquer une mince couche d'une pommade antiseptique (vaseline iodoformée, pommade phéniquée) ou saupoudrer avec :

$$
\begin{array}{lr}
\text{Acide borique} \dots\dots\dots\dots\dots\dots\dots\dots\dots & 10 \text{ grammes.} \\
\text{Sous-nitrate de bismuth} \dots\dots\dots\dots\dots \\
\text{Amidon} \dots\dots\dots\dots\dots\dots\dots\dots\dots\dots & \} \ \tilde{a}\tilde{a}\ 50 \quad —
\end{array}
$$

Pulvérisez et mélangez.

3° Si la suppuration s'établit, deux fois par jour au moins, laver les plaies avec une solution de sublimé à 1 p. 1000, puis les recouvrir avec l'un des topiques suivants :

$$
\begin{array}{lr}
\text{Iodoforme} \dots\dots\dots\dots\dots\dots\dots\dots & 1 \text{ gramme.} \\
\text{Antipyrine} \dots\dots\dots\dots\dots\dots\dots \\
\text{Acide salicylique} \dots\dots\dots\dots\dots & \} \ \tilde{a}\tilde{a}\ 4 \text{ grammes.} \\
\text{Vaseline} \dots\dots\dots\dots\dots\dots\dots & 50 \quad —
\end{array}
$$

ou

$$
\begin{array}{lr}
\text{Amidon} \dots\dots\dots\dots\dots\dots\dots\dots & 30 \text{ grammes.} \\
\text{Oxyde de zinc} \dots\dots\dots\dots\dots \\
\text{Salol} \dots\dots\dots\dots\dots\dots\dots\dots & \} \ \tilde{a}\tilde{a}\ 10 \quad — \\
\text{Sous-nitrate de bismuth} \dots\dots\dots
\end{array}
$$

III. — Brûlures au troisième degré.

1° Favoriser la délimitation des tissus frappés de mort par des lotions antiseptiques fréquentes. Si la région le permet (extrémité des membres), immerger, plusieurs fois par jour, les parties malades dans un bain antiseptique, puis recouvrir d'un pansement ouaté.

S'il y a lieu, achever la délimitation des escarres avec le bistouri ou les ciseaux.

2° Panser les plaies consécutives comme des plaies ordinaires (lavages antiseptiques, topiques cicatrisants et pulvérulents, pansements ouatés).

3° Traiter comme il convient les complications

locales (nécrose des tendons et des ligaments, synovites, arthrites).

4° Si la guérison doit être imparfaite et suivie d'infirmités incompatibles avec une utilisation rationnelle, faire de bonne heure le sacrifice du blessé.

IV. — Brûlures étendues avec dépression nerveuse, fièvre et phénomènes toxiques.

1° Soutenir les forces du malade ; lui donner du lait, de l'eau-de-vie (300 grammes par jour) ; présenter souvent à boire, alimenter le mieux possible.

2° Faire quatre ou cinq fois dans les vingt-quatre heures une injection de caféine :

```
Caféine........................ )
Benzoate de soude.............. }  ãã 0 gr. 50-1 gramme.
Eau distillée..................    10 cent. cubes.
```
5 à 10 cent. cubes en injection hypodermique.

3° Matin et soir, faire une injection sous-cutanée ou intraveineuse de 250 à 1000 grammes de sérum artificiel.

4° Traiter les brûlures comme il a été dit plus haut.

B. — Brûlures de l'arbre aérien.

Ce sont les plus graves de toutes, car elles entraînent souvent la mort rapide par asphyxie et intoxication. Elles s'observent principalement au cours des incendies.

1° Placer les malades dans un box spacieux, largement aéré, et même dehors si on ne dispose pas d'un local bien agencé. Proscrire la saignée.

2° Soutenir les forces par l'administration d'aliments alibiles et faciles à déglutir (lait, sucre, eau-de-vie) et par les lavements nutritifs.

3° Stimuler le système nerveux, s'il est déprimé, par des injections de caféine; combattre les phénomènes toxiques par les injections de sérum artificiel à doses fortes (2-4 litres par jour).

4° S'il y a lieu, pour éviter l'asphyxie, pratiquer la trachéotomie provisoire (*Voir* CORNAGE AIGU, *page* 199).

C. — Brûlures chimiques.

I. *Le caustique est un acide.* — Lotionner la région avec de l'eau savonneuse, ou bien avec une solution de carbonate de soude à 10 p. 100. Si la région s'y prête, pansement ouaté.

II. *Le caustique est une base.* — Neutraliser son effet par un acide (vinaigre à 20 p. 100, acide acétique à 5 p. 100, acide borique à 3 p. 100).

Panser les plaies consécutives comme il a été dit plus haut.

CAPELET. — HYGROMA DE LA POINTE DU JARRET

Définition et éléments étiologiques. — Inflammation aiguë ou chronique de la bourse séreuse sous-cutanée de la pointe du jarret ou du tissu conjonctif qui réunit en ce point la peau à la calotte fibreuse du perforé, le plus souvent d'origine traumatique (coups, ruades, frottements de la pointe du jarret contre les parois de la stalle ou les bat-flanc), quelquefois consécutive à 'anasarque ou à une lymphangite.

A. — Capelet récent œdémateux.

Signes cliniques. — Tumeur globuleuse, pouvant atteindre le volume d'une petite orange, chaude, sensible, œdémateuse sur toute son étendue, à évolution très rapide. Peu ou pas de boiterie.

TRAITEMENT. — 1° Obéir d'abord à l'indication causale : matelasser les parois de la stalle ou des bat-flanc;

empêcher l'animal de ruer (en entravant les membres postérieurs).

2° Atténuer les phénomènes phlegmasiques. Deux ou trois fois par jour, donner une douche en pluie de quinze à vingt minutes;

Ou bien faire une lotion d'eau blanche, d'eau alunée à 3 p. 100.

3° Appliquer ensuite, sur toute l'étendue de la tumeur, un emplâtre de blanc d'Espagne et de vinaigre.

4° N'interrompre le service du cheval que si l'hygroma est très développé.

B. — Capelet récent phlegmoneux.

Signes cliniques. — Au début, ceux de la forme précédente : ensuite fluctuation et œdème déclive. Boiterie plus ou moins forte.

TRAITEMENT. — 1° Laisser le malade au repos.

2° Sitôt la présence du pus dénoncée, ouvrir la poche par une ponction effectuée, en partie déclive, avec un cautère effilé chauffé à blanc.

3° Déterger matin et soir la cavité avec une solution antiseptique (acide phénique à 3 p. 100, crésyl à 3 p. 100, sublimé à 1 p. 1000).

Remarque.— L'incision large est à rejeter. En raison de la conformation de la région et des mouvements qui s'y produisent, la plaie opératoire n'a pas de tendance à se fermer; longtemps, elle est le siège d'une suppuration assez abondante, ses bords s'indurent et, souvent, les dimensions de la tumeur augmentent.

C. — Capelet kystique ancien et volumineux.

Signes cliniques. — Tumeur indolente plus ou moins volumineuse, uniformément fluctuante. Pas d'œdème périphérique. Claudication nulle.

Traitement. — 1° Évacuer aussi complètement que possible le contenu de la poche par une ponction au trocart, faite aseptiquement, le cheval immobilisé debout ou en position décubitale.

2° Injecter ensuite dans la cavité une solution légèrement irritante :

Teinture d'iode......................	30 grammes.
Iodure de potassium....................	5 —
Eau distillée bouillie...................	60 —

Malaxer la tumeur à la main pour que le liquide prenne contact avec toutes les parties de la membrane sécrétante.

3° S'il y a lieu, lorsque tous les phénomènes inflammatoires ont disparu, répéter la ponction et l'injection iodée.

D. — Capelet ancien, induré et de petites dimensions.

Signes cliniques. — Tumeur généralement peu volumineuse, dure, insensible à la palpation, sans œdème périphérique. Pas de boiterie.

Traitement. — 1° Laisser le malade au repos.

2° Faire, sur toute l'étendue du capelet, une application d'onguent vésicatoire mercuriel ou d'un mélange à parties égales de pommade rouge et d'onguent mercuriel double. Renouveler le traitement dès que l'inflammation produite par les vésicants est éteinte, et le continuer tant que la tumeur n'aura pas disparu.

Ou mieux, faire des applications du topique de Weber :

Goudron de Norvège.................	⎰ āā 45 grammes.
Savon vert...........................	⎱
Tanin.............................	10 —

Chaque jour, faire sur la tumeur un badigeonnage au pinceau ; ne pas interrompre le cours du traitement, même si des lambeaux d'épiderme se détachent. Ne pas interrompre le service du sujet.

CLOU DE RUE

Définition et éléments étiologiques. — Blessure de la région plantaire produite par un corps vulnérant quelconque (clou, tacots, fragments de silex, tessons de verre, etc.).

Signes cliniques communs à tous les traumatismes du pied. — Boiterie subite, plus ou moins intense suivant la région affectée, la forme, le degré de pénétration, le retrait ou la présence, dans les tissus, du corps vulnérant. Perforation de la corne de la sole ou de la fourchette, de forme et de dimensions variables. Écoulement par la fistule de pus noirâtre (lésion superficielle), blanchâtre (altérations nécrosiques), sanguinolent (lésion récente), quelquefois grumeleux, caillebolé et fétide (pus synovial).

Hyperthermie, inappétence, plaintes fréquentes, lancinations, décubitus permanent quand les lésions sont profondes ou étendues.

Anatomie topographique. — Pour faciliter la description des lésions traumatiques du pied, on est convenu de reconnaître dans la région plantaire trois zones distinctes.

1° **Zone antérieure.** — Les limites sont, en avant, la ligne commissurale et, en arrière, une perpendiculaire à l'axe du pied tangente à la pointe de la fourchette. On y trouve, de dehors en dedans et successivement : la sole, le tissu velouté, le réticulum plantaire, l'os du pied.

2° **Zone moyenne.** — Elle est limitée, en avant par la zone antérieure et, en arrière, par une ligne perpendiculaire à l'axe du pied et tangente à l'angle antérieur de la lacune médiane de la fourchette. Elle correspond aux organes suivants : le corps de la fourchette, l'extrémité des barres, les branches de la sole ; le tissu velouté, le réticulum plantaire ; le corps du coussinet plantaire ; l'aponévrose plantaire et, de chaque côté, les branches de la phalange ; la petite gaine sésamoïdienne ; la partie de l'os du pied postérieure à la crête semi-lunaire, le ligament interosseux et l'os naviculaire ; l'articulation du pied.

3° **Zone postérieure.** — Elle comprend la partie postérieure du pied ; limitée en avant par la zone moyenne, et en arrière par la partie postérieure des quartiers, les arcs-boutants et la base de la fourchette, elle renferme les organes suivants : les branches de la fourchette, les barres et la partie postérieure des branches de la sole ; le tissu velouté ; les branches du coussinet plantaire. et, sur les parties latérales. les bulbes cartilagineux et les apophyses rétrossales.

A. — Clou de rue récent avec boiterie peu intense.

TRAITEMENT. — 1° Si le corps étranger est fixé dans les tissus plantaires, le retirer. Déferrer. Parer le pied à fond : amincir à pellicule la corne dans toute la zone vulnérée. Débrider légèrement l'orifice de la fistule suivant l'axe du pied.

2° S'il s'agit d'un pied plat ou comble. ou si les lésions siègent dans la fourchette, empêcher l'appui par l'application d'un fer étroit et épais ou pourvu de crampons et fixé à quatre clous.

3° Matin et soir. appliquer un cataplasme de farine de lin préparé avec une solution antiseptique (sulfate de cuivre à 3 p. 100. sublimé à 1 p. 1000. crésyl à 3 p. 100).

4° Dès que la claudication a disparu. ferrer à demeure ; recouvrir la face inférieure du pied d'un topique gras (goudron. onguent de pied. pommade phéniquée) et de plumasseaux d'étoupes ou d'ouate maintenus en place par une plaque de cuir fixée sous le fer.

B. — Clou de rue récent et profond avec boiterie intense.

1° Retirer le corps étranger ; parer le pied. amincir à pellicule la corne tout autour de la blessure ; débrider largement l'orifice de la fistule. Appliquer. s'il y a lieu. un fer permettant de soustraire la zone malade à l'appui.

2° Deux ou trois fois par jour. donner un bain de quinze à vingt minutes dans une solution antiseptique tiède (sulfate de cuivre à 3 p. 100. sublimé à 1 p. 1000): dans l'intervalle des bains. disposer sur la région plantaire des compresses d'ouate ou d'étoupes imprégnées d'une solution antiseptique et maintenues en place par quelques tours de bande ou des éclisses. ou encore. appliquer un cataplasme de son ou de farine de lin préparé avec une solution antiseptique.

3° Si les douleurs sont intenses. s'il survient des lancinations. recourir à l'irrigation continue : le malade immobilisé dans l'appareil à suspension. faire arriver un courant d'eau continu sur la région plantaire; fixer le tube de façon que l'eau déterge constamment la plaie.

4° Lorsque l'appui est devenu normal et que la plaie ne suppure plus. ferrer à demeure et appliquer. sur le pied. un pansement antiseptique maintenu en place par une plaque de cuir ou des éclisses et quelques tours de bande.

C. — Clou de rue compliqué de la zone antérieure.

Signes cliniques. — Pus blanchâtre ou strié de sang. A l'exploration de la fistule avec la sonde l'instrument aboutit sur l'os du pied, tantôt rugueux, sonore à la percussion (nécrose), tantôt ramolli, friable, se laissant facilement pénétrer (carie). Boiterie intense ; lancinations, défaut de l'appui. Fièvre plus ou moins accusée.

TRAITEMENT. — 1° Décider de bonne heure l'intervention chirurgicale.

Technique. — Le cheval immobilisé en position décubitale, amincir la sole à fond ou mieux procéder à son avulsion ; exciser les parties mortifiées et ruginer la phalange en empiétant un peu sur les tissus sains.

Appliquer ensuite le fer et faire un pansement antiseptique.

D. — Clou de rue compliqué de la zone moyenne.

C'est le plus grave de tous les traumatismes du pied.

Signes cliniques. — Écoulement de pus blanchâtre, séreux ou sanguinolent (nécrose de l'aponévrose ou de l'os du pied), de synovie purulente (infection de la petite gaine). Tuméfaction péricoronaire chaude ; sensible et douloureuse, un peu œdémateuse, sur laquelle on voit se développer plusieurs points fluctuants qui finissent par s'abcéder et donner écoulement à du pus synovial (arthrite). Impossibilité de l'appui ; lancinations ; décubitus ; hyperthermie.

TRAITEMENT. — 1° Décider l'intervention chirurgicale immédiate.

Opération du clou de rue.

Technique. — *Instruments.* — Rénettes ordinaire et à gorge étroite : feuille de sauge double, à droite, à gauche : pinces à dents de souris ; érigne pointue : curette. Instruments de ferrure. Garrot en caoutchouc ou bande d'Esmarch pour l'hémostase.

Assujettissement et préparation de la région opératoire. — Le pied paré à fond, brossé, lavé, désinfecté, assujettir le malade en position décubitale ; fixer le membre à opérer en position simple ou croisée ; appliquer un lien de caoutchouc sur le canon ou au paturon.

Amincir à pellicule le plancher du sabot (sole, fourchette et barres) ou même l'extirper.

Opération partielle. — Débrider la fistule. A l'aide des pinces et de la feuille de sauge, exciser en côte de melon, de chaque côté de l'incision. le coussinet plantaire de façon à mettre à nu l'expansion du perforant. N'enlever que les fibres aponévrotiques nécrosées ou bien exciser dans toute son épaisseur la partie affectée de l'aponévrose. Si l'os naviculaire ou la partie de la phalange mise à nu est touchée, ruginer la surface malade, puis faire un lavage soigné de la gaine sésamoïdienne avec une solution antiseptique chaude. Panser ensuite comme il va être dit plus loin, pour l'opération complète.

Opération complète. — *a*. La sole modérément parée, pratiquer, en dedans de la ligne blanche, une rainure circulaire venant diviser les arcs-boutants. Inciser la corne dans le fond de la rainure et détacher la sole en pince en la soulevant avec le rogne-pied; la saisir avec les tricoises et, par un mouvement de bascule de l'instrument, arracher la corne du tissu velouté.

b. Faire maintenir le pied en extension, puis, avec la feuille de sauge double, sectionner le coussinet plantaire transversalement et obliquement d'arrière en avant (l'incision doit partir de la partie moyenne de la lacune médiane pour aboutir au bord postérieur de l'os naviculaire): détacher, puis enlever la partie antérieure de l'organe.

c. Sectionner ensuite l'aponévrose plantaire transversalement : diviser le lambeau antérieur sur la ligne médiane, en deux parties, et l'enlever en faisant, de chaque côté, une incision courbe rasant la crête semi-lunaire.

d. Ruginer la face inférieure du sésamoïde pour enlever la couche cartilagineuse qui la recouvre et la crête semi-lunaire, pour la libérer des fibres terminales de l'aponévrose plantaire.

Pansement. — Irriguer largement la plaie avec du sublimé à 1 p. 1000, la saupoudrer d'iodoforme et combler la brèche d'abord avec de la gaze iodoformée ou de l'ouate imbibée d'éther iodoformé, puis avec de l'ouate de tourbe ou des plumasseaux d'étoupes, le tout maintenu par un fer couvert, à éponges un peu longues, muni d'éclisses.

2° Renouveler le pansement au bout de cinq à six jours. Déterger la plaie au sublimé, puis à l'eau oxygénée à 12 volumes; panser ensuite à l'iodoforme. Espacer les pansements à mesure que la plaie se comble.

3° Surveiller et traiter les complications. S'il survient un abcès du paturon, l'ouvrir, le drainer et y faire des injections antiseptiques. Lorsque l'arthrite du pied est à craindre, mettre l'animal à l'irrigation continue.

4° Quand une douleur persiste au niveau de la cicatrice, empêchant l'utilisation du malade, amincir fréquemment la corne qui la recouvre, ou bien pratiquer la névrotomie plantaire ou celle du médian.

E. — Clou de rue compliqué de la zone postérieure.

Signes cliniques. — Sensibilité de la fourchette. Fistule laissant s'écouler du pus. Décollement des glômes de la fourchette. Gonflement des cartilages dans leur partie postérieure. La sonde, introduite dans la fistule, aboutit dans la fourchette, sur la base des cartilages ou sur les apophyses rétrossales.

TRAITEMENT. — 1° Amincir à pellicule la fourchette, les barres, les arcs-boutants et la sole.

2° Débrider la fistule parallèlement à l'axe du pied ; à l'aide des pinces et de la feuille de sauge, découvrir les parties nécrosées et les exciser.

3° Désinfecter la plaie ; appliquer un pansement antiseptique que l'on renouvellera en temps utile.

COLLECTION PURULENTE DES POCHES GUTTURALES

Définition et éléments étiologiques. — Unilatérale ou double et toujours secondaire, l'inflammation suppurative de la paroi des sacs gutturaux succède le plus souvent à des inflammations de voisinage (parotidites, pharyngites, abcès ganglionnaires) ; l'exsudat ne s'écoulant qu'en partie s'accumule et entretient l'inflammation.

Signes cliniques. — Jetage bilatéral, blanchâtre, floconneux, surtout abondant pendant la déglutition des aliments ou des boissons et n'adhérant pas aux naseaux. Glande sous-maxillaire allongée, indolente, assez dure, mobile sous la peau. Tuméfaction de la région parotidienne inférieure. Difficulté des mouvements de latéralité de la tête ; déglution pénible.

Complications possibles. — Cornage. Dyspnée. Asphyxie par compression du pharynx.

Le *diagnostic* peut être assuré par le *cathétérisme de la poche gutturale* à l'aide de la sonde de Günther.

Technique. — *Assujettissement.* — Laisser l'animal debout dans un travail, la tête légèrement étendue sur l'encolure, un tord-nez à la lèvre inférieure ; ou bien le coucher et soulever légèrement l'extrémité inférieure de la tête.

Opération. — *a.* Préciser d'abord, avec le curseur, la distance séparant l'entrée du nez de l'orifice antérieur de la trompe d'Eustache (elle est égale à celle comprise entre l'angle externe de l'œil et le naseau).

b. Introduire la sonde aseptisée et enduite de vaseline boriquée dans la cavité nasale, son extrémité recourbée dirigée vers la paroi inférieure ; quand le curseur est arrivé à l'entrée du naseau, faire exécuter à l'instrument une rotation en dehors de 90°, pour en diriger l'extrémité vers l'opercule fermant l'ouverture de la trompe ; ensuite, portant le manche vers la cloison médiane, chercher à introduire l'extrémité de la sonde dans la trompe par de petits mouvements en avant, en arrière et sur les côtés. La pénétration facile de l'instrument indique qu'il est engagé dans le conduit.

c. En retirant le manche, le pus contenu dans la poche s'écoule en partie.

TRAITEMENT. — 1° Il n'existe qu'un traitement : l'évacuation du pus accumulé dans la poche gutturale.

Technique. — *Instruments.* — Ciseaux ; pinces à dents de souris et à forcipressure ; bistouris droit et convexe ; deux érignes plates ; sonde cannelée, sonde en S. Aiguilles à suture.

Soie plate ou fil de Bretagne. Drain en caoutchouc fenêtré ou mèche de filasse bouillie.

Assujettissement. — L'opération peut être faite debout, mais il est préférable de coucher le cheval sur le côté sain ; enlever le licol et faire tenir la tête en extension.

Opération. — Raser, savonner et désinfecter la région.

A. Ponction directe. — Avec la pointe du bistouri droit faire, au centre de la tuméfaction parotidienne, une simple ponction cutanée ; porter dans cette ouverture le bec de la sonde cannelée et lui faire traverser les tissus jusqu'à ce qu'elle pénètre dans la cavité purulente (à ce moment, du pus s'écoule dans la rainure de la sonde) ; élargir le trajet en imprimant à la sonde des mouvements de latéralité, puis en la remplaçant par des ciseaux à pointe mousse dont on écarte les branches en les retirant.

B. Procédé de Viborg. — *a.* Au milieu du triangle de Viborg (limité en avant par le bord ascendant du maxillaire, en haut par le tendon du sterno-maxillaire, en bas par la veine glosso-faciale) et un peu au-dessous du bord inférieur de la parotide, inciser la peau et le peaussier parallèlement à ce bord, sur une longueur de 5 à 6 centimètres ; soulever modérément le bord inférieur de la glande et découvrir la poche en dilacérant le tissu conjonctif qui la recouvre avec la sonde ou l'index.

b. Ponctionner la poche gutturale avec le bistouri ou le trocart ; ensuite, élargir l'ouverture en avant et en arrière avec les doigts. Évacuer le pus et fixer dans la plaie un drain de caoutchouc fenêtré.

C. Hyovertébrotomie (Procédé de Chabert). — *a.* Inciser la peau immédiatement en avant du tiers moyen du bord de l'atlas sur une longueur de 3 à 4 centimètres ; à l'aide d'une érigne plate, faire tirer sur la lèvre antérieure de la plaie en avant et en bas ; amener ainsi l'angle supérieur de la plaie sur le tendon du petit complexus (qui doit être respecté) et diviser en dessous l'aponévrose sous-parotidienne en évitant la parotide et la veine auriculaire. Éloigner ou sectionner les rameaux nerveux des deux premières paires cervicales. Engager ensuite la lèvre antérieure de l'incision (peau, glande, aponévrose) dans l'érigne plate pour la faire tirer en avant ; porter l'index, face dorsale en dehors, sous l'aponévrose et le pousser en avant pour la décoller du petit oblique de la tête et du stylo-hyoïdien. Chercher alors à percevoir les points de repère : en avant la partie élargie de la grande branche de l'hyoïde, en arrière l'apophyse styloïde de l'occipital, entre les deux les muscles stylo-hyoïdien et digastrique.

b. Le bistouri droit tenu dans une direction oblique de haut en bas et d'arrière en avant, en diriger le tranchant vers la commissure des lèvres ; placer la pointe vers le centre du stylo-hyoïdien, la lame restant parallèle aux fibres musculaires, et l'enfoncer d'un centimètre environ. Enlever l'instrument et agrandir, avec le doigt, la ponction ainsi faite.

c. Introduire dans la poche l'extrémité d'une sonde en S ; pousser l'instrument sous la parotide et parallèlement à la direction de la glande en dirigeant l'autre extrémité vers l'oreille pour gagner le bord inférieur de la glande, puis le fond de la poche gutturale : la sonde vient alors faire saillie dans le triangle de Viborg. Ponctionner à ce niveau peau et aponévrose sous-cutanée, parallèlement au tendon du sterno-maxillaire, et débrider légèrement en avant. Placer un drain fenêtré dans l'œil de la sonde et le passer dans la poche ; fixer ce drain à la peau par quelques points de suture.

2° Plusieurs fois par jour, faire dans la poche des injections antiseptiques (permanganate de potasse à 4 p. 1000, crésyl et acide phénique à 2 ou 3 p. 100) ou encore :

Biiodure de mercure	0gr.50 centigr.
Iodure de potassium	1 gramme.
Eau bouillie	1 litre.

Varier fréquemment les solutions employées.

3° Si la guérison est lente à survenir, employer des solutions légèrement irritantes :

Teinture d'iode........................	30 grammes.
Iodure de potassium..................	5 —
Eau bouillie...........................	500 —

ou

Nitrate d'argent.......................	10 grammes.
Eau distillée bouillie..................	1 litre.

ou

Goudron soluble.......................	20 grammes.
Eau bouillie...........................	500 —

Pour une injection, matin et soir.

4° Ne laisser se cicatriser les plaies que lorsque la suppuration est complètement tarie ; s'il y a eu deux ouvertures, laisser d'abord se fermer l'orifice supérieur.

COLLECTION PURULENTE DES SINUS

Définition et éléments étiologiques. — L'inflammation suppurative de la membrane qui tapisse les cavités de la face (sinus maxillaires, sinus frontal) succède le plus souvent à des contusions (coups violents portés sur la tête, chutes), à la carie dentaire, à des tumeurs ou bien à des maladies infectieuses (gourme, morve) ; les sécrétions, ne s'écoulant qu'en partie, s'accumulent et entretiennent l'inflammation.

Signes cliniques. — Jetage unilatéral ou bilatéral, fétide et cailleboté, augmentant pendant le travail. Dans l'auge, glande allongée, indolente, assez dure, mamelonnée, mobile sous la peau. A la percussion des sinus, sensibilité et diminution de la résonance. Quelquefois bombement de la région.

En cas de doute, assurer le *diagnostic* par la ponction exploratrice du sinus maxillaire inférieur au point d'élection de la trépanation (*voir plus bas*), à l'aide d'une vrille ou de la tréphine.

Avant d'entreprendre le traitement, soumettre le malade à l'épreuve de la malléine pour éliminer la morve.

Traitement. — 1° Le seul traitement efficace est la *trépanation des sinus*.

Technique. — *Lieux d'élection*. — Sinus frontal : à la hauteur de l'œil et à égale distance de l'angle interne de l'œil et de la ligne médiane. — Sinus maxillaire inférieur : un peu en avant (vers le chanfrein) de la crête zygomatique et un peu au-dessus de son extrémité.

Instruments. — Trépan muni d'un curseur placé à 1 centimètre environ du bord de la couronne. Rugine ou rénette ; ciseaux courbes ; bistouri convexe ; pinces à dents de souris ; érignes pointues. Seringue à injections de 500 grammes.

Eau bouillie. Drain en caoutchouc fenêtré.

Assujettissement. — Coucher le malade sur le côté sain ; enlever le licol et faire porter la tête dans l'extension.

Opération. — *a*. La région étant rasée, savonnée et désinfectée, faire sur la peau, aux lieux d'élection, une incision en V à pointe dirigée vers la commissure des lèvres. Disséquer la peau, le tissu conjonctif, le périoste.

b. Enlever une couronne osseuse à l'aide du trépan, puis émousser le bord de l'ouverture avec la curette ou une rénette tranchante ; éviter la chute, dans les sinus, de la rondelle osseuse.

c. Perforer la mince cloison qui sépare les deux sinus maxillaires avec les ciseaux fermés. Rechercher s'il existe des fistules dentaires ou un néoplasme. Lors de carie dentaire repousser la dent malade. Si cela est possible, extirper les néoplasmes. (Les tumeurs de la face et des sinus sont souvent inopérables ; leur extirpation demande l'ouverture large des sinus et presque toujours les néoplasmes malins récidivent. Quand on est en présence d'un cas semblable, sacrifier le malade pour la boucherie.)

Pansement. — Irriguer largement les sinus à l'eau bouillie ; si l'hémorragie est abondante, tamponner à la gaze ; drainer les cavités avec un tube en caoutchouc fenêtré

2° Pendant la première semaine, faire matin et soir des irrigations d'eau bouillie tiède dans le drain, suivies chaque fois d'une injection antiseptique :

Crésyl..	15 grammes.	
ou Acide phénique..........................	10	—
ou Permanganate de potasse................	0^{gr},50	
Eau bouillie...............................	500 grammes.	

3° Les semaines suivantes, employer des solutions astringentes :

Sulfate de fer, de cuivre ou de zinc.......	15 grammes.	
Eau bouillie.............................	500	—

Varier souvent (tous les trois ou quatre jours) les solutions employées.

4° Si l'affection traîne en longueur, ordonner l'une des préparations suivantes :

Teinture d'iode..........................	30-40 grammes.	
Iodure de potassium....................	10	—
Eau bouillie...........................	500	—

Pour une injection le matin.

et

Extrait de Saturne......................	10 grammes.	
Eau bouillie...........................	500	—

Pour une injection, le soir.

5° Enlever le drain quand la sécrétion est tarie ; laisser d'abord se refermer la brèche supérieure, puis l'inférieure.

6° Remettre en service quand toute sécrétion a disparu depuis une dizaine de jours au moins.

CONTUSION DE LA SOLE

Définition et éléments étiologiques. — Meurtrissure du tissu velouté par des actions traumatiques portant sur la plaque

solaire, surtout fréquente aux pieds plats, combles, fourbus et à
sole mince.

Signes cliniques. — Sensibilité de la sole à la percussion. Infiltration sanguine de la corne. Boiterie d'intensité variable.

Complications possibles. — Gangrène du tissu velouté. Nécrose
et carie de la troisième phalange. Nécrose de l'aponévrose plantaire.

TRAITEMENT.

I. — Contusion de la sole au début, sans complications.

1° Déferrer; amincir la sole à pellicule en débordant
largement la région ecchymosée.

2° Recouvrir la corne amincie d'un corps gras (onguent
de pied, pommade phéniquée, goudron de Norvège) et
de quelques plumasseaux d'étoupes maintenus en place
par une plaque de cuir et un fer couvert. à ajusture
prononcée.

II. — Contusion de la sole avec boiterie forte et inflam-
mation exsudative du tissu velouté.

1° Le pied déferré, parer la sole à fond dans toute son
étendue ; amincir la corne à pellicule tout autour de la
zone enflammée.

2° Favoriser l'écoulement des sécrétions collectées
sous la sole par une brèche limitée faite à la corne.

3° Appliquer pendant quelques jours des cataplasmes
préparés avec une solution antiseptique (crésyl à 2 p. 100,
sulfate de cuivre à 3 p. 100, sublimé à 1 p. 1000) ou bien
envelopper le pied avec des compresses humides et
antiseptiques.

4° Panser ensuite avec un corps gras antiseptique et
protéger avec une plaque de cuir et un fer couvert
convenablement ajusté.

III. — Contusion de la sole avec gangrène du tissu velouté ou nécrose de la phalange et de l'aponévrose plantaire.

(*Voir* Clou de rue compliqué de la zone antérieure, *page* 187.)

CORNAGE

Définition. — Bruit anormal plus ou moins sifflant, continu, temporaire ou intermittent, accompagnant la respiration quand un obstacle quelconque est apporté au libre passage de l'air. Le rétrécissement du conduit aérien est la conséquence d'une maladie aiguë ou d'un obstacle momentané à l'entrée de l'air dans les poumons.

A. — Cornage aigu ou temporaire.

Éléments étiologiques. — Maladies aiguës des premières voies respiratoires (coryza, angine, trachéite, abcès péri et rétropharyngiens, collection purulente des poches gutturales); anasarque; fracture des os du nez avec enfoncement, phlébite de la jugulaire quand les racines de la veine sont atteintes, corps étrangers des cavités nasales, de la gorge et des parties supérieures de l'œsophage; abcès de la muqueuse nasale ou de la muqueuse trachéale; compression des pneumogastriques par une infiltration séreuse environnante.

Toutes ces causes agissent soit en comprimant les organes respiratoires, soit en rétrécissant les voies aériennes par suite d'un épaississement de la muqueuse, d'une infiltration plastique à sa surface, ou d'une infiltration séreuse ou purulente du tissu conjonctif sous-muqueux.

Signes cliniques. — Ronflement ou sifflement aigu perceptible à distance, généralement plus fort pendant l'inspiration. Dyspnée; respiration bruyante, pénible, laborieuse. Extension de la tête sur l'encolure, naseaux dilatés, facies grippé; flanc accéléré et entrecoupé. A ces signes particuliers s'ajoutent ceux de la maladie initiale.

TRAITEMENT. — 1° Obéir à l'indication causale; instituer un traitement approprié des affections inflammatoires de la gorge et du nez; s'il y a des abcès, les ponctionner. Extraire les corps étrangers retenus dans les cavités nasales, la gorge ou l'œsophage.

2° Placer le malade dans un box spacieux et bien aéré ou sous un hangar, et même en plein air.

3° Si l'asphyxie est menaçante, pratiquer la *trachéotomie provisoire*.

Technique. — *Instruments.* — Ciseaux courbes ; bistouris droit et convexe ; érignes mousses et érigne pointue. Tube à trachéotomie provisoire muni de rubans pour le fixer à l'encolure.

Assujettissement et lieu d'élection. — Tenir l'animal debout, les pieds antérieurs entravés ou simplement un pied levé ; tord-nez à la lèvre supérieure. Couper les poils ou les raser à la limite du tiers moyen et du tiers supérieur de l'encolure. Relever fortement la tête.

Opération. — **Procédé ordinaire.** — *a.* Faire sur la ligne médiane une incision cutanée de 5 à 6 centimètres ; bien découvrir la trachée en disséquant le tissu conjonctif sous-jacent.

b. Les lèvres de la plaie écartées avec des érignes, inciser transversalement le ligament interannulaire en y enfonçant le bistouri de gauche à droite, puis appliquer le tube dit « à trachéotomie provisoire » que l'on maintient en place par des bandes attachées autour du cou.

Soins consécutifs. — Chaque jour enlever le tube, déterger la plaie avec un linge imprégné d'une solution antiseptique ; remettre le tube après l'avoir débarrassé des mucosités qui l'encombrent.

Procédé rapide. — La tête maintenue en extension, enfoncer verticalement la pointe d'un bistouri droit dans un espace interannulaire et inciser à la fois la peau, les muscles et le ligament d'un coup de gauche à droite, puis de droite à gauche.

Appliquer ensuite le tube.

Remarque. — Le cornage aigu que l'on observe au début

de l'angine aiguë, notamment dans les formes à évolution rapide (laryngite striduleuse), est justiciable du *sérum antidiphtérique* de Roux. Un certain nombre d'observations de l'un de nous (M. Breton) sont probantes à cet égard; elles paraissent établir que l'emploi rapide de ce sérum à la dose de 40-50 centimètres cubes par jour permettrait d'éviter la trachéotomie provisoire dans beaucoup de cas.

B. — Cornage chronique ou permanent.

(Vice redhibitoiré compris dans la loi du 2 août 1884.)

Le rétrécissement aérien est dû à une lésion persistante.

Éléments étiologiques. — Paralysie du larynx par inflammation ou compression des nerfs récurrents (pneumonies, gourme, etc.) ; aplatissement de la trachée ; déformation du larynx. Tumeurs et corps étrangers des cavités nasales. Fourrages défectueux : gesse. Hérédité ?

Signes cliniques. — Respiration difficile, bruyante et sifflante, se faisant surtout entendre pendant les allures rapides ou le travail pénible et disparaissant avec le repos, quelquefois, au contraire, se montrant au repos et disparaissant avec l'exercice.

A l'auscultation des naseaux, du larynx ou de la trachée, perception d'un bruit anormal à sifflement sec, ou sourd et ronflant.

TRAITEMENT. — 1º Rechercher d'abord la cause du cornage et la traiter si possible. Enlever les corps étrangers et les tumeurs nasales, changer le fourrage, etc.

Si le cornage est consécutif à une maladie inflammatoire aiguë de l'appareil respiratoire et paraît avoir son origine dans une paraysie ou une compression du récurrent, instituer un traitement ioduré un peu prolongé :

Iodure de potassium...................... 5-10 grammes.

Pour un paquet ; nº 20. Vingt jours par mois, un par jour dans un peu d'eau claire.

Continuer la cure pendant plusieurs mois, si la gêne respiratoire n'est pas incompatible avec le travail.

2° Quand la médication longtemps employée reste sans effet, pratiquer la *trachéotomie permanente*.

Technique. — *Instruments, assujettissement, lieu d'élection* comme pour la trachéotomie provisoire (*Voir page* 199).

Opération. — *a*. La tête fortement relevée, inciser la peau sur une longueur d'environ 6 centimètres ; séparer les muscles sterno-hyoïdiens et sterno-thyroïdiens, et mettre à nu la trachée en disséquant le tissu conjonctif qui la recouvre.

b. Implanter l'érigne aiguë dans un ligament interannulaire, enlever avec le bistouri droit la moitié inférieure de l'anneau supérieur, puis la moitié supérieure de l'anneau inférieur, en faisant sur chacun d'eux une incision semi-elliptique.

c. Engager d'abord la canule inférieure du tube, puis la canule supérieure, en ayant soin de ne pas faire fausse route entre la trachée et les plans musculaires voisins.

Soins consécutifs. — Chaque jour retirer le tube, laver la plaie avec un linge et une solution antiseptique, puis remettre un tube propre. Deux tubes sont nécessaires pour la bonne exécution de ces manœuvres ; avoir soin de bien nettoyer le tube que l'on vient de retirer et de le laisser baigner dans une solution antiseptique jusqu'au lendemain.

Note. — Contre le cornage lié à l'hémiplégie laryngienne, *l'aryténoïdectomie* est à essayer, mais elle donne des résultats inconstants. La technique de cette opération a été bien décrite par les professeurs Cadiot et Almy dans la *Thérapeutique chirurgicale des animaux domestiques*.

COUPER

Définition et signes cliniques. — Irrégularité d'allure dans laquelle le sabot du membre en action vient toucher plus ou moins fortement le membre opposé.

Éléments étiologiques. — Jeune âge, manque d'entraînement, épuisement, usure ; vice de conformation (chevaux serrés du devant ou du derrière, excès de volume du sabot); aplombs défectueux (panardise, cagnardise, genoux de bœuf); mauvaise ferrure (garniture exagérée, rivets mal incrustés, fer mis de travers). Engorgement des extrémités inférieures.

Traitement. — 1° Obéir à l'indication causale : laisser reposer les chevaux fatigués ; remonter les sujets usés, soumettre les jeunes à un entraînement méthodique. Parer le pied suivant les règles; redresser l'aplomb, donner aux fers une garniture rationnelle ou employer des fers dépourvus de garniture (fers Lafosse, Poret, etc.); incruster les rivets.

2° Traiter la blessure comme une plaie simple; protéger la région vulnérée (guêtres à la marchande pour le boulet, guêtres ordinaires ou flanelles pour le canon ou le genou).

3° Si le défaut se renouvelle et tient à un vice d'aplomb, modifier le fer.

a. Rechercher la région contondante : l'examen du fer ou de la corne montre un poli spécial, et souvent des traces de sang. La région contuse étant recouverte de blanc d'Espagne délayé dans de l'eau, ou bien de goudron, la partie vulnérante du fer vient, si on fait trotter l'animal, se couvrir de blanc ou de noir.

b. Tronquer cette région en ligne droite et râper la paroi de court ; arrondir à la lime le bord inférieur de la rive interne.

c. Fixer, entre le fer et la paroi, un protecteur en cuir (protecteur Ducasse) ou en caoutchouc (protecteur Lacombe).

CRAPAUD

Définition. — Affection du pied caractérisée par une inflammation chronique, hypertrophique et exsudative de la membrane tégumentaire sous-ongulée, par une marche insidieuse et envahissante, et par la destruction partielle ou complète du plancher du sabot.

Éléments étiologiques. — Lymphatisme. Humidité et malpropreté du sol (boue, terrains marécageux) ou des écuries.

Signes cliniques. — Suintement nauséabond dans la lacune médiane, puis dans les lacunes latérales du pied. Décollement de la sole. Enlevée ou détruite par usure, la corne furcale laisse apparaître le velouté enflammé, couvert de végétations exubérantes (fics), parfois encore garni de faisceaux cornés tortueux (ergots), et sécrétant une matière blanchâtre, caséeuse, fétide, se détachant facilement par le grattage.

Le décollement peut gagner l'extrémité inférieure des lames podophylleuses et progresser sous la paroi jusqu'au bourrelet.

Accroissement anormal de l'ongle et évasement du sabot. Très rarement boiterie.

TRAITEMENT. — 1° Mettre à nu le tégument malade sur toute son étendue.

Technique. — *a.* Immobiliser le cheval dans un travail, ou bien le coucher et fixer le membre en position convenable. Assurer l'hémostase par l'application d'un lien de caoutchouc au-dessus du boulet.

b. Parer le pied à fond. Avec la rénette et la feuille de sauge enlever toutes les parties de corne décollées ; amincir la corne saine environnante. Si l'inflammation a gagné les feuillets de chair, creuser la face interne de la paroi avec une rénette à gorge étroite et pousser l'amincissement au delà des parties décollées.

c. Exciser les végétations (fics ou ergots) en ne laissant que la couche réticulaire du tégument. Appliquer un fer léger, à éponges prolongées.

d. Déterger la plaie avec une solution antiseptique (sublimé à 1 p. 1000, acide phénique à 3 p. 100), la recouvrir de calomel, d'iodoforme ou mieux de phénoforme, et faire un pansement compressif, à l'ouate ou à l'étoupe, maintenu en place par des éclisses fixées entre le fer et la paroi, et par quelques tours de bande.

2° Lever le pansement au bout de deux ou trois jours : gratter la couche blanchâtre, caséeuse qui recouvre les parties malades avec un instrument mousse (ciseaux courbes, spatule de la sonde cannelée), sans faire saigner.

3° Faire, sur toute l'étendue du tégument malade, une application légère d'acide azotique fumant, de pâte de Plasse (mélange à parties égales d'acide sulfurique et d'alun), de caustique Vivier (protochlorure d'antimoine, 1 gramme ; acide chlorhydrique, 10 grammes) ou de formol à 20 p. 100 ; ensuite pansement à l'étoupe ou à l'ouate modérément compressif.

Renouveler le pansement tous les quatre ou cinq jours.

4° Dès que la sécrétion sanieuse a disparu et que la plaie est devenue finement granuleuse sur toute son étendue, substituer aux caustiques les antiseptiques (calomel, iodoforme, salol) ou les astringents (alun calciné, tanin).

5° Prescrire un traitement interne de longue durée, arsenical ou ioduré.

> Acide arsénieux .... $0^{gr},50$-2 grammes.

Pour un paquet : n° 20. Un par jour, le soir, dans un peu de son frisé, vingt jours par mois.

> Iodure de potassium..................... 2-5 grammes.

Pour un paquet ; n° 14. Une semaine sur deux, un paquet matin et soir dans la boisson.

6° Sitôt que le malade peut être utilisé, le faire travailler régulièrement, veiller à la propreté du sol du box ou de la stalle ; tenir la litière très propre.

CRAPAUDINE

Définition. — Inflammation chronique proliférante des bourrelets principal et périoplique, aboutissant à une perversion de la sécrétion cornée.

Éléments étiologiques. — Tempérament sanguin ou nerveux. Arthritisme. Traumatisme des bourrelets; irritations légères et réitérées exercées à la couronne, à l'origine de l'ongle.

Signes cliniques. — En regard de la pince et des mamelles, au niveau du bourrelet périoplique d'abord, puis du bourrelet principal, corne rugueuse disposée irrégulièrement, fendillée, creusée de fissures transversales; épaississement et bombement de la paroi. Formation, sur la peau de la couronne, d'une mince couche de corne se creusant de fissures et pouvant suinter. Décollement du biseau. Boiterie plus ou moins intense quand la lésion est ancienne.

TRAITEMENT. — 1° Au début, faire sur la surface malade des applications journalières d'onguent de pied, de goudron de Norvège, d'huile de cade ou encore d'huile de foie de morue.

2° Quand la néoformation cornée est épaisse et suintante, l'amincir à pellicule avec la râpe ou la rénette ; cautériser légèrement les parties malades avec de l'acide azotique pur, du chlorure de zinc à 1 p. 10, ou avec une solution aqueuse saturée d'acide picrique. Appliquer un pansement, à l'étoupe ou à l'ouate, maintenu par quelques tours de bande passant en arrière des talons. Renouveler le pansement tous les cinq ou six jours, tant que la corne pousse écailleuse et sèche.

3° Lorsque les altérations anciennes résistent à ces moyens, employer la cautérisation actuelle. Le pied lavé soigneusement et essuyé, passer légèrement et rapidement le plat d'un cautère cutellaire rougi au feu sur la surface altérée; en promener le tranchant dans les fissures les plus larges. Renouveler l'opération tous les cinq ou six jours.

4° Prescrire un traitement interne :

        Acide arsénieux...................... 0gr,50-2 grammes.

Pour un paquet : n° 20. Un par jour dans un peu de son frisé, une semaine sur deux.

Iodure de potassium...................... 5-10 grammes.

Pour un paquet : n° 20. Un par jour dans un peu d'eau claire, vingt jours par mois.

Continuer l'administration médicamenteuse pendant plusieurs mois.

CREVASSES

Définition. — Solutions de continuité de la peau, étroites, allongées transversalement et plus ou moins profondes, siégeant le plus souvent dans le pli du paturon, parfois au-dessus du boulet, au pli du genou (*malandres*), au pli du jarret (*solandres*), aux ars (*fraiement aux ars*), le plus souvent dues à une inflammation érythémateuse ou eczémateuse du tégument.

Éléments étiologiques. — Malpropreté (écuries mal tenues, travail dans la boue). Applications de topiques vésicants. Prises de longe ; opération des crins et tonte des extrémités ; action irritante des boues, surtout pendant la saison froide et lorsque les boues sont sableuses. État diathésique spécial (arthritisme et lymphatisme).

Signes cliniques. — Tuméfaction, rougeur et sensibilité de la peau ; suintement fétide, agglutinant les poils. Fissures transversales plus ou moins profondes, donnant écoulement à un liquide séro-purulent. Boiterie plus ou moins intense.

Complications possibles. — Lymphangite.

TRAITEMENT PRÉVENTIF. — 1° Éviter de faire les crins pendant l'hiver et dans la saison pluvieuse, surtout chez les chevaux qui travaillent dans la boue et restent long-temps dehors.

2° A la rentrée à l'écurie, laver les membres à l'eau tiède et les sécher avec soin.

Éviter, dans l'application de préparations irritantes ou vésicantes, de souiller le pli du genou, du jarret, du paturon ; oindre ces régions avec un topique gras (vaseline neutre antiseptique, populéum) pour les protéger contre l'action irritante des sécrétions et du pus.

Traitement curatif.

A. — Crevasses du paturon et du boulet.

I. — Dermatite du paturon et du boulet avec gerçures superficielles et suintement séro-purulent, accompagnée ou non de lymphangite.

1° Couper les poils à mi-longueur avec des ciseaux. Laver la région à l'eau tiède et au savon blanc ; bien rincer.

2° Appliquer ensuite, pendant quelques jours, des cataplasmes de miel et de son maintenus en place par un pansement peu serré ; les renouveler matin et soir.

3° Lorsque la sécrétion morbide est tarie, enduire les parties malades avec de la glycérine iodée, du glycérolé d'amidon ou de la vaseline picriquée ; puis appliquer un pansement à l'ouate, que l'on renouvellera tous les deux jours jusqu'à guérison complète.

II. — Crevasses étendues et profondes du boulet et du pli du paturon.

1° Prescrire le repos absolu.

2° Faire la toilette de la région malade ; laver ensuite les plaies avec une solution antiseptique (sublimé à 1 p. 1000, acide phénique à 3 p. 100), les recouvrir d'iodoforme ou de salol, puis appliquer un pansement protecteur ouaté.

3° Lorsque les plaies sont en bonne voie de cicatrisation et que l'épiderme commence à les recouvrir, substituer aux antiseptiques les pansements à la glycérine iodée, à la solution picriquée à 5 p. 100 ou à la teinture d'aloès.

4° Renouveler les pansements tous les deux ou trois jours. Remettre le malade en service quand la guérison est complète.

III. — Crevasses anciennes, à bords cornés, sans tendance à la cicatrisation et paraissant liées à un état constitutionnel.

1° Avec le bistouri ou la feuille de sauge, amincir le plus possible les amas épidermiques qui entourent les plaies.

2° Faire chaque jour, sur toute la région malade, une friction de pommade mercurielle double ; protéger par un pansement.

3° Si l'affection est tenace et résiste au traitement mercuriel, provoquer une inflammation substitutive par une application de vésicatoire mercuriel. La phlegmasie ainsi développée une fois éteinte, débarrasser la région des croûtes, puis panser à la glycérine iodée, à la vaseline picriquée, à la teinture d'aloès jusqu'à complète cicatrisation.

4° Instituer une médication interne :

> Acide arsénieux...................... 0gr,25-2 grammes.
>
> Pour un paquet ; n° 20. Un par jour, le soir, dans un peu de son frisé.

et

> Bicarbonate de soude.................. 10-50 grammes.
>
> Pour un paquet : n° 15. Un par jour dans la boisson ou le barbotage.

B. — Crevasses du pli du genou. — Malandres.

Marche. — En raison de leur situation dans une région soumise à des mouvements continuels de flexion et d'extension, leur cicatrisation est plus ou moins lente ; elles deviennent fréquemment calleuses.

TRAITEMENT. — 1° Prescrire, autant que possible, le repos.

2° Tenir la région malade très propre ; chaque jour panser avec un topique cicatrisant (pommade picriquée, vaseline salicylée à 1 p. 10, glycérine iodée au quart).

3° Aux malandres anciennes, opposer les frictions répétées de pommade mercurielle double.

C. — Crevasses du pli du jarret. — Solandres.

Même marche et même traitement que précédemment.

D. — Fraiement aux ars.

On l'observe particulièrement sur les chevaux fins, à la suite de la tonte et en été.

TRAITEMENT. — 1° Faire la toilette soignée de la région à l'eau tiède et au savon blanc ; bien rincer.

2° Si le suintement est abondant, saupoudrer avec une préparation absorbante et antiseptique :

```
Amidon.............................  (
Oxyde de zinc.....................  (  aa 50 grammes.
Iodoforme ........................  5      —
```

3° La sécrétion tarie, faire chaque jour des applications de glycérine iodée au quart ou de glycérine salicylée à 10 p. 100 jusqu'à guérison complète.

EAUX AUX JAMBES

Définition. — Dermatite chronique, hypertrophique et exsudative des extrémités digitales.

Éléments étiologiques. — Régions marécageuses ; travail dans la boue ; écuries humides et mal entretenues. Membres dépigmentés, à poils longs. État constitutionnel : lymphatisme, arthritisme.

Signes cliniques. — Au début, engorgement de la région du paturon et du boulet ; suintement fétide de la peau à ce niveau ; hérissement des poils qui s'agglutinent en pinceaux. Plus tard, végétations arrondies, dénudées, grisâtres ou rougeâtres, réunies en grappes, débutant dans le pli du paturon pour remonter au boulet et jusqu'au canon ; poils raréfiés, venant faire saillie entre les granulations sous forme de pinceaux agglutinés par une sérosité purulente, grisâtre, d'odeur nauséabonde.

Complications possibles. — Lymphangite. Javart cutané, crevasses. Crapaud.

Traitement.

I. — Eaux aux jambes récentes, avec fics peu volumineux et sclérose peu marquée de la peau.

1° Faire une toilette soignée de la région ; couper les poils, laver la peau à l'eau tiède et au savon blanc.

2° Deux fois par jour, donner un bain de quinze à vingt minutes dans une solution antiseptique tiède : sublimé à 1 p. 1 000, crésyl à 3 p. 100, sulfate de cuivre à 3 p. 100.

Dans l'intervalle des bains, protéger la région malade avec des compresses d'étoupe ou d'ouate trempées dans le liquide antiseptique ou dans une solution alcoolique saturée d'acide picrique.

3° Lorsque l'inflammation est apaisée et la sécrétion morbide moins abondante, prescrire des pansements journaliers avec l'une des préparations suivantes : liqueur de Villate, sulfate de cuivre à 5 p. 100, acide picrique en solution aqueuse saturée.

4° Faire travailler régulièrement le malade ou le promener longuement chaque jour.

II. — Eaux aux jambes anciennes avec hypertrophie papillaire et induration marquée du tégument.

1° Savonner, laver et désinfecter la peau ; la débarrasser de la matière sanieuse qui la recouvre ; bien essuyer.

2° Faire, sur toute l'étendue de la dermatite, une application d'onguent vésicatoire.

3° Au bout d'une semaine, faire tomber les croûtes par un savonnage à l'eau tiède ; lotionner ensuite, deux fois par jour, la région avec la solution suivante :

Sulfate de cuivre......................... 50 grammes.
Vinaigre de vin........................... 1 litre.

4° Exciser les fics volumineux en les enserrant avec un lien élastique.

5° Instituer une médication arsenicale et iodurée :

Acide arsénieux..................... 0gr,25-2 grammes.

Pour un paquet : n° 20. Vingt jours par mois, un paquet par jour dans un peu de son mouillé.

Iodure de potassium..................... 4-10 grammes.

Pour un paquet : n° 7. Une semaine sur deux, un par jour dans un barbotage.

6° Si la saison est bonne, faire travailler le cheval modérément, mais régulièrement.

ÉCART. — ENTORSE SCAPULO-HUMÉRALE

Définition. — Affection caractérisée par une boiterie résultant de la distension ou de la déchirure du ligament capsulaire de l'épaule, ou des tendons et des muscles qui l'environnent.

Éléments étiologiques. — Contusions ; chutes sur le côté ; embarrures, glissades en avant ou en dehors. Efforts violents.

Signes cliniques. — Boiterie d'intensité variable, plus forte sur un terrain dépressible (piste, prairie, fumier, etc.). Pas raccourci, membre porté en dehors pendant la marche (faucher) et au repos ; appui plus prolongé du membre malade, se faisant par toute la face plantaire du sabot. Sensibilité et quelquefois tuméfaction au niveau de l'épaule et du bras. Douleur vive quand le membre est porté en abduction ou en extension forcée.

TRAITEMENT. — 1° Prescrire le repos absolu. Obliger le malade à rester debout en l'attachant au râtelier à deux longes ; immobiliser les membres antérieurs en les réunissant par des entravons fixés au paturon.

2° Si la claudication est récente et peu intense, donner sur la région, deux ou trois fois par jour, une douche en pluie de dix minutes ; appliquer ensuite un large emplâtre de vinaigre et de blanc d'Espagne ;

Ou bien, faire pendant le même temps des lotions d'eau chaude (45-50 degrés) suivies d'un massage de dix minutes.

3° Lorsqu'après quelques jours de ce traitement la boiterie persiste avec ses caractères primitifs, faire, sur la face externe de l'épaule et de l'avant-bras, au niveau de l'articulation scapulo-humérale, une large application révulsive (charge Lebas, feu liquide) ou vésicante (onguent vésicatoire simple ou mercuriel, pommade rouge).

4° Si ces moyens échouent ou bien si l'affection est ancienne, passer deux sétons de 20 centimètres à la face externe de l'épaule, l'un en avant de l'articulation, l'autre en arrière ;

Ou un séton entourant toute l'épaule (*séton de Gaullet*) ;

Ou bien un séton à rouelle au niveau de la jointure malade ;

Ou encore mettre un feu superficiel en pointes ou en raies sur toute la région scapulo-humérale.

5° Au bout de quinze à vingt jours, quand la marche

est devenue plus facile, placer le malade en liberté dans un box spacieux pourvu d'une litière peu abondante et ordonner des promenades journalières au pas, sur un terrain uni et dur, jusqu'à la remise en service.

ÉCRASEMENT DU PIED

Éléments étiologiques. — Pressions énormes exercées de haut en bas sur la couronne et la muraille par une roue de voiture, un chasse-corps de tramway ou un corps lourd tombant à terre.

Signes cliniques. — Boiterie intense. Sensibilité très grande ; suffusions sanguines au niveau de la ligne blanche ; meurtrissure de la peau ou du bourrelet ; arrachement partiel de la paroi. Parfois crépitation (fracture de la troisième phalange ou du sésamoïde).

Complications possibles. — Gangrène des tissus vifs ; nécrose et carie osseuses. Arthrite suppurée. Forme cartilagineuse ; périostite phalangienne. Faux quartier.

TRAITEMENT.

I. — Écrasement du pied sans plaie.

1° Déferrer le pied. Envelopper l'extrémité avec des plumasseaux d'étoupes imprégnés d'une solution astringente (eau blanche, alun cristallisé à 4 p. 100) et arrosés fréquemment avec cette solution. Quand la boiterie est très intense, immobiliser le malade dans l'appareil à suspension et soumettre la région vulnérée à l'irrigation continue.

2° S'il survient une tuméfaction de la couronne et un décollement du biseau, amincir la paroi au-dessous du bourrelet avec une râpe demi-ronde ou une rénette, sur une largeur de plusieurs centimètres.

3° S'il se produit des altérations des tissus vifs (suppuration et gangrène du tégument plantaire, nécrose et carie osseuses), faire un large amincissement de la paroi en regard des parties malades et intervenir suivant chaque cas particulier (exciser la corne décollée; extirper les foyers gangreneux en empiétant légèrement sur les parties saines; ruginer la phalange). Panser ensuite antiseptiquement (*Voir* Seime, *page* 303).

4° Traiter comme il convient les exostoses qui se développent à la couronne (*Voir* Formes coronaires, phalangiennes, cartilagineuses, *page* 231).

II. — Écrasement du pied avec plaie.

1° Déferrer le pied; couper les poils du paturon et de la couronne, laver le sabot; amincir la paroi tout autour des régions meurtries; enlever la corne décollée.

2° Déterger les plaies par un lavage soigné à l'eau bouillie; donner ensuite un bain antiseptique tiède pendant quinze ou vingt minutes dans une solution de crésyl à 2 p. 100, de sublimé à 1 p. 1000, d'acide phénique à 3 p. 100.

3° Toucher les parties cruentées à l'eau oxygénée à 12 volumes; saupoudrer avec de l'iodoforme, du salol ou de l'acide borique pulvérisé et faire un gros pansement ouaté.

4° Pratiquer une injection sous-cutanée de 10 centimètres cubes de sérum antitétanique; la répéter dix jours après.

5° Renouveler les pansements aussi souvent qu'il est nécessaire; régulariser la pousse de la corne. Traiter les complications pyémiques ou nécrotiques qui peuvent survenir.

6° Le sabot réparé, pratiquer, s'il persiste une boiterie, la névrotomie haute (simple ou double), ou celle du médian.

EFFORT DU BOULET. — ENTORSE DU BOULET

Définition. — Affection caractérisée par la distension ou la dilacération des ligaments de l'articulation du boulet sans changement de rapport des surfaces articulaires.

Éléments étiologiques. — Toutes les causes capables d'exagérer les mouvemements de la jointure au delà des limites physiologiques: faux appui, glissades en dedans ou en dehors, efforts de tirage, mouvements violents effectués pour dégager un pied pris dans un obstacle ou fixé à la barre du travail, chutes.

La bouleture favorise le développement de l'affection.

Signes cliniques. — Au moment de l'accident, douleur vive et subite, diminuant ensuite et se localisant au niveau des insertions ligamenteuses; boiterie intense. Sensibilité, chaleur et gonflement œdémateux de volume variable, quelquefois très rapide épanchement sanguin intra et extra-articulaire), parfois tardif (infiltration séreuse péri-articulaire, hydarthrose, hydropisie des synoviales tendineuses). Au repos, port du membre en avant et en dehors, le boulet en demi-flexion. Marche pénible, hésitante. Fièvre de réaction plus ou moins forte.

Complications possibles. — Bouleture. Périostoses. Molettes.

Traitement.

I. — Effort du boulet récent avec boiterie peu intense et gonflement articulaire minime.

1° Prescrire le repos absolu.

2° Entourer l'articulation d'une bande de flanelle modérément serrée, permettant un certain degré de mobilité articulaire.

3° Matin et soir enlever la bande et donner un bain local d'un quart d'heure dans de l'eau chaude (45 à 50 degrés); si le malade craint le calorique, porter progressivement la température de l'eau au degré indiqué par l'addition d'eau chaude.

4° Aussitôt après le bain, faire un massage centripète

pendant quinze minutes : frictionner d'abord légèrement avec le plat de la main jusqu'à diminution suffisante de la sensibilité; après, effectuer des pressions méthodiques légères, puis de plus en plus fortes, avec les pouces et l'éminence thénar. Appliquer ensuite la bande de flanelle en l'enroulant dans le sens du courant veineux et dans toute l'étendue de la zone infiltrée.

5° Continuer le traitement jusqu'à disparition de la douleur et diminution notable du gonflement.

6° Laisser alors le malade en liberté dans un box ; le promener chaque jour sur un sol meuble jusqu'à la remise en service.

II. — Effort du boulet grave avec douleurs assez vives, gonflement péri-articulaire volumineux et épanchement intra-articulaire.

1° Envelopper l'articulation avec une couche de ouate hydrophile maintenue en place par une bande élastique (flanelle, tissu caoutchouté, tricotine) enroulée dans le sens du courant veineux, autour du membre et sans tractions, en prenant soin d'imbriquer les tours dans le tiers de leur hauteur.

2° Arroser fréquemment ce pansement avec une solution astringente froide (eau blanche, solution d'alun cristallisé à 3 p. 100).

3° Quand la douleur a notablement diminué, pratiquer deux fois par jour une séance de massage de dix minutes, en continuant dans l'intervalle la compression ouatée.

4° Dès que la douleur a disparu et que la claudication est devenue peu intense, mobiliser l'article et prescrire des promenades sur un terrain meuble; laisser le malade en liberté dans un box spacieux.

III. — Entorse grave avec déchirures ligamenteuses et épanchement peu abondant dans l'articulation et la gaine tendineuse.

1° Immobiliser le malade ; l'attacher au râtelier.

2° Faire sur toute l'étendue de la jointure, en dépassant légèrement ses limites, une application d'onguent vésicatoire simple ou mercuriel.

3° Lorsque l'inflammation substitutive développée par le vésicatoire est éteinte et que la peau a été libérée des croûtes, faire, deux ou trois fois par jour, un massage de dix minutes et mobiliser l'article ; laisser le malade en liberté et le promener progressivement.

IV. — Effort du boulet ancien, avec induration péri-articulaire plus ou moins étendue, hydropisie synoviale, hydarthrose et boiterie persistante.

1° Si la lésion primitive n'a pas été traitée par les vésicants, recourir à ces agents thérapeutiques.

2° En cas d'échec, ou d'emblée si les altérations sont étendues, appliquer un feu en raies ou un feu en pointes superficielles.

3° Si les troubles fonctionnels persistent malgré ces moyens, recourir à la névrotomie du médian ou à celle du sciatique (*Voir* NERF-FÉRURE, *page* 221).

EFFORT DU JARRET. — ENTORSE TARSIENNE

Définition. — Affection caractérisée par la distension ou la dilacération des ligaments latéraux et du ligament postérieur de l'articulation tibio-tarsienne, avec ou sans inflammation consécutive des surfaces d'insertion de ces ligaments.

Éléments étiologiques. — Efforts violents, ruades, glissades, démarrages, sauts.

Signes cliniques. — Boiterie subite et généralement forte, raideur du jarret. Chaleur et sensibilité très vive à la palpation. Gonflement œdémateux généralement léger et peu étendu.

(L'éparvin, la jarde et la courbe ont souvent pour origine l'entorse tarsienne.)

TRAITEMENT. — 1° Laisser le malade au repos absolu : l'attacher au râtelier.

2° Faire sur toute l'étendue de la jointure, sauf dans le pli, une application vésicante (onguent vésicatoire simple ou mercuriel).

3° Lorsque ce traitement échoue et que le périoste enflammé donne naissance à des végétations osseuses, recourir à la cautérisation superficielle en pointes ou en raies.

4° Accorder au malade une convalescence un peu longue et, si la saison le permet, un séjour de plusieurs semaines à la prairie.

EFFORT DE TENDONS
Nerf-férure. — Tendinite plastique.

Définition. — Inflammation aiguë ou chronique de l'appareil desmo-tendineux de l'extrémité inférieure des membres (tendons fléchisseurs, brides de renforcement, suspenseur du boulet) déterminée par la distension ou la dilacération des fibres constitutives de ces organes de soutien.

Éléments étiologiques. — Distension outrée des cordes tendineuses sous l'action du poids du corps et de la force d'impulsion : démarrage, allures rapides, saut, surtout quand le jeu normal des articulations phalangiennes est gêné par des altérations osseuses (formes, périostoses ou synoviales synovite chronique de la grande gaine sésamoïdienne). Traumatismes. Altérations parasitaires (filaire réticulée).

Signes cliniques. — Boiterie plus ou moins accusée, continue et persistante, plus forte pendant le travail. Gonflement diffus étendu à tout le canon ou bien circonscrit, limité à une portion du tendon ou à la bride carpienne. Chaleur, sensibilité, souvent très forte, à la pression manuelle ou digitale. Déformation de la ligne postérieure du canon.

Complications. — Bouleture par rétraction des tendons. Encastelure par inaction du membre.

TRAITEMENT.

I. — Nerf-férure récente avec engorgement limité et boiterie peu intense (Tendon chauffé .

1° Prescrire le repos absolu.

2° Enrouler autour du membre, au niveau de l'altération tendineuse, dans le sens du courant veineux et sans tractions, une bande de flanelle ou de tissu élastique dont on imbriquera les tours dans le tiers de leur hauteur.

3° Matin et soir, enlever la bande et donner un bain local d'un quart d'heure dans de l'eau chaude dont la température sera portée graduellement à 50-55 degrés ;

Ou bien, si, en raison de l'indocilité du malade, la région affectée ne peut être baignée, l'envelopper pendant un temps égal avec des compresses imbibées d'eau à la même température.

4° Aussitôt après le bain ou la compresse, massage centripète pendant quinze minutes : frictionner légèrement la peau avec le plat de la main pour émousser la sensibilité, ensuite pratiquer des pressions méthodiques d'abord légères, puis de plus en plus fortes, avec le pouce et l'éminence thénar.

5° Continuer ce traitement jusqu'à la disparition du gonflement, de la douleur et de la boiterie.

6° Laisser le malade en liberté dans un box spacieux et ordonner des promenades journalières de plus en plus longues, jusqu'à la remise en service qui ne devra jamais être prématurée.

II. — Nerf-férure grave avec engorgement étendu, sensibilité vive et boiterie intense.

1° Si l'on dispose d'un cours d'eau ou d'un pédiluve. y conduire le malade trois ou quatre fois par jour et l'y laisser au moins une heure chaque fois. Dans l'intervalle des bains, appliquer des compresses trempées dans une solution astringente (eau blanche, alun cristallisé à 3 p. 100) ou bien encore un emplâtre de vinaigre et de blanc d'Espagne.

2° Dès que la chaleur locale a disparu. prescrire la compression élastique et les massages biquotidiens.

3° Si les produits épanchés dans les tissus sous-cutanés et péritendineux ne se résorbent pas rapidement, faire, tous les deux ou trois jours. sur les tendons, une friction avec de l'onguent mercuriel ou de la pommade iodo-iodurée ;

Ou bien encore ordonner une large application vésicante (onguent vésicatoire simple ou mercuriel. pommade au biiodure de mercure).

III. — Nerf-férure grave, avec boiterie forte, induration persistante et redressement du boulet.

1° Sitôt les phénomènes aigus calmés, envelopper le tendon avec un large vésicatoire simple ou mercuriel ;

Ou bien appliquer le feu : cautérisation superficielle en pointes ou en raies (raies transversales ou légèrement obliques).

2° Pour éviter des rechutes toujours graves, accorder une longue convalescence ; ne remettre les malades en service que trois semaines au moins après la disparition de tous les troubles locaux et fonctionnels.

3° Parer le pied d'aplomb dans le sens transversal,

raccourcir la pince et laisser aux talons toute leur hauteur. Si les talons sont bas, appliquer un fer pourvu de petits crampons.

IV. — Nerf-férure ancienne avec rétraction tendineuse et bouleture (tendinite chronique).

1° Appliquer d'emblée un feu en raies ou en pointes fines et pénétrantes, en dépassant largement la zone malade.

2° Si l'on échoue, pratiquer la névrotomie du médian (membre antérieur), ou celle du sciatique (membre postérieur).

Technique. — *Instruments.* — Ciseaux courbes; bistouris droit et convexe ; sonde cannelée : érignes plates ; pinces à dents de souris et à forcipressure. Aiguille à suture. Soie ou fil de Bretagne bouilli.

Névrotomie du médian. — *Assujettissement.* — Coucher l'animal sur le côté à opérer; porter le membre de dessous en avant à l'aide d'une plate-longe. Couper et raser les poils au niveau de la région opératoire, désinfecter la peau.

Lieu d'élection. — Sur le milieu de la face interne de l'avant-bras, le long du bord postérieur du radius et le plus haut possible.

Opération. — *a.* Inciser la peau, le tissu conjonctif et la portion musculaire du sterno-aponévrotique sur une longueur de 4 à 5 centimètres. Tamponner la plaie pour arrêter l'hémorragie consécutive : on aperçoit au fond l'aponévrose antibrachiale.

b. Ponctionner l'aponévrose avec la pointe du bistouri droit au niveau de la commissure inférieure de la plaie. Passer la sonde cannelée sous l'aponévrose en la dirigeant dans l'axe du membre et débrider cette membrane sur toute la longueur de la plaie en faisant glisser le bistouri sur la sonde.

c. Disséquer et isoler le nerf qui généralement vient faire hernie; le charger sur la sonde et le réséquer sur une longueur de 3 à 4 centimètres en commençant par l'extrémité supérieure.

Pansement. — Désinfecter la plaie, la fermer par deux ou trois points de suture musculo-cutanée et la recouvrir d'éther iodoformé, puis de collodion.

Si l'hémorragie est abondante, pincer la veine et retenir, avec les points de suture, un pansement compressif qu'on laissera en place pendant deux jours.

Névrotomie du sciatique. — *Assujettissement.* — Coucher l'animal sur le côté à opérer et porter le membre superficiel sur l'antérieur correspondant. Raser, savonner et désinfecter la région opératoire.

Lieu d'élection. — Sur la face interne du jarret, à un travers de main au-dessus du calcanéum et immédiatement en arrière de la masse musculaire.

Opération. — *a.* Faire une incision cutanée de 4 à 5 centimètres parallèle au tendon des jumeaux situé un peu plus en arrière.

b. Ponctionner avec la pointe du bistouri droit, au niveau de la commissure inférieure de la plaie, l'aponévrose jambière qui, à cet endroit, est dédoublée en deux lames superposées. Passer la sonde, dirigée dans l'axe de l'incision, sous la lame inférieure et inciser les deux portions de l'aponévrose.

c. Aller, avec la sonde, à la recherche du nerf qui, le plus généralement, est voisin de la veine. L'isoler en le disséquant, le charger sur la sonde et le réséquer sur une longueur de 3 à 4 centimètres.

Pansement. — Arrêter l'hémorragie consécutive, presque toujours appréciable; désinfecter la plaie, la suturer à la soie et la recouvrir d'éther iodoformé, puis de collodion.

Soins consécutifs. — S'il survient un peu de suppuration ordonner, matin et soir, des affusions antiseptiques (sublimé à 1 p. 1000, acide phénique à 3 p. 100) et recouvrir ensuite la plaie d'éther ou de collodion iodoformé.

3° Lorsque la nerf-férure se complique de bouleture au deuxième et au troisième degré, recourir d'emblée à la névrotomie et faire en même temps la ténotomie simple ou double (*Voir page* 173).

ENCASTELURE

Définition. — Altération du pied, surtout commune aux membres antérieurs, caractérisée par l'étroitesse générale du sabot ou seulement par le rétrécissement des quartiers et des talons, et par une atrophie plus ou moins prononcée des tissus vifs sous ongulés.

Éléments étiologiques. — Parer défectueux du pied dans l'opération de la ferrure affaiblissement des arcs-boutants, des barres et de la fourchette); raccourcissement insuffisant de l'ongle ; application de fers trop épais s'opposant à l'appui de la fourchette sur le sol ; ajusture exagérée gênant les mouvements d'expansion latérale des talons ; renouvellement tardif de la ferrure. Inaction prolongée. Périostoses; formes cartilagineuses. Atrophie de la fourchette. Sécheresse de la corne. Hérédité.

Signes cliniques. — Diminution du diamètre transversal du sabot portant sur toute l'étendue de celui-ci encastelure totale ou bien seulement sur les quartiers et les talons (encastelure partielle ; sur un seul (encastelure unilatérale ou sur les deux côtés du pied (encastelure complète,; sur les régions supérieures du pied (encastelure coronaire) ou bien sur la partie inférieure du sabot (encastelure plantaire). Chevauchement fréquent du talon le plus étroit sur son congénère. Atrophie de la fourchette, obliquité des barres, concavité de la sole. Au repos, membre porté en avant de la ligne d'aplomb. Claudication d'intensité variable, pouvant s'atténuer pendant le travail. Si les deux pieds antérieurs sont malades la marche est hésitante, le pas raccourci, les épaules froides et le cheval pointe alternativement d'un pied ou de l'autre.

Complications possibles. — Seime quarte. Bleime podophylleuse Bouleture.

TRAITEMENT PROPHYLACTIQUE. — 1° Traiter rationnellement les lésions du sabot susceptibles d'entraîner le resserrement du pied.

2° Entretenir la corne souple par des applications quotidiennes d'onguent de pied.

3° Ne pas affaiblir le sabot dans le parer du pied; appliquer des fers bien confectionnés permettant le jeu normal des parties postérieures de l'ongle et le fonctionnement de la fourchette.

Traitement curatif.

I. — Encastelure légère sans altérations graves du pied et notamment de la fourchette.

1° Parer le pied d'aplomb et au degré voulu; ouvrir les talons en tronquant l'extrémité des angles d'inflexion dans une mesure convenable; baisser même légèrement les talons.

2° Creuser de chaque côté du pied, avec une rénette à petite gorge, deux ou trois rainures obliques d'avant en arrière, la première partant du milieu de la mamelle; aller jusqu'à la corne blanche; éviter les échappées.

3° Appliquer un fer à planche fixé de telle sorte qu'il effectue entièrement son appui sur la fourchette.

4° Faire travailler le cheval. Éviter la dessiccation de la corne dans le fond des rainures en graissant celles-ci chaque jour avec de l'onguent de pied ou de la graisse de porc non fondue (panne).

5° Si l'encastelure est unilatérale, ne faire les rainures et n'amputer l'angle d'inflexion que du côté malade.

On peut, dans ce cas, appliquer une demi-planche, la traverse n'allant pas au delà de la lacune médiane du pied.

II. — Encastelure avec atrophie de la fourchette et boiterie légère.

1° Parer le pied d'aplomb et au degré voulu. Réséquer la partie convergente des angles d'inflexion des arcs-boutants. Ouvrir largement les lacunes latérales en amincissant les barres avec une rénette à petite gorge. Parer à fond la fourchette ; ouvrir la lacune médiane : enlever toute la corne déchiquetée et décollée.

2° Appliquer un fer à éponges amincies (fers Lafosse. Colemann. Poret et Poret-Maille) ou à éponges tronquées (fer à lunette).

3° Chaque jour faire la toilette du plancher du sabot et appliquer une couche de goudron végétal sur la fourchette et dans les lacunes.

4° Faire travailler modérément le cheval ou bien prescrire sa mise en liberté dans une prairie ou un paddock. ou encore, ordonner des promenades journalières sur un sol meuble.

III. — Encastelure ancienne avec altérations atrophiques prononcées et boiterie forte.

1° Parer le pied d'aplomb. raccourcir et ouvrir les talons ; dégager à fond les lacunes latérales.

2° Amincir à pellicule, à la râpe ou à la rénette. les quartiers et les talons.

3° Pendant quelques jours et jusqu'à la disparition des phénomènes douloureux. prescrire des cataplasmes de farine de lin.

4° Si la fourchette est encore suffisamment développée appliquer un fer à planche ; dans le cas contaire. mettre un fer peu épais à branches couvertes. Interposer entre le fer et le pied une semelle de cuir sous laquelle on coulera chaque jour un corps gras (goudron, onguent de pied).

5° Pendant la saison froide, protéger par un pansement à l'onguent de pied et à l'étoupe la corne amincie du quartier et du talon, en ayant soin de ne pas trop serrer la ligature. En été ne pas faire de pansement protecteur; graisser seulement, deux ou trois fois par jour, la pellicule cornée avec de l'onguent de pied ou de la panne.

6° Faire travailler le cheval régulièrement, mais le mettre à un service peu pénible.

ÉPARVIN SEC. — HARPER

Définition et signes cliniques. — Syndrome d'intensité variable et surtout visible au pas, caractérisé par la flexion brusque et spasmodique du canon sur la jambe.

Éléments étiologiques. — Lésions articulaires (éparvin) ; raccourcissement de l'aponévrose jambière ; altérations des extrémités inférieures (seime en pince, kéraphyllocèle, fourbure, crevasses, etc.).

TRAITEMENT. —- 1° Obéir à l'indication causale : traiter rationnellement les affections primitives qui causent le harper.

2° Si aucune lésion apparente ne peut expliquer le harper, pratiquer la *ténotomie de l'extenseur latéral des phalanges.*

Technique. — *Instruments.* — Ciseaux courbes; ténotomes droit et courbe.

Assujettissement. — Coucher l'animal sur le côté sain, le membre malade laissé dans l'entravon ou porté sur l'antérieur correspondant.

Lieu d'élection. — Trois travers de doigt au-dessus du

point d'union de l'extenseur latéral avec l'extenseur antérieur des phalanges.

Opération. — La peau préalablement rasée et désinfectée, la ponctionner au niveau du bord externe du tendon avec le ténotome droit que l'on engagera à plat sous ce dernier ; substituer ensuite le ténotome courbe et, tournant le tranchant vers le tendon, sectionner celui-ci en faisant exécuter à l'instrument un quart de cercle et un mouvement de bascule de dedans en dehors.

Pansement. — Recouvrir la plaie opératoire de collodion iodoformé ou faire un pansement ouaté.

ÉPONGE. — HYGROMA DU COUDE.

Définition et éléments étiologiques. — Inflammation aiguë ou chronique de la bourse séreuse de la pointe du coude et du tissu conjonctif qui l'unit à la peau, presque toujours déterminée par des frottements répétés de la branche interne du fer chez les chevaux qui se couchent en vache.

A. — Éponge récente œdémateuse.

Signes cliniques. — Tuméfaction globuleuse, plus ou moins volumineuse, chaude, sensible, œdémateuse sur toute son étendue, sans aucune sensation de fluctuation. Peu ou pas de boiterie.

TRAITEMENT. — 1° Obéir d'abord à l'indication causale : tronquer la branche interne du fer sur une longueur suffisante ; en arrondir et biseauter l'extrémité d'avant en arrière.

Attacher le cheval au râtelier ou assez court pour l'empêcher de se coucher.

2° Deux ou trois fois par jour, donner une douche en pluie pendant dix-quinze minutes sur la région malade, ou faire des lotions astringentes (eau blanche, alun cristallisé à 3 p. 100) ; ensuite, appliquer sur toute l'étendue de la tumeur un emplâtre de blanc d'Espagne et de vinaigre.

B. — Éponge récente kystique, à contenu hémorragique. — Kyste sanguin du coude.

Signes cliniques. — Tuméfaction chaude, sensible, œdémateuse, fluctuante sur toute son étendue ; à la ponction exploratrice avec le trocart, écoulement d'un liquide sanguinolent ou de sang en nature. Peu ou pas de boiterie.

TRAITEMENT. — 1° Au début, mêmes prescriptions que pour la forme œdémateuse.

2° Quand les phénomènes inflammatoires ont disparu, donner issue au liquide contenu par une ponction au cautère en partie déclive et faire, dans l'intérieur de la poche, une injection irritante avec de la teinture d'iode pure.

3° Jusqu'à cicatrisation complète, prescrire des lavages fréquents avec une solution antiseptique : sublimé à 1 p. 1000, acide phénique à 3 p. 100.

C. — Éponge kystique ancienne.

TRAITEMENT. — 1° Faire, sur toute l'étendue de la tumeur, une application vésicante (onguent vésicatoire mercuriel, mélange à parties égales de pommade rouge et d'onguent mercuriel double) que l'on renouvellera dès que l'inflammation déterminée sera éteinte ; continuer le traitement jusqu'à guérison complète.

Ou bien encore prescrire des applications de topique de Weber (*Voir* CAPELET, *page* 184).

2° Si ces moyens échouent, ponctionner la poche en partie déclive ; la débrider sur une longueur suffisante et évacuer le contenu. Avec un cautère olivaire chauffé au blanc, détruire la membrane kystique en promenant l'instrument sur toute l'étendue de la surface interne.

3° Prescrire des lavages antiseptiques jusqu'à guérison complète.

D. — Éponge phlegmoneuse récente.

Signes cliniques. — Au début ceux de la forme œdémateuse ; plus tard fluctuation et œdème déclive. Liquide franchement purulent à la ponction exploratrice. Boiterie plus ou moins accusée.

TRAITEMENT. — 1° Hâter la maturité de l'abcès par une application vésicante (onguent vésicatoire, pommade rouge).

2° Sitôt la présence du pus décelée, lui donner issue par une ponction effectuée en partie déclive avec un cautère chauffé à blanc.

3° Faire des injections antiseptiques fréquentes dans la cavité.

E. — Éponge ancienne indurée.

Signes cliniques. — Tumeur plus ou moins volumineuse, pédiculée ou non, indolente, dure, sans œdème périphérique et n'occasionnant aucune gêne.

1° TRAITEMENT. — 1° Essayer les vésicants, le topique de Weber.

2° En cas d'insuccès, extirper la tumeur : si elle est pédiculée, appliquer à la base un lien de caoutchouc maintenu en place par deux tiges métalliques traversant l'éponge en croix.

Lorsque la tumeur est sessile, noyée dans les tissus, l'exciser au bistouri.

Technique. — Immobiliser le malade en position décubitale.

La région rasée et désinfectée, faire, de chaque côté de l'axe de la tumeur, deux incisions courbes en côte de melon ; la séparer des tissus voisins par une dissection soignée, en ayant soin de ne pas blesser l'aponévrose anti-brachiale et de ne pas mettre l'olécrâne à nu, et l'enlever avec le lambeau cutané. Fermer la plaie par quelques points de suture à la soie ou au fil de Bretagne.

Protéger par un pansement collodionné.

Note. — Comme il n'est pas possible de tenir les animaux qui se font des éponges constamment attachés au râtelier, on peut éviter le traumatisme du coude dans l'attitude décubitale vicieuse en fixant un bourrelet volumineux (paille ou chiffons) sur le canon ou au-dessus du genou.

FORGER

Définition et signes cliniques. — Bruit anormal à timbre métallique plus ou moins fort et fréquemment répété, produit par le choc de la pince du pied postérieur contre le pied antérieur du même côté. Le forger s'observe le plus souvent aux allures vives, particulièrement au trot. Les points frappés sont les branches et la voûte ; une usure anormale de la corne ou du fer indique la partie percutante et le point frappé.

Éléments étiologiques. — Défaut d'harmonie entre le lever des membres antérieurs et le poser des membres postérieurs : faiblesse (jeune âge, maladies générales, épuisement) ; conformation défectueuse (chevaux bas du devant et sous eux du derrière, à talons bas, à rein court ou bien faible et long) ; surcharge de l'avant-main ; allures trop précipitées.

TRAITEMENT. — 1° Déterminer tout d'abord la région qui est frappée, par l'examen attentif du fer de devant ; elle est caractérisée par une usure spéciale.

2° Réduire le plus possible le volume des parties susceptibles de se percuter (pince du pied ou du fer, éponges et voûte du fer). Hâter le lever des pieds de devant et retarder celui des pieds de derrière en chargeant la pince des pieds antérieurs et les talons des pieds postérieurs.

3° Pour les pieds antérieurs, parer la pince et ménager les talons; appliquer un fer ordinaire ou progressivement épaissi en branches, à éponges arrondies et taillées en biseau, couvrant les talons sans les dépasser; ou un fer à lunette incrusté dans la paroi, ou encore un fer Charlier; bien incruster le pinçon.

Si le cheval forge en voûte, évider la face inférieure du fer dans la région correspondante, ou bien encore interposer une semelle de caoutchouc (pneumatique) entre le fer et le pied.

4° Pour le pied postérieur, parer peu la pince et abattre modérément les talons; appliquer un fer à pince tronquée carrément et fortement biseautée, à double pinçon; arrondir la corne de la pince à la râpe de manière à la relier au biseau de la pince du fer. Pour atténuer le choc et le bruit, et diminuer l'usure rapide de la corne en pince, interposer entre le fer et le pied un appareil protecteur en caoutchouc (protecteur Lacombe) ou une feuille de cuir pliée en double, dépassant la corne et maintenue par les deux premiers clous de pince.

FORMES

Définition. — Exostoses qui se développent sur les phalanges, soit aux dépens du périoste (*formes phalangiennes, formes coronaires proprement dites, formes de l'éminence pyramidale*), soit aux dépens des fibro-cartilages complémentaires de l'os du pied (*formes cartilagineuses*).

Éléments étiologiques. — Efforts de locomotion : pressions violentes, directement proportionnelles à la masse de l'animal et à la dureté du sol, exercées sur les phalanges pendant le travail; tiraillements incessants du périoste au niveau des points d'attache des ligaments ou du tendon de l'extenseur antérieur des phalanges. Traumatismes (contusions violentes ou répétées,

atteintes ; fêlures et fractures des deux premières phalanges).
Inflammations aiguës de voisinage (arthrite du pied, javart tendineux, javart cartilagineux, abcès de la couronne, synovites,
seimes, etc.). Une conformation spéciale (animaux courts jointés,
à talons bas, droits sur leurs boulets, à pieds étroits, encastelés),
le service (gros trait, chevaux attelés en paire, travail sur le pavé
ou les routes dures), le jeune âge, une ferrure irrationnelle,
l'hérédité, sont autant de causes prédisposantes.

A. — Formes phalangiennes.

Signes cliniques. — Au début, chaleur et sensibilité anormale
de la peau, surtout au niveau des apophyses et plus facilement
décelables chez les sujets de sang, à peau fine ; empâtement du
paturon. Boiterie généralement continue, plus ou moins intense,
pouvant diminuer momentanément pour reprendre ensuite ses
caractères primitifs ; plus tard, développement, au niveau du
paturon, d'une tumeur de volume variable, dure, indolore, sonore
à la percussion, faisant corps avec l'os phalangien. Déformation
des profils du paturon.

Diminution graduelle, puis disparition de la claudication, quand
l'inflammation ostéo-périostique est éteinte et que l'exostose,
arrivée à son complet développement, est assez circonscrite pour
ne pas mettre obstacle au jeu libre des jointures ; boiterie persistante plus ou moins intense si l'exostose, très développée, englobe
toute la circonférence de l'os du paturon ou vient gêner la phalange coronaire.

Complications possibles. — Bouleture ; encastelure.

TRAITEMENT. — 1° Prescrire le repos absolu ; parer le
pied d'aplomb et le ferrer selon les règles.

2° Lorsque la lésion est reconnue à son début, faire,
sur les faces antérieure et latérales du paturon, une friction d'onguent vésicatoire simple ou mercuriel ou de
pommade au biiodure de mercure.

3° Si ce traitement échoue ou bien si l'exostose, en
voie de formation ou même sortie, est encore le siège de
phénomènes inflammatoires, appliquer un feu en pointes
superficielles ou en raies.

4° Lorsqu'il s'agit de formes anciennes ou volumineuses ayant résisté à ces moyens, faire disparaître la
claudication par l'opération de la névrotomie — névrotomie médiane, cubitale, plantaire haute simple ou double,
sciatique, — si une injection préalable de cocaïne sur le
trajet de ces différents cordons nerveux détermine une
diminution ou la disparition de la boiterie.

Contre les formes qui s'accompagnent d'une ankylose
des articles voisins, il n'existe aucune intervention
efficace.

B. — Formes coronaires.

I. — Formes coronaires proprement dites.

Signes cliniques. — Au début, ceux des formes phalangiennes :
empâtement, chaleur et sensibilité de la couronne ; boiterie plus
ou moins accusée, disparaissant presque toujours au bout d'un
temps variable, quand les phénomènes inflammatoires ont disparu. Plus tard, développement au niveau de la phalange d'une
tumeur coronaire plus ou moins volumineuse, adhérente à l'os
dont elle donne la sensation, dure, indolore, sonore à la percussion ; déformation des profils de la région. Quand l'ossification
englobe toute la circonférence du paturon ou gagne les autres
phalanges, boiterie persistante de degré variable.

Comme pour les formes phalangiennes, la bouleture, l'encastelure et les bleimes sont des complications fréquentes.

TRAITEMENT. — 1° Au début, mêmes prescriptions que
plus haut : repos, ferrure rationnelle, applications révulsives ou cautérisation superficielle en pointes ou en
raies.

2° Plus tard, névrotomie médiane, radiale, sciatique,
plantaire haute simple ou double, si la claudication persiste.

3° Traiter comme il convient les altérations unguéales
(encastelure, renversement de la paroi) par les rainures,

l'amincissement du quartier et une ferrure appropriée (*Voir* Encastelure. *page* 225).

II. — Forme de l'éminence pyramidale.

Signes cliniques. — Boiterie très intense, avec appui hésitant sur les talons rappelant celui de la fourbure aiguë et du kéraphyllocèle de pince pour les membres antérieurs, le tour de reins pour les postérieurs. Au niveau de l'éminence pyramidale, chaleur et sensibilité à la pression manuelle exercée sur le bourrelet et le tégument coronaire ; douleur vive à la percussion du sabot dans les régions de la pince.

Après un temps assez long pouvant aller de quatre semaines à trois mois, atténuation des symptômes locaux douloureux et de la claudication coïncidant avec l'apparition d'une tumeur osseuse dure, pouvant atteindre le volume d'une noix au niveau du bourrelet et dans sa partie médiane. Bombement de la muraille dans les régions de la pince et déformation consécutive du sabot qui prend la forme d'un V. La boiterie peut disparaître à la longue, mais, le plus souvent, elle persiste plus ou moins atténuée.

Traitement. — 1° Au début, quand l'affection est reconnue, modérer la violence des phénomènes inflammatoires par l'amincissement de la paroi au niveau de l'éminence pyramidale, sur une hauteur de 2 ou 3 centimètres et une largeur de 5 ou 6 centimètres, et les enveloppements astringents froids (eau blanche, eau alunée à 5 p. 100), les bains d'eau courante et, si la douleur est trop violente, les cataplasmes chauds de farine de lin.

2° Sitôt les phénomènes phlegmasiques atténués et la douleur devenue moins vive, faire sur la couronne une large application d'onguent vésicatoire simple ou mercuriel, ou bien recourir à la cautérisation superficielle ponctuée.

3° Si ces moyens échouent, pratiquer la névrotomie médiane, la névrotomie plantaire haute et double, ou bien la névrotomie sciatique.

a. — Névrotomie plantaire haute.

Technique. — *Instruments*. — Ciseaux courbes ; bistouri droit et convexe ; pinces hémostatiques et à dents de souris ; sonde cannelée ; érignes plates. Aiguille à suture ; fil de Bretagne ou soie tressée plate.

Assujettissement. — Coucher l'animal sur le côté du membre à opérer ; entraver celui-ci en position croisée, sur le membre opposé en diagonale ; fixer l'anse de la plate-longe assez haut sur le canon pour que la partie inférieure de celui-ci reste à découvert. Ou bien encore réunir en huit le membre à opérer et son congénère (au-dessus du genou et du jarret), désentraver ensuite le premier et le faire porter en avant (membre antérieur) ou en arrière (membre postérieur) à l'aide d'une plate-longe fixée au paturon ou au sabot.

Lieu d'élection. — A la limite du canon et du boulet, le long du perforant ; à ce niveau le faisceau vasculo-nerveux se perçoit très facilement à la palpation.

Opération. — *a*. Après avoir rasé et désinfecté la région, inciser la peau et le tissu conjonctif sous-cutané sur une longueur d'environ 3 centimètres.

b. Disséquer le nerf avec l'extrémité de la sonde cannelée et l'isoler des vaisseaux satellites.

c. Le saisir avec les pinces (la réaction de l'animal indique qu'on a bien le nerf plantaire) et glisser sous lui, à plat et le tranchant en haut, le bistouri droit. Sectionner le nerf d'abord à l'angle supérieur de la plaie cutanée ; couper ensuite le bout périphérique à l'angle opposé.

d. Déterger la plaie et la fermer par deux ou trois points de suture.

Pansement. — Relever l'opéré en protégeant la région opératoire avec une bande ou un linge propre ; faire ensuite un pansement ouaté qu'on renouvellera le cinquième jour ; la réunion par première intention s'obtient assez facilement.

b. — **Névrotomie sciatique** (*Voir page 222*).

4° Parer le pied d'aplomb, baisser les talons dans de saines limites, appliquer un fer à éponges amincies et à pince légèrement prolongée et relevée.

Ç. — **Formes cartilagineuses.**

Elles sont surtout fréquentes aux membres antérieurs.

Signes cliniques. — Au début, chaleur et sensibilité anormales du tégument au niveau des cartilages complémentaires de l'os du pied, généralement plus accusées vers les régions antérieures. Boiterie d'intensité variable, disparaissant complètement au bout d'un certain temps quand les phénomènes inflammatoires ont disparu.

Plus tard, déformation progressive de la région. Tuméfaction dure et indolore, de consistance osseuse, généralement plus forte en dehors qu'en dedans et pouvant envahir tout le cartilage qui, de souple, est devenu dur, rigide à l'exploration manuelle.

Remarque. — Le plus souvent, les formes cartilagineuses évoluent silencieusement et ne font jamais boiter; elles ne déterminent une claudication appréciable que si, volumineuses, elles gênent les mouvements d'expansion des talons ou déterminent des altérations unguéales.

Complications possibles. — Encastelure. Bleimes. Bouleture.

TRAITEMENT. — 1° Prescrire le repos ou un léger travail au pas.

2° Déferrer; parer le pied d'aplomb; baisser le quartier correspondant pour supprimer l'appui sur le fer. Appliquer un fer à planche ou un fer à branche couverte du côté malade.

3° Faire, au niveau du cartilage, ou mieux tout autour de la couronne, une friction de pommade au biiodure de mercure que l'on répétera tous les cinq ou six jours, jusqu'à ce que les troubles fonctionnels aient disparu ; faire travailler modérément.

4° Si le service auquel est utilisé l'animal ne permet pas d'instituer ce traitement (allures rapides), prescrire le repos et appliquer le feu en pointes superficielles.

5° Traiter comme il convient les altérations de l'ongle (encastelure, bleime consécutive) par les rainures et l'amincissement de la paroi (*Voir* Encastelure, *page* 224 et Bleime, *page* 159).

6° Contre les claudications persistantes, s'il n'y a pas d'altération du tégument plantaire (bleime humide ou suppurée), recourir à la névrotomie haute, simple ou double, ou combinée avec la névrotomie basse — haute du côté de la forme la plus volumineuse, basse de l'autre côté. — Dans tous les cas, préciser l'indication de la névrotomie par une injection préalable de cocaïne sur le trajet du nerf que l'on se propose de sectionner.

FOURBURE AIGUE

Définition et éléments étiologiques. — Inflammation exsudative du tissu podophylleux dans les régions antérieures du pied, le plus souvent due au surmenage, mais pouvant apparaitre au cours de certains états morbides infectieux (anasarque, pneumonies, fièvre typhoïde) ou à la suite de coliques.

L'alimentation intensive, le volume et le poids excessif du corps, la saison chaude, les conformations défectueuses du pied favorisent son développement.

Signes cliniques. — Démarche pénible et douloureuse. Membres portés en avant de leur ligne d'aplomb avec appui sur les talons (fourbure antérieure et fourbure générale), ou bien membres rassemblés et convergeant vers le centre de gravité du corps (fourbure postérieure). Douleur très vive à la percussion des sabots atteints ; chaleur, sécheresse de la corne. Symptômes généraux plus ou moins intenses suivant le degré de la maladie et sa localisation à un bipède ou sa généralisation aux quatre membres.

Complications possibles. — Gangrène du tégument plantaire
Infection purulente.

TRAITEMENT. — 1° Pratiquer aussi hâtivement que possible à la jugulaire, une saignée copieuse (6 à 10 litres), proportionnée à la taille et à la force des malades.

2° Faire immédiatement après, une friction d'essence de térébenthine sur les épaules, le plat des cuisses, les fesses, les régions supérieures du tronc, et une injection sous-cutanée d'un sel d'arécoline ou de pilocarpine :

> Bromhydrate d'arécoline............. 0gr.04-0gr,10 centigr.

ou

> Azotate de pilocarpine.............. 0gr.10-0gr,15 centigr.
> Eau distillée...................... 10 grammes.

Répéter l'injection deux et même trois fois par jour, suivant l'intensité de la maladie.

3° Prescrire des bains froids ; laisser le malade dans l'eau la plus grande partie de la journée, tout au moins pendant deux ou trois heures consécutives. Si l'on est à proximité d'un cours d'eau, y conduire de préférence l'animal ; à défaut d'eau courante, placer le cheval dans une mare ou dans une fosse à bains. Quand il n'est pas possible de donner des bains, recourir à l'irrigation continue : immobiliser le malade dans l'appareil à suspension ; faire arriver le courant d'eau dans un tube de caoutchouc percé de trous et disposé autour du canon ou de la couronne, ou bien dans un pansement comprenant à la fois le pied, le paturon et le boulet ; laisser le malade à l'irrigation pendant une ou deux heures consécutives, suivant son état ; après chaque séance le retirer de l'appareil de soutien et le laisser se reposer sur une litière épaisse.

Quand les animaux restent couchés, envelopper les sabots de compresses que l'on arrosera fréquemment avec de l'eau froide ou une solution astringente (alun à 3 p. 100, eau blanche).

Dans l'intervalle des bains et pendant la nuit, appliquer aux pieds malades des pochets de son que l'on arrosera souvent avec de l'eau froide ou une solution astringente; pendant la saison chaude, mélanger au son de la glace cassée en menus morceaux.

4° Après chaque bain faire promener le cheval pendant dix minutes sur un sol meuble.

5° Donner matin et soir, dans un peu de son frisé ou dans du miel, un paquet de 15-25 grammes d'antifébrine.

6° Ne pas déferrer les pieds malades; retirer seulement quelques clous pour desserrer les fers.

7° Placer le malade en liberté dans un box vaste, pourvu d'une litière épaisse.

8° Prescrire un régime diététique sévère : fourrages, paille, barbotages; pas d'avoine. Si la saison le permet donner du vert, des carottes. Boissons abondantes. Entretenir la liberté du ventre et exercer une légère diurèse par l'administration journalière, dans les boissons ou les barbotages, de sulfate de soude (100 à 150 grammes) et de bicarbonate de soude (20 à 50 grammes).

9° Dès que la marche est devenue plus facile et que la résolution commence, appliquer des fers ordinaires ou mieux des fers à planche très couverts mais peu épais et très ajustés (ajusture française) de façon à protéger la sole contre les traumatismes; interposer entre le fer et le pied une plaque de cuir et des plumasseaux d'étoupes imprégnés d'un corps gras (goudron, onguent de pied).

Mettre le malade au pré ou dans un paddock pendant quelques semaines.

FOURBURE CHRONIQUE

Définition et éléments étiologiques. — Affection du pied caracté·
risée par une inflammation hypertrophique chronique et une
activité sécrétoire exagérée du tissu podophylleux dans ses régions
antérieures, presque toujours consécutive à la fourbure aiguë.

Signes cliniques. — Allongement du sabot dans le sens antéro-
postérieur; inclinaison plus forte de la pince, pouvant aller presque jusqu'à l'horizontalité. Cercles et sillons transversaux étagés
sur la paroi. Bombement de la sole (croissant) et quelquefois
perforation du plancher du sabot par le bord inférieur de la troisième phalange qui s'est redressée dans l'intérieur du sabot; profondeur exagérée des lacunes. En pince, en mamelles et dans la
partie antérieure des quartiers, intervalle de largeur variable sur
la ligne médiane et allant en diminuant graduellement de chaque
côté pour s'effacer en quartier, tantôt comblé par un coin de
corne compacte ou fissurée, tantôt creusé d'une fourmillière.

TRAITEMENT. — 1° Parer le pied avec soin : respecter la
sole et la muraille en quartiers, raccourcir les talons,
tronquer la partie exubérante de la paroi en pince et en
mamelles. Chercher toujours, dans une mesure convenable, à rétablir l'aplomb et la forme normale de l'ongle.

2° Appliquer un fer léger, très couvert et ajusté à la
française, portant à la fois sur le bord inférieur de la
paroi et sur la sole, *si celle-ci est suffimasment épaisse.*
Donner au fer une ajusture régulière reproduisant
exactement le bombement du plancher du sabot.

3° Si la sole est trop bombée ou si elle est perforée,
faire un pansement au goudron ou à l'onguent de pied,
maintenu par une plaque de cuir.

4° Traiter par les bains et les pansements antiseptiques
l'inflammation des tissus vifs au niveau de la brèche
solaire. Lors de nécrose ou de carie de l'os du pied,
mettre à nu les parties affectées, ruginer l'os en dépassant un peu la région malade et panser antiseptiquement

(*Voir* Clou de rue de la zone antérieure, *page* 187).

5° Pendant plusieurs mois, tant que la marche est gênée et l'appui douloureux, mettre le cheval au pré ou l'utiliser aux travaux de la culture. Si, malgré ces moyens, les troubles locomoteurs persistent, faire la névrotomie haute et double (*Voir page* 235), la névrotomie du médian (*Voir page* 221) ou celle du sciatique (*Voir page* 222).

GENOU COURONNÉ

Définition et éléments étiologiques. — Blessure de la face antérieure du genou de profondeur et d'étendue variables, déterminée par la chute de l'animal sur un terrain dur. La faiblesse de l'avant-main, une conformation défectueuse (chevaux qui buttent ou qui rasent le tapis), la fatigue, un terrain rocailleux ou glissant en sont les causes les plus fréquentes.

Signes cliniques. — Plaie généralement circulaire, à bords déchiquetés, à fond irrégulier et anfractueux, souillée par la boue et les graviers, pouvant intéresser l'épiderme, le derme, le tissu conjonctif sous-cutané, les gaines des extenseurs des phalanges et même l'articulation du genou. Hémorragie plus ou moins abondante. Écoulement de synovie et engorgement volumineux si les gaines ou l'articulation sont affectées. Boiterie plus ou moins forte.

Quand la perte de substance est étendue il persiste des cicatrices glabres qui créent, pour le cheval, une tare déshonorable.

Traitement. — Il est toujours prudent de faire, à tout cheval couronné, une injection de sérum antitétanique.

I. — Plaie superficielle limitée à la peau et au tissu conjonctif sous-cutané.

1° Faire la toilette de la plaie ; la libérer des corps étrangers qu'elle renferme (graviers, terre, etc.), donner une douche en pluie pendant dix à quinze minutes.

Si on est à proximité d'un cours d'eau, mettre le blessé à l'eau courante jusqu'au-dessus du genou.

2° Saupoudrer la plaie avec un topique cicatrisant : iodoforme, salol, phénoforme, acide borique pulvérisé, etc., puis recouvrir la région d'un pansement ouaté.

3° Renouveler le pansement tous les deux ou trois jours jusqu'à cicatrisation complète.

II. — Plaie étendue et anfractueuse limitée à la peau et à l'aponévrose antibrachiale.

1° Déterger la plaie par une large irrigation à l'eau bouillie; extraire des tissus les graviers, la terre. Ensuite, désinfecter soigneusement avec une solution antiseptique (permanganate de potasse à 4 p. 1000, sublimé à 1 p. 1000).

2° Débrider ou drainer les bas-fonds; suturer les lambeaux cutanés susceptibles de se rejoindre. Saupoudrer la plaie avec un antiseptique pulvérulent (acide borique pulvérisé, iodoforme), puis appliquer un gros pansement ouaté.

3° Renouveler les pansements tous les deux jours jusqu'à cicatrisation complète.

4° Modérer le bourgeonnement, s'il est exubérant, par des cautérisations journalières avec le crayon de nitrate d'argent.

III. — Plaie pénétrante avec ouverture des synoviales tendineuses.

1° Placer le blessé dans l'appareil à suspension et le soumettre à l'irrigation continue (*Voir page* 342). Immobiliser aussi complètement que possible l'articulation du genou au moyen de trois attelles matelassées allant du milieu de l'avant-bras à la partie moyenne du canon et fixées par des bandes ou des courroies à boucle.

2° Si l'on ne dispose pas d'un appareil de soutien, ou bien si l'emplacement ne permet pas d'établir l'irrigation continue, appliquer sur les faces antérieure et latérales du genou un large vésicatoire simple ou mercuriel.

3° Plusieurs fois par jour irriguer la plaie avec une solution antiseptique, puis la recouvrir d'un topique cicatrisant (poudre de tourbe, teinture d'aloès et étoupe hachée, pommade phéniquée).

4° Dès que l'écoulement synovial a disparu, cesser l'irrigation et traiter la plaie par les antiseptiques et les pansements ouatés secs.

IV. — Plaie pénétrante avec ouverture des synoviales articulaires (arthrite traumatique du genou).

Lorsque l'articulation est ouverte la guérison est toujours aléatoire; elle ne doit être tentée que pour les sujets de valeur.

1° Suspendre le blessé et le soumettre à l'irrigation continue; ou bien irriguer largement la plaie à l'eau bouillie d'abord, puis avec une solution antiseptique (sublimé à 1 p. 1000, permanganate à 4 p. 1000), saupoudrer d'iodoforme ou d'acide borique pulvérisé, puis faire un gros pansement ouaté. Renouveler le pansement tous les jours.

2° Si la suppuration envahit la synoviale articulaire, appliquer un large vésicatoire sur les faces antérieure et latérales du genou, et faire dans la plaie des irrigations fréquentes avec une solution antiseptique.

3° Dès que l'écoulement synovial est arrêté, soigner la plaie comme une plaie simple par les antiseptiques et les pansements secs.

4° Traiter par la cautérisation l'induration persistante et l'ankylose.

V. — Genou anciennement couronné, avec cicatrice glabre.

Le seul traitement efficace est l'autoplastie — l'excision d'un lambeau cutané dont la cicatrice occupe le centre — et la réunion, par une suture, des bords de la plaie opératoire.

Autoplastie du genou.

Technique. — *Assujettissement.* — Coucher l'animal sur le côté opposé au membre à opérer ; porter celui-ci dans l'extension et le fixer solidement.

Instruments. — Bistouris droit et convexe ; pinces à dents de souris et à forcipressure ; aiguille à suture ; crin de Florence.

Préparation de la région. — Savonner, raser et désinfecter soigneusement la face antérieure du genou. Insensibiliser la région opératoire par des injections de cocaïne en solution à 3 p. 100, faites sur l'axe du lambeau à réséquer s'il est de faible largeur, ou sur son pourtour dans le cas contraire. Attendre un quart d'heure avant d'opérer.

Opération. — *a.* Délimiter, par deux incisions curvilignes enfermant la cicatrice, un lambeau cutané elliptique à grand axe parallèle ou légèrement oblique à l'axe du membre, en intéressant, du même coup de bistouri, toute l'épaisseur de la peau.

b. Disséquer la côte de melon ainsi formée en respectant le plus possible le tissu conjonctif sous-cutané.

c. Mobiliser les lèvres de la plaie en les détachant du tissu conjonctif pour permettre leur affrontement.

d. Si la perte de substance est très large, faciliter le rapprochement des lèvres cutanées par une ou deux incisions parallèles faites de chaque côté de la plaie et assez loin sur les faces latérales du genou.

e. Réunir les deux lèvres de la plaie par des points de suture rapprochés et séparés, de préférence au crin de Florence.

Pansement. — Saupoudrer la plaie d'iodoforme et la protéger par un pansement ouaté ; immobiliser le genou au moyen d'une gouttière métallique (tôle, treillage) maintenue en place par des bandes ou des courroies à boucle.

Placer l'opéré dans l'appareil à suspension.

Lever le pansement le dixième jour ; si la réunion est assurée, faire un second pansement que l'on renouvellera au bout de huit jours seulement. A ce moment, la cicatrice est solide ; promener l'opéré ou le mettre à un léger service.

HERNIE INGUINALE AIGUE

Définition. — Affection caractérisée par le passage à travers l'anneau inguinal et la descente dans la gaine vaginale de l'un des organes contenus dans l'abdomen, le plus souvent l'intestin grêle et l'épiploon.

Éléments étiologiques. — Violents efforts musculaires ; tractions de lourdes charges ; ruades, cabrer ; contention en position décubitale.

L'élargissement de l'orifice supérieur de la gaine et de l'anneau inguinal supérieur, le poids exagéré du testicule, le service de gros trait, les hautes températures atmosphériques favorisent le développement de l'accident.

Signes cliniques. — Inquiétude, coliques légères augmentant rapidement d'intensité et au cours desquelles le malade recherche des attitudes anormales : décubitus dorsal, position en chien assis. Pouls petit, dépressible, fréquent, parfois irrégulier ; anxiété extrême ; respiration superficielle, accélérée ; facies grippé, rire sardonique.

Au début, à l'exploration des bourses, du côté malade, épaisseur anormale du cordon et mobilité moins grande du testicule : **plus tard**, augmentation de volume de la région et tuméfaction plus ou moins volumineuse, rénitente, élastique, peu douloureuse, se perdant dans la profondeur de l'aine. A l'exploration rectale perception de l'anse intestinale dans l'orifice supérieur du canal inguinal.

I. — Hernie inguinale aiguë au début, sans étranglement de la portion invaginée.

TRAITEMENT. — 1° Essayer de provoquer la réduction spontanée en douchant la région scrotale sans violence pendant un quart d'heure à vingt minutes.

2° Si la réduction ne se produit pas, tenter de faire rentrer dans la cavité abdominale l'anse intestinale herniée par des manœuvres effectuées, avec la main seule, sur la région des bourses et dans l'abdomen.

Technique. — Coucher l'animal et l'anesthésier ; le maintenir en position costo-dorsale, le train de derrière soulevé par une botte de paille. Avec les deux mains masser doucement le sac scrotal pour chasser une partie des aliments contenus dans l'anse herniée, puis exercer sur le pédicule de celle-ci, avec les doigts des deux mains, des actions compressives plus fortes afin de la refouler dans l'abdomen.

On peut encore, d'une main, refouler petit à petit l'intestin vers la partie supérieure de la gaine (taxis externe ou scrotal) pendant que l'autre, introduite dans le rectum, opère de douces tractions en bas, sur l'intestin hernié (taxis interne ou rectal).

3° Si la hernie résiste à un taxis méthodique continué pendant quatre à cinq minutes, juger le cas grave et recourir à la *kélotomie d'urgence.*

II. — Hernie inguinale aiguë irréductible avec symptômes très graves: coliques violentes, pouls petit, sueurs, etc.

1° Décider l'opération et la pratiquer le plus rapidement possible.

Kélotomie inguinale.

Technique. — *Assujettissement.* — Coucher l'animal sur le côté opposé à la hernie ; porter le membre superficiel en abduction et le maintenir en place par deux plates-longes fixées l'une dans la direction de l'encolure, l'autre perpendiculairement à la colonne vertébrale.

Instruments. — Ciseaux ; bistouris convexe et droit ; bistouri boutonné ou ténotome ; sonde cannelée : pinces hémostatiques ; pinces à castration. Casseaux courbes. Aiguilles à suture ; catgut et soie.

Opération. — *a.* La région soigneusement lavée et désinfectée, inciser le scrotum, le dartos et le tissu conjonctif sous-dartosien. Remonter les enveloppes superficielles aussi haut que possible de façon à isoler la tumeur herniaire.

b. Ponctionner la tunique fibreuse avec la pointe du bistouri droit, vers l'extrémité postérieure du testicule ; y introduire la sonde cannelée suivant le grand axe de l'organe et, faisant glisser le bistouri dans la rainure de la sonde, débrider largement le sac herniaire.

c. Faire saisir par un aide les deux lèvres de la plaie résultant de la division de la tunique fibreuse avec de fortes pinces hémostatiques ; le testicule tiré en dehors par un autre aide, porter l'index de la main gauche au fond de la gaine vaginale, la pulpe en dehors, et l'engager dans le collet de la gaine. Glisser ensuite le bistouri boutonné à plat, en faisant exécuter à l'instrument un quart de cercle sur son axe de façon à diriger le tranchant en dehors et contre la séreuse, puis débrider en effectuant un léger mouvement de scie.

d. Laver l'anse herniée à l'eau bouillie tiède, puis l'examiner et suturer au catgut les perforations qu'elle peut présenter. La réduire par des pressions légères et répétées faites dans l'axe du trajet inguinal.

S'il y a de la gangrène, exciser les parties mortifiées et

réunir les portions saines de l'intestin par une suture au catgut.

Quand l'épiploon engagé dans la hernie est fortement infiltré, le ligaturer le plus haut possible et le réséquer en dessous, puis rentrer le moignon dans la cavité abdominale après l'avoir lavé à l'eau bouillie tiède.

c. Rabattre la gaine sur le cordon, fixer le casseau sur ce dernier ainsi recouvert, le plus haut possible, et couper le testicule 2 ou 3 centimétres plus bas. Enlever ensuite le testicule opposé.

Soins consécutifs. — 1° Pendant quelques jours alimenter légèrement le malade : lait, barbotages de farine d'orge ou de son. Tenir le ventre libre par l'administration journalière de petites quantités de sulfate de soude.

> Sulfate de soude.................... 100-150 gr. par jour.

2° Surveiller et traiter comme il convient les complications qui peuvent survenir (hémorragie, éventration, péritonite).

3° Enlever les casseaux vers le sixième jour ; jusqu'à guérison, laver les plaies opératoires chaque jour avec une solution antiseptique tiède (sublimé à 1 p. 1000. crésyl à 3 p. 100, permanganate de potasse à 1 p. 100).

HYDARTHROSES

Définition. — Accumulation dans une cavité articulaire de synovie plus ou moins modifiée, sans tendance à la résorption, le plus souvent consécutive à une inflammation chronique des membranes synoviales.

Elles sont surtout fréquentes aux jointures dont le fonctionnement est le plus actif (grasset, genou, jarret, boulet).

Éléments étiologiques. — Entraînement trop rapide ; service pénible. Contusions ; luxations ; entorses ; plaies périarticulaires, arthrites. État morbide général ou infectieux (rhumatisme, gourme) ; lymphatisme ; hérédité.

Divisions. — On désigne sous le nom de *molettes* les hydarthroses du boulet, et sous celui de *ressigons* les hydarthroses du genou, du jarret et du grasset.

Signes cliniques. — 1° **Hydarthrose traumatique.** — Au cours d'un traumatisme articulaire, distension de la synoviale qui bombe plus ou moins dans ses points faibles par suite de la production d'un épanchement séro-sanguin dans sa cavité. Vive sensibilité à la pression; appui douloureux; boiterie plus ou moins forte pouvant disparaître quand les phénomènes inflammatoires se sont atténués.

2° **Hydarthrose de fatigue.** — Tuméfaction et déformation de la jointure. Apparition en certains points — toujours les mêmes — de tumeurs molles, fluctuantes, indolores, qui s'accroissent peu à peu, s'indurent et finissent par déterminer une claudication ou une attitude spéciale du membre quand le liquide synovial sécrété en abondance crée un obstacle au libre fonctionnement de la jointure. Début insidieux; évolution généralement lente.

3° **Hydarthroses infectieuses.** — Au cours d'un état morbide général ou infectieux, apparition subite d'un épanchement dans certaines synoviales articulaires; dilatation de la séreuse dans ses points faibles; boiterie plus ou moins forte.

TRAITEMENT. — 1° Au début, prescrire le repos : mettre le sujet dans un box ou au pâturage.

2° Calmer les phénomènes inflammatoires par les bains froids, les douches, les applications locales astringentes (blanc d'Espagne et vinaigre, terre glaise).

3° Favoriser la résorption de la synovie par le massage et la compression : après chaque séance d'hydrothérapie, masser l'articulation selon les règles, puis l'entourer d'une bande élastique enroulée de bas en haut.

4° Si ces moyens échouent, appliquer sur la jointure affectée un large vésicatoire (onguent vésicatoire simple ou mercuriel, pommade rouge).

5° Pour les hydropisies anciennes, volumineuses et indurées, recourir d'emblée à la cautérisation : feu superficiel en pointes ou en raies, ou mieux feu en pointes fines et pénétrantes ou en aiguilles.

Remarque. — L'évacuation du liquide synovial et les injections substitutives, l'arthrotomie sont des interventions qui, dans les circonstances habituelles de la pratique, sont à rejeter; elles exposent aux pires complications si l'asepsie est manquée.

HYDROPISIES SYNOVIALES

Définition. — Accumulation dans une gaine synoviale de synovie plus ou moins modifiée, sans tendance à la résorption, le plus souvent consécutive à une inflammation chronique de la séreuse.

Suivant leur localisation, elles ont reçu les noms de *molettes* (boulet) ou de *vessigons* (genou et jarret).

Éléments étiologiques. — Travail exagéré. Entorses; luxations; distensions tendineuses ou ligamenteuses. Synovite aiguë traumatique, simple ou infectieuse.

Signes cliniques. — Dilatations de la synoviale en des points — toujours les mêmes — où elle est le moins soutenue; suivant l'ancienneté des lésions, tuméfaction molle et fluctuante, ou bien dure et tendue; quelquefois chaleur et sensibilité. Boiterie tardive, parfois très accusée, apparaissant le plus souvent après un travail pénible.

I. — Synovites séreuses.

TRAITEMENT. — 1° Au début, prescrire le repos en box ou au pré, les douches, le massage et la compression méthodique.

2° Lorsque les parois synoviales sont très distendues, donner issue à la synovie en excès :

Technique. — Immobiliser le patient en position décubitale; savonner, raser et désinfecter la peau au point d'élection (partie saillante de la séreuse).

a. Saisir de la main droite, l'index étendu sur la canule pour limiter la pénétration, une grosse aiguille creuse (aiguille des aspirateurs Potain ou Dieulafoy) ou, à défaut, un trocart capillaire et, d'un coup sec, l'enfoncer obliquement de haut en bas dans la séreuse.

b. Retirer la tige de l'aiguille ou du trocart, puis évacuer le liquide en exerçant des pressions sur les culs-de-sac synoviaux.

c. Retirer la canule et recouvrir la petite plaie avec du collodion iodoformé.

3° Si ces moyens sont insuffisants, faire sur toute la région affectée une application d'onguent vésicatoire simple ou mercuriel, ou de pommade au biiodure de mercure.

II. — Synovites indurées.

1° Appliquer sur toute l'étendue de la gaine enflammée un feu en pointes superficielles ou en raies, ou mieux en pointes fines et pénétrantes.

2° Si l'on veut éviter de tarer le malade faire, dans la gaine enflammée, des *injections iodées modificatrices*.

Technique. — *a.* Suivant la technique indiquée plus haut, ponctionner d'abord la synoviale et retirer le plus possible de synovie.

b. Ensuite, injecter dans la cavité soit avec l'aspirateur, soit avec une seringue ordinaire, une quantité suffisante de la solution suivante :

Teinture d'iode	25	grammes
Iodure de potassium	5	—
Eau distillée bouillie	50	—

pour remplir la cavité.

c. Introduire la tige du trocart dans la canule, malaxer légèrement la région pendant deux ou trois minutes, puis évacuer le liquide modificateur et retirer la canule.

Si les lésions sont très anciennes, compléter par une friction vésicante.

3° Bien que tentée avec succès par quelques opérateurs audacieux, la *synoviectomie* n'est pas à recommander.

JAVARTS

Définition et Étiologie en général. — Mortification partielle de certains tissus (peau, tendons, ligaments, fibro-cartilages) de l'extrémité inférieure des membres (depuis le genou et le jarret jusqu'au sabot), due à la pénétration d'agents infectieux (staphylocoques, streptocoques, etc.) à la faveur de solutions de continuité, accidentelles ou chirurgicales, du tégument.

A. — Javart cutané. Dermatite gangreneuse des extrémités.

Définition. — Gangrène limitée de la peau suivie de l'élimination de la partie nécrosée, siégeant le plus ordinairement au paturon ou à la couronne.

Éléments étiologiques. — Boue froide ; boue de Paris ; boue riche en silex ; neige. Liquides irritants (urine, purin). Caustiques. Atteintes. Cautérisation trop forte.

La toilette des extrémités favorise l'infection.

Signes cliniques. — Tuméfaction diffuse de l'extrémité du membre ; sensibilité et chaleur de la peau plus accusées en un point déterminé. Boiterie (période d'inflammation). — Refroidissement et disparition de la sensibilité au point où la chaleur et la douleur étaient le plus accusées ; fluctuation profonde ; ramollissement du tégument, suintement séreux sous l'épiderme (période de mortification . — Formation d'un sillon disjoncteur entre la partie sphacélée et les tissus environnants (période de disjonction). — Chute de l'escarre et cicatrisation de la plaie qui se comble par bourgeonnement (période de cicatrisation).

TRAITEMENT PRÉVENTIF. — 1° Proscrire la toilette des extrémités pendant la mauvaise saison.

2° Si l'animal travaille dans la neige ou la boue froide.

nettoyer chaque jour les extrémités et bien les sécher : au besoin, recouvrir les crins d'un corps gras (huile, vaseline) avant le départ au travail.

TRAITEMENT CURATIF. — 1° Couper les poils sur toute l'étendue de l'engorgement ; laver la région malade à l'eau tiède et au savon blanc ; bien rincer.

2° Deux ou trois fois dans la journée, donner des bains antiseptiques chauds (crésyl à 4 p. 100, permanganate de potasse à 4 p. 1000, sublimé à 1 p. 1000) ; dans l'intervalle des bains recouvrir la région malade avec des compresses d'ouate ou d'étoupes imprégnées avec les solutions antiseptiques.

3° Si la peau est trop tendue, pratiquer des mouchetures peu profondes avec un bistouri flambé ; lorsque la fluctuation dénonce une collection purulente sous-cutanée donner issue au pus par une ponction suivie d'un débridement suffisant.

4° Continuer les bains et les enveloppements humides tant que la partie sphacélée n'est pas complètement délimitée. Si la douleur est trop intense et la disjonction du sphacèle trop lente, substituer, aux bains et aux pansements, les cataplasmes de farine de lin préparés avec une solution antiseptique et fréquemment renouvelés.

5° L'escarre tombée, traiter la plaie consécutive comme une plaie simple : laver avec une solution antiseptique faible, recouvrir d'iodoforme et protéger par un pansement à l'étoupe ou à l'ouate.

B. — Javart encorné.

Définition et éléments étiologiques. — Nécrose partielle des bourrelets principal et périoplique due à l'infection de traumatismes divers (atteintes, frottements causés par les démangeaisons de la gale symbiotique, etc.). L'action prolongée de la boue froide favorise le développement de l'affection.

Signes cliniques. — Tuméfaction très sensible en un point du bourrelet ; suintement séreux. Mortification du tégument. Boiterie très accusée.

Si l'escarre est à découvert, délimitation et chute de la portion mortifiée, avec atténuation notable de la boiterie dès que la disjonction s'opère.

Si l'escarre est située sous la corne, formation d'un bourbillon à délimitation très pénible et boiterie intense persistante.

Complications possibles. — Nécrose de l'extenseur antérieur des phalanges. Javart cartilagineux. Nécrose et carie de l'os du pied.

I. — Javart encorné avec escarre superficielle.

TRAITEMENT. — 1° Couper les poils ; faire la toilette de la région ; prescrire des bains antiseptiques tièdes.

2° Si la douleur est violente, diminuer la compression des régions enflammées : avec une râpe demi-ronde ou queue de rat, ou bien avec la rénette, faire un amincissement en croissant sur la partie du biseau et de la muraille qui correspond à la tuméfaction coronaire.

3° Jusqu'à la chute du bourbillon, donner des bains et faire des pansements antiseptiques ou bien appliquer des cataplasmes antiseptiques.

4° L'escarre détachée, panser la plaie comme il a été dit plus haut (*Voir* JAVART CUTANÉ, *page* 253) : irriguer avec des antiseptiques ; recouvrir d'iodoforme ou de salol, puis protéger par un pansement.

II. — Javart encorné avec escarre profonde dissimulée sous la corne.

Signes cliniques. — Plaie fistuleuse de petites dimensions à l'origine de l'ongle laissant couler une petite quantité de pus de mauvaise nature. Tuméfaction et sensibilité du bourrelet et de la couronne. Décollement du biseau. Boiterie très forte.

Traitement. — 1° Calmer les phénomènes douloureux et hâter la chute du bourbillon par l'amincissement large de la paroi en regard de la lésion et par l'application de cataplasmes antiseptiques fréquents.

2° Si l'intensité de la douleur et de la claudication et la lenteur de la disjonction des tissus frappés de mort font craindre une propagation aux tissus voisins, coucher le cheval, extirper la corne décollée et faire place nette en excisant le tégument malade tout en empiétant légèrement sur les parties voisines. Éviter de mettre à nu l'expansion de l'extenseur antérieur des phalanges.

3° Saupoudrer la plaie opératoire avec un antiseptique pulvérulent et protéger par un pansement à l'ouate ou à l'étoupe.

C. — Javart cartilagineux.

Définition. — Affection du pied spéciale aux équidés, caractérisée par la nécrose du fibro-cartilage de la troisième phalange.

Éléments étiologiques. — Plaies pénétrantes infectées du cartilage ; coupures atteintes. Infection de voisinage (gangrène cutanée, javart encorné, bleime suppurée, seime quarte, clou de rue pénétrant de la zone postérieure, piqûre, enclouure).

Signes cliniques. — Au niveau du cartilage, tuméfaction plus ou moins volumineuse suivant que la nécrose est limitée ou étendue à tout l'organe (la limite de l'induration en avant est aussi celle des lésions). Une ou plusieurs fistules ouvertes à la couronne, à la paroi ou à la face plantaire laissent écouler un pus séreux, grisâtre ou sanguinolent. Déviation de la paroi et apparition de cercles sur la muraille lorsque les altérations sont anciennes.

Boiterie nulle ou peu accusée quand les lésions sont limitées aux parties postérieures et supérieures des fibro-cartilages ; forte et plus ou moins intense lorsque la nécrose est parvenue au voisinage du ligament antérieur et de la phalange.

Remarque. — Quand la nécrose débute en arrière, les fistules peuvent se fermer d'elles-mêmes au bout d'un certain temps, mais il en survient de nouvelles en avant, dénonçant ainsi la marche progressive de l'affection.

Complications possibles. — Nécrose des ligaments latéraux de l'articulation du pied. Arthrite du pied. Infection purulente. Ossification du fibro-cartilage.

I. — Javart cartilagineux limité aux régions moyenne et postérieure, sans altération des tissus du talon.

TRAITEMENT. — 1° Favoriser l'écoulement du pus par le drainage de la fistule.

Technique. — *Instruments.* — Râpe demi-ronde ; rénettes ; sonde cannelée, sonde en S ; feuilles de sauge ; pinces à dents de souris ; bistouri droit ; aiguille à bourdonnet. Mèche de chanvre bouillie.

Assujettissement de l'animal. - Immobiliser le malade en position décubitale ; entraver le membre en bonne position, droite ou croisée, au-dessus du genou ou du jarret.

Opération. — *a.* Parer le pied d'aplomb. Amincir à fond le talon du côté malade (branche de la sole et barre) et la branche correspondante de la fourchette : amincir à pellicule, à la râpe demi-ronde ou à la rénette, la muraille qui correspond à la partie malade du fibro-cartilage.

b. Avec la sonde cannelée ou la sonde en S introduite dans l'ouverture fistuleuse, se rendre compte de la direction du trajet et du point où il aboutit ; à ce niveau, sortir l'extrémité de la sonde à l'aide d'une incision horizontale portant sur la zone coronaire inférieure, le tissu kéraphylleux et le podophylle. Élargir la contre-ouverture en taillant sur les bords deux lambeaux en côte de melon avec la feuille de sauge.

c. Passer une mèche de filasse en s'aidant de la sonde en S et en réunir les deux extrémités par un nœud droit.

d. S'il y a lieu, débrider l'ouverture cutanée de la fistule à l'aide du bistouri droit guidé sur la sonde cannelée, par une incision parallèle au bourrelet.

e. Quand l'orifice cutané de la fistule est rapproché du

bourrelet, le remonter de quelques centimètres en creusant au-dessus, entre la peau et le cartilage, un trajet artificiel à l'aide de la sonde en S pointue ou d'une aiguille à bourdonnet. Passer le drain comme il a été indiqué plus haut, de façon à réunir les deux contre-ouvertures sans sortir par l'orifice fistuleux primitif.

2° Appliquer un fer à branche couverte ou un fer à planche.

3° Deux ou trois fois par jour faire, dans la fistule, une injection escarotique (liqueur de Villate filtrée, sulfate de cuivre à 5 p. 100, teinture d'iode pure).

4° Empêcher la dessiccation de la corne amincie de la paroi par des onctions d'onguent de pied ou de panne, ou par l'application d'un petit pansement à l'étoupe maintenu par quelques tours de bande.

5° Faire travailler le cheval, mais le mettre à un service peu pénible ; la marche favorise la guérison.

II. — Javart cartilagineux d'origine plantaire, compliquant une bleime ou une seime de l'arc-boutant ou de la barre, et limité aux régions postérieures.

TRAITEMENT. — 1° Immobiliser le malade en position décubitale, entraver le membre à opérer comme il convient.

2° Parer le pied à fond, raccourcir la paroi au niveau du cartilage malade ; amincir à pellicule le quartier, le talon, la branche de la sole, la barre et la branche correspondante de la fourchette.

3° Avec la feuille de sauge, enlever la corne décollée et mettre à nu la zone affectée de la plaque scutiforme. Exciser les tissus nécrosés en empiétant légèrement sur les parties saines.

4° Appliquer un fer à branche couverte et prolongée

un peu au delà de l'arc-boutant. Irriguer la plaie avec une solution antiseptique et la recouvrir d'iodoforme et de gaze iodoformée ; combler la brèche faite à la paroi avec des plumasseaux d'ouate ou d'étoupes que l'on fixera avec de la bande et des éclisses.

III. — Javart cartilagineux grave, avec nécrose des parties antérieures de la plaque scutiforme.

Signes cliniques. — Tuméfaction coronaire indurée et plus ou moins volumineuse occupant toute l'étendue du fibro-cartilage. Une ou plusieurs fistules convergentes, dirigées vers la partie antérieure de la plaque scutiforme, donnent écoulement à un pus abondant, grisâtre ou sanguinolent. Boiterie forte.

TRAITEMENT. — 1° Décider l'intervention chirurgicale, l'extirpation totale du cartilage malade.

Opération du Javart cartilagineux.

Technique. — *Instruments.* — Instruments de ferrure. Rénettes à petite et à moyenne gorges ; feuilles de sauge double, à droite et à gauche ; pinces à dents de souris ; érignes plates, curette ; sonde cannelée.

Assujettissement et préparation du pied. — Immobiliser le cheval en position décubitale ; entraver le membre à opérer en position directe ou croisée, au-dessus du genou ou du jarret. Assurer l'hémostase par l'application d'un lien de caoutchouc au canon ou au paturon. Couper les poils sur toute l'étendue du cartilage. Parer le pied à fond, le nettoyer et le désinfecter aussi bien que possible.

Opération. — *a.* Amincir à pellicule la sole, la barre et la fourchette au niveau du cartilage à enlever. Délimiter sur la paroi, par une rainure oblique de haut en bas et d'avant en arrière et partant de l'extrémité antérieure du cartilage, un lambeau corné deux fois plus large au bord coronaire qu'au bord plantaire ; amincir à pellicule à la rénette ou à la râpe la zone cornée ainsi isolée.

Si la corne pariétale est décollée d'avec les tissus sous-jacents, au lieu de l'amincir, mieux vaut l'extirper : le pied préparé comme précédemment, creuser le long de la ligne blanche une rainure allant de la rainure du quartier à l'extrémité du talon. Inciser à pellicule la corne dans le fond des deux rainures en longeant les bords du lambeau corné à enlever. Saisir celui-ci avec des tricoises par le bord plantaire et le détacher par un mouvement de bascule de bas en haut et d'avant en arrière, en ayant soin de ne pas déchirer le bourrelet.

b. Avec la feuille de sauge double tenue à pleine main, le pouce prenant un point d'appui sur le quartier aminci, séparer le bourrelet du tissu podophylleux en incisant le tégument le long du sillon coronaire inférieur, de la partie antérieure de l'amincissement jusque dans la lacune latérale, en contournant le talon.

c. S'aidant de la feuille de sauge double, la face convexe tournée en dehors, et prenant un point d'appui sur le quartier aminci, décoller complètement le bourrelet et la peau de la plaque scutiforme sans les blesser, en commençant par les régions postérieures.

d. Avec la feuille de sauge à droite ou à gauche, le tranchant tourné en haut et en arrière, engagée à plat sous le bourrelet, contourner le bord postérieur du cartilage en faisant exécuter à l'instrument un demi-cercle sur son axe, et extirper d'un seul coup le tiers ou la moitié postérieure du cartilage. Ensuite, le pied étant tenu en extension, enlever ce qui reste de la plaque scutiforme par dédolations successives en allant d'autant plus lentement qu'on approche davantage de la couche fibreuse, facile à reconnaître par sa souplesse et sa teinte gris jaunâtre. Aller de haut en bas pour la zone inférieure et de bas en haut pour les parties supérieures en se servant de la feuille de sauge simple (à droite ou à gauche suivant le point où l'on opère), la partie convexe de l'instrument regardant le cartilage; prendre toujours un bon point d'appui avec le pouce. Extirper l'angle antéro-inférieur avec une petite rénette à gorge très étroite ou avec la curette.

Pansement. — Fixer sous le pied un fer à branche couverte et un peu longue ; déterger la plaie opératoire avec une solution antiseptique, la recouvrir d'iodoforme et la combler avec un tampon de gaze antiseptique suffisamment volumineux pour conserver au bourrelet sa direction normale. Graisser la pellicule cornée du fond de l'amincissement avec de l'onguent de pied ou une pommade antiseptique à l'axonge. Combler la brèche faite à la paroi avec des plumasseaux d'ouate ou d'étoupe imprégnés d'une solution antiseptique ; disposer par-dessus des plumasseaux plus larges et en quantité suffisante pour bien protéger toute la région opératoire et fixer le tout avec de la bande. Serrer les liens de ligature de haut en bas en ayant soin qu'ils se recouvrent légèrement et en les faisant passer sous le talon opposé, entre l'éponge du fer et le chef.

2° Mettre l'opéré en liberté dans un box pourvu d'une épaisse litière.

3° Renouveler le pansement au bout de huit ou dix jours, puis tous les huit jours jusqu'à cicatrisation complète du trauma opératoire, en ayant soin chaque fois d'amincir la corne de nouvelle formation. Quand la plaie sera fermée, laisser se faire l'avalure de la corne du bourrelet ; la régulariser et la niveler avec la râpe.

4° Lorsque la cicatrisation est complète, combler la brèche faite à la muraille avec un pansement au goudron ou à l'onguent de pied, et permettre la mise en service.

IV. — Javart cartilagineux grave avec ossification partielle du cartilage et boiterie forte.

TRAITEMENT. — 1° Recourir à l'intervention chirurgicale.

Technique. — *a*. Le cheval immobilisé et préparé comme il a été dit plus haut, mettre à nu la plaque scutiforme. Enlever à la feuille de sauge et à la rénette toutes les parties du cartilage qui n'ont pas subi la transformation osseuse.

b. Pour détacher la forme d'avec la phalange, creuser un sillon à la base de l'exostose avec une rénette à gorge étroite ; à l'aide du rogne-pied et du brochoir achever la séparation ou faire sauter le tissu osseux par petits éclats, de bas en haut, en ayant soin de ne blesser ni la synoviale, ni les ligaments latéraux de l'articulation du pied ; détacher les parcelles osseuses adhérentes aux tissus voisins avec les pinces et la feuille de sauge, en y allant par petits coups et en prenant beaucoup de précautions.

c. Terminer l'opération comme précédemment.

2° Ferrer et panser antiseptiquement.

3° Mêmes soins consécutifs que plus haut.

V. — Javart cartilagineux très grave avec nécrose des ligaments latéraux et menace d'arthrite.

TRAITEMENT. — 1° Si, au cours de l'intervention, on trouve des altérations ligamenteuses, terminer l'opération suivant les règles édictées et panser avec beaucoup de soin.

2° Le lendemain, quand toute crainte d'hémorragie a disparu, immobiliser le malade dans un appareil à suspension, lever le pansement et faire couler en permanence de l'eau froide sur la plaie, en disposant la conduite d'eau de façon que les parties menacées de nécrose soient continuellement lavées par le courant.

3° Dès que l'appui est devenu bon et que la plaie bourgeonne dans toute son étendue sans se fistuliser, panser antiseptiquement.

D. — Javart de la fourchette.

Définition. — Nécrose partielle du coussinet plantaire.

Éléments étiologiques. — Infection consécutive à une action vulnérante (coupure, piqûre, etc.).

Signes cliniques. — Au début, sensibilité extrême de la fourchette et boiterie très marquée. Plus tard, apparition de pus, pouvant fuser aux poils, dans la région des talons ; plaie fistuleuse de la fourchette.

Complications. — Nécrose de l'aponévrose plantaire.

Traitement. — 1° Parer le pied à fond, ouvrir les talons ; amincir à pellicule la fourchette, les arcs-boutants et les branches de la sole.

2° Débrider la fistule ou découvrir les tissus mortifiés par l'excision d'un lambeau de corne en côte de melon. Mettre des cataplasmes de farine de lin préparés avec un liquide antiseptique.

3° Appliquer un fer étroit à éponges épaisses ou pourvues de crampons pour soustraire les parties malades à l'appui.

4° Si l'escarre ne se délimite pas, prescrire des bains antiseptiques et des injections escarotiques (liqueur de Villate, sulfate de cuivre à 5 p. 100) dans la fistule, avant l'application des cataplasmes.

5° Si l'intensité de la boiterie, les lancinations font craindre l'extension du processus nécrotique, recourir à l'intervention chirurgicale (*Voir* Clou de rue compliqué de la zone postérieure, *page* 190).

E. — Javart tendineux. — Tendinite ou ténosite suppurée.

Définition. — Affection de la région inférieure des membres (canon, boulet, paturon et couronne) caractérisée essentiellement par une nécrose partielle soit des tendons, soit de l'appareil aponévrotique qui les enveloppe, soit des ligaments qui unissent les phalanges entre elles et avec les rayons qui leur sont supérieurs.

Éléments étiologiques. — Traumatismes divers portant sur les régions inférieures des membres et intéressant un des organes tendineux ou ligamenteux : coupures, piqûres, atteintes, couper. Propagation de suppurations voisines : abcès, javart cutané, javart encorné, synovites suppurées. Cautérisation appliquée sans mesure.

. *Signes cliniques.* — Tuméfaction diffuse et modérée, d'autant plus étendue que la lésion est plus ancienne et plus profonde. Au centre de l'engorgement une ou plusieurs fistules borgnes, à direction rectiligne ou angulaire, s'ouvrent à la peau par une plaie de petites dimensions entourée de bourgeons charnus rouge vif, légèrement saillants, et laissent écouler une assez grande quantité de pus de mauvaise nature mal lié, bulleux et fétide. Douleur intense et persistante ; appui faible ou nul ; lancinations ; bouleture. Décubitus prolongé ou permanent.

Complications possibles. — Synovites et arthrites suppurées. Gangrène décubitale. Infection purulente. Fourbure.

TRAITEMENT PRÉVENTIF. — Il est tout entier dans le traitement rationnel et hâtif des plaies tendineuses et des suppurations de voisinage (abcès, synovites, gangrènes cutanées).

I. — Javart tendineux récent primitif ou consécutif à un javart cutané.

TRAITEMENT CURATIF. — 1° Donner au pus une large issue en débridant les fistules et les bas-fonds.

Technique. — *a.* Immobiliser le cheval en position décubitale, entraver en bonne position le membre malade.

b. Introduire dans le trajet fistuleux (ou les) une sonde cannelée et, à l'aide d'un bistouri droit, débrider la fistule en faisant glisser l'instrument tranchant dans la rainure de la sonde.

c. Faire un débridement aussi étendu que possible, en

tenant compte de la situation des vaisseaux et des nerfs voisins.

d. S'il y a lieu, pratiquer des contre-ouvertures pour éviter l'accumulation du pus dans les parties profondes.

2° Une fois l'opération terminée, si on voit s'échapper des débris de tissu fibreux nécrosé (*bourbillons*), déterger la plaie avec une solution antiseptique (sublimé à 1 p. 1000, acide phénique à 3 p. 100); saupoudrer d'iodoforme et recouvrir d'un gros pansement ouaté.

3° Lorsque l'escarre n'est pas détachée, favoriser son élimination par des injections escarotiques (liqueur de Villate filtrée, solutions de sulfate de cuivre à 5 p. 100, teinture d'iode pure) journalières, suivies d'un pansement iodé protecteur.

Ou bien mettre à l'irrigation continue.

4° L'escarre éliminée, traiter comme une plaie simple : pansements à l'iodoforme ou au salol et enveloppements ouatés, comme plus haut.

II. — Javart tendineux ancien, sans tendance à la cicatrisation, avec rétraction tendineuse et bouleture.

1° Parer le pied d'aplomb et à fond; appliquer un fer à pince et à éponges prolongées pourvu de crampons en talons pour élargir la surface d'appui et soulager les tendons.

2° Débrider les fistules comme il a été dit précédemment.

3° Appliquer sur tout l'engorgement, en en dépassant un peu les limites, un feu en pointes assez grosses et pénétrantes, suffisamment espacées pour éviter une chute de peau par rayonnement; promener la pointe d'un cautère effilé chauffé à blanc dans toute l'étendue des trajets fistuleux.

4° Entretenir et activer l'action du feu par une friction d'onguent vésicatoire simple ou mercuriel sur toute l'étendue de la surface cautérisée.

5° Lorsque la suppuration locale a disparu et que l'allure est devenue régulière, favoriser la fonte de l'induration consécutive par les bains chauds, les douches, le massage et l'exercice modéré.

III. — Javart tendineux dans la région du paturon ou de la couronne avec fistules profondes sous les cartilages complémentaires du pied.

1° Mettre à nu l'inflammation nécrotique sur toute son étendue par l'ablation du cartilage complémentaire. (*Voir* JAVART CARTILAGINEUX. *page* 258).

2° Appliquer un fer *ad hoc*. Toucher les tissus mortifiés avec de la teinture d'iode pure ; saupoudrer d'iodoforme, puis protéger par un pansement à l'ouate ou à l'étoupe. Renouveler le pansement tous les trois ou quatre jours.

3° Si les lésions atteignent les ligaments latéraux de la jointure du pied, ou bien si, malgré les pansements antiseptiques, les altérations ne se limitent pas, suspendre le malade et le mettre à l'irrigation continue ; disposer le tube conducteur de l'eau de telle façon que la plaie soit constamment lavée par le liquide.

4° Lorsque l'appui est devenu franc et que les lésions sont en voie de régression, panser la plaie opératoire comme une plaie simple.

IV. — Nécrose de l'expansion aponévrotique du perforant consécutive à un traumatisme de la face inférieure du pied ou à une bleime.

(*Voir* CLOU DE RUE COMPLIQUÉ DE LA ZONE MOYENNE. *page* 188 *et* BLEIME COMPLIQUÉE. *page* 162.)

KÉRAPHYLLOCÈLE

Définition. — Affection du pied caractérisée par une évolution plus rapide des éléments kératogènes en un point du bourrelet et de l'origine des feuillets podophylleux et le développement, à la face interne de la muraille, d'une tumeur cornée de forme, de volume et de dimensions variables, pleine ou creusée d'une fistule, qui détermine dans le pied des phénomènes compressifs douloureux et des lésions atrophiques des tissus vivants (tissu podophylleux et phalange).

Éléments étiologiques. — Seime ; crapaudine. Traumatismes portant sur la couronne, le bourrelet et la muraille ; clous brochés trop profondément ; pinçon trop serré.

Signes cliniques. — Bombement de la muraille ; quand le pied est paré, courbe rentrante de la zone commissurale. Sensibilité du sabot à la percussion. Boiterie permanente d'intensité variable ; appui en talons.

Certains kéraphyllocèles évoluent silencieusement pendant un temps très long.

Complications possibles. — Gangrène des tissus vifs. Nécrose et carie osseuses. Fracture de la phalange.

TRAITEMENT.

I. — Kéraphyllocèle simple, sans douleur ni boiterie.

1° Parer le pied d'aplomb. Échancrer la muraille au niveau de la tumeur afin de la soustraire aux pressions de l'appui.

2° Appliquer un fer présentant au niveau du kéraphyllocèle une couverture en rapport avec l'étendue des lésions, une ajusture bien comprise et de la garniture afin de rejeter les pressions sur les parties saines du pied.

II. — Kéraphyllocèle avec boiterie, sans complications.

1° **Déferrer.** Parer le pied d'aplomb; amincir à la rénette la partie de la muraille qui correspond à la tumeur cornée jusqu'à pellicule en empiétant légèrement sur les parties avoisinantes; tailler les bords de l'amincissement en biseau.

2° Pendant quelques jours, prescrire des cataplasmes de farine de lin.

3° Dès que la claudication a disparu, ferrer comme il a été dit plus haut. Pendant la saison froide, appliquer sur la corne amincie une couche d'onguent de pied ou de goudron végétal; combler la brèche avec des plumasseaux d'étoupe maintenus en place par quelques tours de bande. En été, entretenir simplement la souplesse de la corne amincie par des applications quotidiennes d'un corps gras (onguent de pied, goudron, vaseline).

4° Quand, par l'avalure, les tissus sont à nouveau étreints par la corne, répéter l'amincissement.

III. — Kéraphyllocèle compliqué de gangrène des tissus vifs, de nécrose ou de carie de la phalange.

1° Décider l'intervention chirurgicale immédiate.

Technique. — *a.* Préparer le pied comme pour l'opération de la seime (*Voir* SEIME, *page* 303).

b. Le cheval immobilisé en position décubitale et le pied à opérer fixé en bonne position, tracer sur la muraille deux rainures parallèles et un peu divergentes en bas, comprenant dans leur intervalle la tumeur de corne, en se guidant sur la courbe rentrante de la zone commissurale pour leur donner l'écartement nécessaire; amincir à pellicule à la rénette le lambeau de corne circonscrit.

c. Avec la feuille de sauge double, faire de chaque côté de la lésion une incision allant du bourrelet au bord plantaire ; ensuite, à l'aide de la feuille de sauge tenue à pleine main, le pouce prenant un solide point d'appui sur la muraille, enlever le kéraphyllocèle en contournant sa face profonde. Si le kéraphyllocèle est décollé d'avec les tissus vifs, l'extirper.

d. Réunir les deux rainures par une troisième creusée au niveau de la zone commissurale. Inciser la pellicule cornée au fond de ces trois sillons puis, saisissant le bord inférieur du lambeau ainsi délimité avec les tricoises, en pratiquer l'ablation par un mouvement de bascule de bas en haut, en ayant soin de ne pas déchirer le bourrelet (*Voir* Seime, *page* 303).

e. Exciser le tissu podophylleux altéré et ruginer la phalange dans toute l'étendue de la partie déprimée.

f. Appliquer ensuite un pansement antiseptique avec ou sans fer.

2° Mettre le cheval en service lorsque la cicatrice est recouverte de corne sur toute son étendue et la corne du bourrelet descendue de quelques centimètres.

3° Jusqu'à la réparation complète du traumatisme opératoire amincir fréquemment la corne podophylleuse et régulariser la nouvelle muraille à la râpe ; pansements avec un corps gras.

KYSTES SANGUINS

Définition et éléments étiologiques. — Accumulation de sang en nature sous la peau quand une contusion, s'exerçant obliquement, décolle le tégument sur une certaine étendue et déchire quelques vaisseaux importants (frottements, glissades, chutes, etc.).

Signes cliniques. — Apparition rapide d'une tumeur d'abord molle et uniformément fluctuante, sans caractères inflammatoires et sans tendance à la disparition spontanée, puis pâteuse, crépitante dès que le sang s'est coagulé. A la ponction exploratrice écoulement de sang en nature ou d'un liquide rouge jaunâtre (sérum du sang contenant en dissolution la matière colorante des hématies).

TRAITEMENT. — 1° Prescrire le repos. Deux ou trois fois par jour, donner sur la tuméfaction une douche en pluie de dix minutes, ou faire des lotions astringentes (eau blanche, eau alunée à 5 p. 100), puis appliquer un emplâtre de blanc d'Espagne et de vinaigre. Si la région s'y prête, compresses astringentes en permanence.

2° Au bout de quelques jours, quand toute chance d'hémorragie nouvelle a disparu et que le caillot sanguin formé dans les régions déclives est résorbé, donner issue à la sérosité par une ponction effectuée dans les régions inférieures avec un cautère ténu et effilé porté au rouge.

3° Faire ensuite, sur toute l'étendue du décollement, une application révulsive (feu liquide, charge Lebas, pommade au biiodure de mercure).

4° Chaque jour laver l'ouverture de ponction avec une solution antiseptique.

Proscrire toute injection dans la poche par l'ouverture de ponction, l'infection et la suppuration de la paroi étant un obstacle à l'accolement des deux surfaces.

5° Si, malgré ces précautions, la paroi kystique se transforme en surface pyogénique, traiter la poche comme un abcès dont on a évacué le pus (*Voir* ABCÈS, *page* 147).

LYMPHANGITE TRAUMATIQUE

Définition et éléments étiologiques. — Inflammation aiguë ou chronique des vaisseaux lymphatiques, due à la pénétration dans ces canaux, d'éléments phlogogènes (streptocoques, staphylocoques, etc.) à la faveur d'une solution de continuité accidentelle ou opératoire du tégument : excoriation, piqûre, crevasse, atteinte, javart cutané, plaie opératoire, synovite et arthrite suppurées, etc.

A. — Lymphangite aiguë séreuse superficielle.

Signes cliniques. — a. **Lymphangite réticulaire**. — Gonflement œdémateux plus ou moins saillant, déchiqueté à la périphérie, chaud, sensible, cédant à la pression. Hérissement des poils. Peu ou pas de phénomènes généraux.

b. **Lymphangite tronculaire**. — Sous la peau, traînées onduleuses facilement perceptibles, habituellement dirigées dans l'axe du membre et souvent anastomosées entre elles par des branches obliques ou transversales. Ganglions tuméfiés et douloureux. Phénomènes généraux : fièvre, inappétence, tristesse, abattement.

Si l'affection siège à un membre, claudication plus ou moins intense.

TRAITEMENT. — 1° Mettre le malade en liberté dans un box spacieux, pourvu d'une litière propre.

2° Si la région s'y prête (extrémité des membres jusqu'au genou et au jarret), balnéation antiseptique chaude (50°) pendant une demi-heure matin et soir (sublimé à 1 p. 1 000, crésyl à 3 p. 100, permanganate de potasse à 4 p. 1 000).

Dans l'intervalle des bains, pansement humide : envelopper la région de compresses trempées dans la solution antiseptique chaude et maintenues en place par des bandes de tarlatane.

3° Si la balnéation est impossible (rayons supérieurs des membres, tronc, tête, etc.), faire des lavages antiseptiques fréquents, des pulvérisations antiseptiques et protéger la plaie d'inoculation par un pansement ouaté.

4° Lorsque la douleur est vive faire, sur toute l'étendue de l'engorgement, des onctions journalières de populéum belladoné.

5° Dès que les phénomènes inflammatoires ont disparu

prescrire la promenade, le massage et, si cela est possible (lymphangite des membres). la compression avec des bandes élastiques (bande d'Esmarch) enroulées de bas en haut de façon à exercer une compression douce et uniforme.

B. — Lymphangite aiguë séreuse profonde.

Signes cliniques. — Empâtement douloureux ; sensibilité vive au niveau des lymphatiques profonds ; engorgement ganglionnaire. Fièvre vive, invasion subite et bruyante, tristesse, anorexie. Au membre postérieur, cordon dur et douloureux à la face interne de la cuisse ; claudication intense.

Complications possibles. — Abcédation. Gangrène.

TRAITEMENT. — 1° S'il existe une plaie d'inoculation, la désinfecter soigneusement et la recouvrir d'un pansement ouaté.

2° Faire, sur toute l'étendue de l'engorgement, une application résolutive (charge Lebas, feu liquide, liniment ammoniacal).

3° Lorsque l'inflammation substitutive ainsi produite est dans son déclin, favoriser la chute des croûtes qui recouvrent la région par des onctions journalières d'onguent populéum simple ou belladoné.

4° Dès que la peau est libérée de ces productions pathologiques, favoriser la résorption de l'œdème par le massage journalier, la compression méthodique et l'exercice modéré.

5° Pendant quelques jours prescrire des diurétiques :

    Sel de nitre.............................. 5-15 grammes.
  Pour un paquet : n° 8. Un matin et soir dans la boisson.

ou

    Bicarbonate de soude................. 50-100 grammes.
  Pour un paquet : n° 4. Un par jour dans les boissons ou dans un barbotage.

C. — Lymphangite aiguë phlegmoneuse.

Signes cliniques. — Tout d'abord, ceux de la lymphangite séreuse superficielle ou profonde ; plus tard, principalement le long du cordon lymphatique, développement de petites tumeurs qui s'abcèdent, s'ouvrent spontanément à la peau et donnent écoulement à du pus sanguinolent ou bien lié.

Remarque. — Dans la lymphangite profonde, si les abcès sont méconnus, des collections purulentes sous-aponévrotiques, des clapiers étendus peuvent se former, qui décollent les plans musculaires, dissèquent les organes et donnent des suppurations interminables toujours très longues à se tarir. La mort par infection purulente est, dans ces cas, la terminaison la plus habituelle.

TRAITEMENT. — 1° Mêmes principes hygiéniques, mêmes indications thérapeutiques au début que pour la forme précédente.

2° Surveiller de très près la tuméfaction du membre ; si, en certains points, une tension du tégument fait craindre l'existence d'une nappe purulente, pratiquer des ponctions exploratrices avec le bistouri et la sonde cannelée de façon à donner une direction au pus.

3° Ponctionner et débrider largement les abcès ; drainer les bas-fonds ; faire de fréquentes irrigations avec une solution antiseptique (eau boriquée à 3 p. 100, crésyl à 2 p. 100, permanganate de potasse à 4 p. 1000).

4° Accroître la résistance de l'organisme à l'infection par des injections journalières de 10, 20, 30 centimètres cubes de sérum antistreptococcique polyvalent, que l'on continuera tant que le malade accusera de la fièvre et des signes généraux graves.

5° Pendant la convalescence, mêmes indications que plus haut : massage, compression, promenade, etc.

D. — **Lymphangite aiguë gangreneuse.**

Signes cliniques. — Au début, ceux de la lymphangite franche ; ensuite, formation de sphacèles cutanés plus ou moins étendus dont l'élimination, toujours douloureuse, laisse des plaies à guérison lente et difficile. Phénomènes généraux graves ; fièvre intense ; anorexie. Mort dans l'adynamie ou par infection purulente.

TRAITEMENT. — Intervenir le plus tôt possible.

1° Faire dans l'engorgement, en dépassant les limites de la zone enflammée, des ponctures nombreuses avec un cautère en pointe porté au rouge.

2° Torréfier les escarres en éteignant, sur les surfaces gangrenées, plusieurs gros cautères cutellaires.

3° Pratiquer, tout le long des traînées lymphangitiques, des raies de feu multiples et passer l'instrument plusieurs fois dans le même sillon.

4° Ensuite, faire des pulvérisations antiseptiques ou donner des bains antiseptiques (eau phéniquée à 3 p. 100, sublimé à 1 p. 1000). Dans l'intervalle des bains, pansements humides avec la même solution antiseptique.

5° Soutenir le malade : alimenter le mieux possible ; s'il y a lieu recourir au lait, au bouillon, à l'alimentation rectale, à l'alcool (150-300 grammes d'eau-de-vie par jour dans les boissons ou en électuaire).

6° Combattre l'intoxication par des injections salines :

> Sérum artificiel...................... 500 gr. à 2 litres.

Injecter chaque jour, en une ou deux fois, dans les veines ou dans le tissu cellulaire sous-cutané de l'encolure.

E. — **Lymphangite chronique.**

Signes cliniques. — Engorgement œdémateux plus ou moins volumineux, froid et indolore, des régions inférieures des membres (genou, canon, boulet) ; épaississement et induration progressive de la peau. En certains points, ramollissement du tégument avec formation d'abcès.

TRAITEMENT. — 1° Prescrire un travail léger. A l'écurie, faire de la compression modérée et continue : la région recouverte d'une couche d'ouate, enrouler de bas en haut soit une bande de flanelle ou de tissu élastique, soit une bande d'Esmarch.

2° Si, au cours des poussées aiguës, il se produit des abcès, les ouvrir et les traiter comme il convient.

3° Instituer un traitement interne :

Bicarbonate de soude.................... 20-50 grammes.

Pour un paquet : n° 14. Un matin et soir dans la boisson ou un barbotage, une semaine sur deux.

La semaine intercalaire, donner de l'iodure de potassium :

Iodure de potassium.................... 4-10 grammes.

Pour un paquet ; n° 14. Un par jour dans un peu d'eau claire.

LYMPHANGITE ULCÉREUSE

Définition. — Affection spécifique surtout fréquente aux membres postérieurs, due à la pénétration, dans le système lymphatique, d'un microbe spécial (bacille de Preisz), et caractérisée par des cordes lymphatiques, un engorgement, des boutons et des ulcères.

Signes cliniques. — Au début, œdème chaud et douloureux du boulet et du canon pouvant remonter jusqu'à l'abdomen ou au thorax ; boiterie plus ou moins accusée. Diminution assez rapide du gonflement, qui peut persister et s'indurer. Alors apparition de traînées lymphatiques sinueuses sur le trajet desquelles on voit bientôt se former, par poussées successives, des boutons d'abord petits, qui augmentent rapidement de volume, se ramollissent et s'ouvrent spontanément par ulcération du tégument en donnant un pus séreux, fluide, jaunâtre ; formation de plaies ulcéreuses à bords irréguliers, profonds, arrondis, couverts de bourgeons charnus, pouvant devenir confluentes et à cicatrisation lente.

Bien que la cicatrisation des ulcères soit la règle, la généralisation des lésions peut se produire en quelques semaines et amener la mort des malades par épuisement.

TRAITEMENT. — 1° Au début, mêmes indications thérapeutiques que pour les lymphangites aiguës : balnéation tiède, pansements humides, onctions de populéum simple ou belladoné.

2° Surveiller attentivement la formation des boutons; les ouvrir avec la pointe d'un cautère chauffé au rouge dès que la fluctuation est décelée. Lorsqu'une corde est envahie par la suppuration, la débrider sur toute sa longueur et la curetter.

Pratiquer matin et soir des pulvérisations antiseptiques sur les plaies (crésyl à 3 p. 100, permanganate à 4 p. 1 000, acide phénique à 3 p. 100, sublimé à 1 p. 1 000).

3° Pour éviter des cicatrices irrégulières et difformes, modérer le bourgeonnement trop rapide en touchant chaque jour les ulcères au crayon de nitrate d'argent.

MALADIE NAVICULAIRE

Définition. — Inflammation chronique des tissus constituant l'appareil sésamoïdien (gaine et os petit sésamoïde, aponévrose plantaire), surtout fréquente aux membres antérieurs, tantôt à un seul, mais le plus souvent aux deux, exceptionnelle aux membres postérieurs.

Éléments étiologiques. — Allures brillantes et relevées (steppeurs); saut. Conformation défectueuse (pieds étroits à talons hauts; pieds évasés à talons bas, à sole plate). Aplombs défectueux, notamment ceux où l'appareil naviculaire est surchargé (excès de longueur de la pince et de l'axe phalangien). Maladies infectieuses (rhumatisme, maladies typhoïdes, etc.) ?

Signes cliniques. — Au repos, quand la maladie siège aux membres antérieurs, port du membre en avant de la ligne d'aplomb (pointer) ; si la maladie est double, port alternatif des deux membres en avant, l'appui se faisant sur toute la surface plantaire. Allures raccourcies, épaules froides, marche hésitante. Boiterie intermittente, puis continue, plus intense sur le sol dur et sur le pavé. Pas de sensibilité à l'exploration du pied ; parfois, douleur quand on exerce une pression dans le creux du paturon, au-dessus des glômes de la fourchette, sur le pied levé.

L'appui de la fourchette, l'application d'un fer à éponges minces ou d'un fer à planche exagèrent la claudication.

Quand l'affection siège aux membres postérieurs les signes sont très obscurs et se confondent avec ceux d'autres boiteries ; la maladie naviculaire ne peut être reconnue qu'après un examen complet et par exclusion.

Lorsqu'on la soupçonne, il faut affirmer le diagnostic par une inoculation de cocaïne sur le trajet des nerfs plantaires au-dessous du boulet (branche postérieure). (*Voir* BOITERIES EN GÉNÉRAL, *page* 171.)

TRAITEMENT. — 1° Pratiquer la *névrotomie plantaire basse et double*.

Technique. — *Instruments*. — Ciseaux courbes ; bistouri droit et convexe ; pinces hémostatiques et à dents de souris ; sonde cannelée ; érignes plates. Aiguilles à suture ; fil de Bretagne ou soie.

Assujettissement. — Coucher l'animal sur le côté du membre malade ; entraver celui-ci en position croisée, au-dessus du genou ou du jarret, sur le membre opposé, en diagonale.

Lieu d'élection. — A la limite de la face latérale et de la face postérieure du paturon, immédiatement au-dessous de la bride du coussinet plantaire ; le faisceau vasculo-nerveux est très facile à reconnaître à la palpation manuelle.

Opération. — *a*. La région rasée et désinfectée, inciser la peau et le tissu conjonctif sous-cutané au lieu d'élection, sur une longueur d'environ 3 centimètres.

b. Disséquer le nerf avec le bistouri ou la sonde cannelée ; l'isoler des vaisseaux sanguins.

c. Le saisir entre les mors des pinces (la réaction de

l'animal indique qu'on a bien le nerf): glisser sous lui, à plat, le bistouri droit, tranchant en haut, et le sectionner à l'angle supérieur de l'incision ; couper ensuite le bout périphérique à l'angle opposé.

d. Déterger la plaie et en réunir les lèvres par deux ou trois points de suture.

Pansement. — Relever le cheval en protégeant la région opératoire avec un linge propre ; faire ensuite un pansement ouaté.

2° Renouveler le pansement le quatrième jour : la réunion par première intention s'obtient assez facilement.

3° Si, par suite de l'extension des lésions plantaires, la boiterie, après avoir disparu, se manifeste à nouveau, pratiquer la névrotomie du médian (*Voir page* 221).

MAL DE GARROT

Définition et éléments étiologiques. — Nécrose des tissus durs (ligaments, cartilages ou os) de la région du garrot, presque toujours consécutive à des blessures de la selle ou de la sellette (plaies, cors, kystes, tumeurs sanguines, abcès).

Signes cliniques. — Tuméfaction, sensibilité, induration de la région. Fistules pouvant aboutir sur les apophyses épineuses des vertèbres du garrot, sur les ligaments intervertébraux, sur le scapulum ou sur son cartilage de prolongement et donnant écoulement à un pus abondant, mal lié.

Complications possibles. — Lymphangites profondes; méningo-myélite suppurée; infection purulente.

TRAITEMENT.

I. — **Mal de garrot au début avec altérations limitées au tissu conjonctivo-fibreux de la région et au ligament surépineux cervical.**

1° Mettre le malade au repos absolu.

2° Faciliter l'écoulement du pus retenu dans les clapiers et les bas-fonds : débrider les fistules et pratiquer dans les parties déclives des contre-ouvertures que l'on maintiendra béantes avec des mèches de chanvre ou des drains de caoutchouc fenêtré.

3° Activer la délimitation des tissus nécrosés en faisant fréquemment, dans les fistules et dans les drains, des injections antiseptiques (sublimé à 1 p. 100, crésyl à 3 p. 100, permanganate de potasse à 1 p. 100), suivies d'une injection escarotique (sulfate de cuivre à 5 p. 100, liqueur de Villate filtrée, teinture d'iode pure, eau oxygénée, crésyl pur et teinture d'aloès à parties égales. vésicatoire dilué au 1/3 dans l'huile) : alterner les différentes solutions employées.

II. — Mal de garrot grave avec fistules multiples et profondes et nécrose des apophyses épineuses des vertèbres.

1° Recourir à l'intervention chirurgicale : réséquer les parties mortifiées, enlever tous les tissus nécrosés ou cariés.

Technique. — *Instruments*. — Ciseaux courbes ; sondes ordinaire et en S ; bistouri convexe ; pinces à dents de souris et à forcipressure ; feuille de sauge ; rénettes ; érignes plates et pointues. Aiguille à bourdonnet ; aiguille à suture. Drains ; gaze ; ouate hydrophile ; tresse plate ; fil de Bretagne.

Assujettissement et soins préopératoires. — Immobiliser le patient en position décubitale ; soulever la région avec des bottes de paille placées sous l'épaule et les côtés. Raser, savonner et désinfecter la peau au niveau des parties malades.

Opération. — *a*. Faire sur la ligne médiane du garrot

une incision cutanée de 15 à 20 centimètres. Libérer les apophyses épineuses des couches musculaires et des aponévroses qui y sont insérées. Arrêter l'hémorragie par le tamponnement, le pincement ou la ligature des vaisseaux.

b. Si le ligament surépineux cervical est nécrosé, ainsi qu'une ou plusieurs apophyses épineuses, couper le ligament transversalement avec une feuille de sauge, en avant et en arrière des apophyses malades : réséquer ces dernières sur une hauteur de 2 à 3 centimètres à l'aide d'une rénette bien tranchante, d'une scie à lame étroite ou d'une gouge.

c. Pratiquer une contre-ouverture sur le côté, en avant et au fond de la plaie, et y fixer soit un drain fenêtré maintenu en place par un point de suture à la peau, soit une mèche de chanvre que l'on arrêtera par un nœud droit.

Pansement. — Après avoir détergé la plaie à l'eau bouillie, l'irriguer avec une solution de sublimé à 1 p. 1000 ou de biiodure de mercure à 1 p. 2000, l'écouvillonner à l'eau oxygénée à 12 volumes, puis la recouvrir d'une couche de gaze ou d'ouate iodoformées : combler la cavité avec un gros tampon d'ouate hydrophile. Réunir les lèvres de la plaie cutanée par quelques points séparés au fil de Bretagne ou mieux par des bourdonnets arrêtés à la peau par une rosette et noués deux à deux sur le pansement. Protéger le tout par un bandage retenu par des brides réunies en avant du poitrail et en arrière de l'épaule, au passage des sangles.

2° Renouveler le pansement tous les jours pendant huit ou dix jours. Désinfecter soigneusement la plaie chaque fois avec une solution de sublimé à 1 p. 1000 ou de biiodure de mercure à 1p. 2000, puis à l'eau oxygénée. Toucher les îlots dont le bourgeonnement semble paresseux à la teinture d'iode pure ou au crayon de nitrate d'argent. Deux ou trois fois dans la journée faire dans le drain des injections antiseptiques : permanganate à 1p. 1000, sublimé à 1p. 1000, crésyl à 4 p. 100.

Espacer les pansements à mesure que la cicatrisation s'opère. Retirer le drain le plus tard possible pour éviter la rétention du pus dans la profondeur des tissus et la formation d'abcès lointains.

III. — Mal de garrot grave avec nécrose du scapulum ou de son cartilage de prolongement et abcès sous-scapulaire.

1° Recourir de bonne heure à l'intervention chirurgicale.

Opérer comme il vient d'être dit; découvrir et extirper les tissus nécrosés ; faire plaie nette.

2° Si du pus s'est collecté sous le scapulum, lui donner issue en creusant jusqu'au poitrail le tissu conjonctif de la face interne de l'épaule avec une sonde longue et flexible.

Maintenir le trajet béant avec un drain de caoutchouc fenêtré ou une mèche de chanvre.

3° Panser comme précédemment.

MOLETTES

Définition. — Hydropisie des synoviales de la région du boulet.

A. — Molettes articulaires.

Définition et signes cliniques. — Hydropisie de la synoviale de l'articulation métacarpo ou métatarso-phalangienne, se traduisant à l'extérieur par deux dilatations du volume d'une noix, tendues pendant l'appui, molles quand le membre est fléchi, et situées de chaque côté du boulet et au-dessus des grands sésamoïdes, entre le métacarpien ou le métatarsien et le suspenseur du boulet ; parfois, petites dilatations dans le paturon, le long des ligaments sésamoïdiens moyens et superficiels. Sensibilité ; boiterie plus ou moins intense ou pas de claudication.

Traitement. — 1° Prescrire le repos dans un box ou à la prairie.

2° Si la jointure est douloureuse et la boiterie forte, ordonner les bains froids et les enveloppements froids et astringents.

3° Lorsque les phénomènes inflammatoires sont calmés, ou bien s'il n'y a pas d'inflammation notable, faire sur toute l'étendue de la jointure une large application vésicante (onguent vésicatoire simple ou mercuriel, pommade rouge).

4° Contre les molettes anciennes ou indurées employer la cautérisation ponctuée et pénétrante.

B. — Molettes tendineuses.

Définition et signes cliniques. — Hydropisie de la gaine grande sésamoïdienne caractérisée par des tumeurs ovoïdes, molles, fluctuantes ou indurées, situées au-dessus des sésamoïdes, en arrière, le long et le plus souvent de chaque côté des tendons fléchisseurs; parfois aussi, dilatations dans le pli du paturon et sur les faces latérales des tendons. Peu ou pas de phénomènes inflammatoires ; boiterie plus ou moins forte, quelquefois pas de claudication.

Traitement. — 1° Au début, mettre le sujet au repos ou permettre un léger service ; prescrire les douches, les bains froids, le massage et la compression méthodique avec une bande élastique.

2° Si les molettes sont volumineuses évacuer aseptiquement la plus grande partie du liquide synovial; faire ensuite une injection iodée (*Voir* Hydropisies synoviales, *page* 251). Compléter l'intervention par l'application d'un pansement ouaté légèrement compressif.

3° Lorsque les molettes s'accompagnent de boiterie, recourir aux vésicants : appliquer tout autour du boulet, en dépassant un peu les dilatations synoviales, un large vésicatoire (onguent vésicatoire simple ou mercuriel, pommade rouge).

4° En cas d'insuccès, ou bien lorsque les molettes sont anciennes et indurées, appliquer un feu en raies, en pointes fines et pénétrantes, ou en aiguilles.

5° Pour les molettes très anciennes, rebelles à ces différents traitements, pratiquer la névrotomie du médian (*Voir page* 221) ou celle du sciatique (*Voir page* 222).

C. — Molette antérieure du boulet. — Hygroma du boulet.

Définition et signes cliniques. — Hydropisie de la gaine de l'extenseur antérieur des phalanges, surtout fréquente aux membres postérieurs, caractérisée par une tumeur molle, indolore, située sur la face antérieure du boulet et bilobée par le tendon de l'extenseur antérieur des phalanges quand elle est volumineuse. Très rarement signes inflammatoires et boiterie.

TRAITEMENT. — 1° Contre l'hygroma récent employer la cautérisation en pointes fines et pénétrantes, ou en aiguilles.

2° Si la tumeur est volumineuse, la ponctionner aseptiquement, évacuer le contenu et injecter de la teinture d'iode pure ; malaxer légèrement la tumeur pour permettre à la teinture d'iode de prendre contact avec tous les points de la membrane sécrétante, puis retirer la plus grande partie du liquide injecté ; faire ensuite un pansement ouaté légèrement compressif allant du sabot au milieu du canon.

3° Si ce traitement échoue, faire suppurer la synoviale par un séton passé en travers sous le tendon extenseur ; tant que la poche suppure, faire chaque jour des injections antiseptiques ou légèrement irritantes (eau iodée au 1/3 ou au 1/4).

OSSELETS

Définition. — Exostoses des faces latérales du genou développées sur la tête des métacarpiens rudimentaires et parfois sur les os du carpe.

Plus fréquents et plus volumineux en dedans qu'en dehors, ils peuvent entourer complètement l'articulation (*genou cerclé*).

Éléments étiologiques. — Distensions ligamenteuses (efforts, chutes, travail pénible, défaut d'entraînement, jeune âge) : arthrite sèche du carpe.

Signes cliniques. — Boiterie intense au début, disparaissant lorsque l'évolution de l'exostose est achevée, sauf le cas où elle crée une gène mécanique au fonctionnement des gouttières carpiennes et carpo-métacarpiennes. Difficulté dans la flexion du genou, tumeurs osseuses plus ou moins volumineuses déformant le profil des faces latérales et antérieure de l'articulation du carpe.

TRAITEMENT. — 1° Prescrire le repos absolu ; faire, sur les faces antérieure et latérales de l'articulation du genou, une large application d'onguent vésicatoire simple ou mercuriel ou de pommade au biiodure de mercure.

2° Lorsque ces moyens échouent, recourir à la cautérisation superficielle en pointes ou en raies.

3° Si les suros résistent au feu, pratiquer la névrotomie du médian (*Voir page* 221), seule ou associée à celle du cubital.

Névrotomie du cubital.

Technique. — *Instruments*. — Ciseaux courbes ; pinces à forcipressure et à dents de souris ; bistouri droit et convexe ; sonde cannelée ; aiguilles à suture ; crins de Florence ou fil de Bretagne.

Assujettissement. — Coucher le patient sur le côté opposé au membre à opérer ; laisser ce membre dans l'entravon et l'immobiliser au moyen de deux plates-longes fixées, l'une sur le canon qu'on tire en arrière, l'autre sur le paturon qu'on tire en avant.

Lieu d'élection. — A 10 ou 15 centimètres au-dessus du genou, dans l'interstice qui sépare le fléchisseur externe du métacarpe du fléchisseur oblique, presque à la limite de la face externe et de la face postérieure de l'avant-bras.

Opération. — *a.* Inciser la peau et le tissu conjonctif sous-cutané sur une longueur de 5 à 6 centimètres. Ponctionner l'aponévrose antibrachiale à l'angle inférieur de la plaie avec la pointe du bistouri droit : glisser sous elle la sonde cannelée en la dirigeant dans l'axe de l'incision.

b. Diviser ensuite le fascia qui réunit la couche aponévrotique des deux muscles parallèlement à l'incision, et disséquer avec la sonde le nerf cubital pour l'isoler de la veine et de l'artère cubitales.

c. Charger le nerf sur la sonde, le sectionner à la partie supérieure de la plaie et le réséquer sur une longueur de 3 ou 4 centimètres.

Pansement. — Irriguer largement la plaie opératoire avec une solution antiseptique (sublimé à 1 p. 1000, lusoforme à 3 p. 100, crésyl à 2 p. 100).

Réunir les lèvres de la plaie par 4 ou 5 points de suture au crin de Florence ou au fil de Bretagne et recouvrir d'un pansement collodionné.

OSTÉO-ARTHRITE DU JARRET

Définition. — Affection chronique des articulations tarsiennes caractérisée par de l'arthrite sèche, une ankylose plus ou moins étendue et la formation d'exostoses en différents points des jointures tarso-métatarsiennes.

Éléments étiologiques. — Efforts violents (galop, saut, cabrer, traction de lourds véhicules, démarrages brusques) ; surmenage. Le jeune âge, le manque d'entraînement et une mauvaise conformation (jarrets coudés ou étroits) sont les causes prédisposantes habituellement incriminées. Hérédité.

A. — Ostéo-arthrite profonde sans exostose apparente.

Signes cliniques. — Boiterie plus ou moins intense, intermittente, apparaissant le plus souvent après un temps de repos, diminuant ou disparaissant par l'exercice ; la flexion exagérée et prolongée du jarret (manœuvres de ferrage) augmente l'intensité de la claudication. Affaissement fréquent de l'ilium du côté correspondant ; pendant la marche, raideur plus ou moins prononcée du jarret et défaut d'extension du membre ; quelquefois flexion spasmodique du canon sur la jambe (harper). Affaissement brusque de la hanche quand, au trot, on fait tourner le cheval sur le membre malade.

Les profils du jarret ne sont pas modifiés.

TRAITEMENT. — 1° Prescrire un repos absolu et prolongé. Appliquer au pied correspondant un fer à pince légèrement relevée, sans pinçon, et à éponges un peu longues et nourries ou pourvues de crampons.

2° Faire sur toute l'étendue de l'articulation du jarret, en empiétant légèrement sur la jambe et sur le canon, une application d'onguent vésicatoire simple ou mercuriel.

3° Si les vésicants échouent, ou d'emblée quand la lésion est déjà ancienne, appliquer le feu en pointes superficielles ou en raies en ayant soin, comme précédemment, de dépasser un peu les limites de la jointure tarsienne.

B. — Ostéo-arthrite ankylosante avec exostoses plus ou moins étendues.

I. — Éparvin calleux.

Définition. — Exostose de volume variable, développée à la face interne de la base du jarret et pouvant intéresser à la fois les articulations tarsiennes et tarso-métatarsiennes.

Signes cliniques. — Déformation plus ou moins accusée du profil interne du jarret. Boiterie parfois continue, mais le plus souvent intermittente à froid. Pendant la marche raideur du jarret ; le membre est porté légèrement en abduction. Au repos, flexion du membre qui se trouve presque toujours maintenu en dehors de la ligne d'aplomb et fait son appui par la pince ou en mamelle interne.

TRAITEMENT. — 1° Laisser le malade au repos ; prescrire l'application d'un fer à pince légèrement prolongée et relevée, et à éponges un peu longues pourvues de deux crampons.

2° Si l'éparvin est récent et la boiterie peu intense, faire une application vésicante (onguent vésicatoire simple ou mercuriel, pommade au biiodure de mercure) sur les deux faces du jarret. Lorsque le résultat obtenu n'est pas satisfaisant, faire, au bout de trois semaines, une nouvelle application du topique employé.

3° Quand les vésicants échouent ou bien lorsque les lésions articulaires osseuses sont très étendues, recourir à la cautérisation superficielle en pointes ou en raies (1).

4° Lorsque la tumeur osseuse est volumineuse, associer à la cautérisation la *section de la branche cunéenne du fléchisseur du métatarse* ; donner la préférence à la méthode ordinaire ou à ciel ouvert.

Ténotomie cunéenne.

Technique. — *Instruments.* — Ciseaux courbes ; pinces à dents de souris ; bistouri convexe ; aiguille à suture. Fil ou soie.

---

(1) La cautérisation pénétrante n'est pas recommandable ; les pointes de feu, lorsqu'elles atteignent les os, peuvent, au lieu d'éteindre la phlegmasie articulaire, déterminer une violente ostéite qui conduit rapidement à l'ankylose totale du jarret.

Assujettissement. — Abattre le cheval du côté à opérer : entraver le membre postérieur superficiel sur l'antérieur correspondant.

Lieu d'élection. — Un peu au-dessus de la châtaigne et sur le milieu de la face interne du jarret.

Opération. — *a*. La peau rasée et désinfectée, faire, au lieu d'élection, une incision verticale de 4 centimètres environ intéressant la peau et le tissu conjonctif sous-cutané.

b. Introduire les ciseaux courbes sous la branche cunéenne, la soulever, puis la sectionner ou la réséquer sur une longueur de 8 à 10 millimètres.

Pansement. — Réunir la plaie cutanée par deux ou trois points de suture et recouvrir d'un pansement au collodion iodoformé ; si l'on n'est pas sûr de l'asepsie, retirer les points de suture le lendemain et laisser suppurer la petite plaie qui se comblera par bourgeonnement.

II. — Jarde. — Jardon.

Définition et signes cliniques. — Exostose de volume variable développée à la face externe et à la base du jarret, s'accusant par une déformation du profil externe de la jointure (jardon) ou du profil postérieur (jarde). Ordinairement située au niveau de la tête du métatarsien rudimentaire externe, l'exostose peut s'étendre aux os tarsiens avoisinants et déterminer des lésions plus ou moins étendues d'ankylose. Sauf quand ces altérations se sont produites, la jarde et le jardon se manifestent rarement par une boiterie persistante.

TRAITEMENT. — Mêmes prescriptions hygiéniques, même traitement que pour l'éparvin calleux (vésicants, feu).

PARALYSIE DU FÉMORAL

Éléments étiologiques. — Hémoglobinurie. Déchirures musculaires ; glissades ; efforts violents des membres postérieurs.

Signes cliniques. — Flexion brusque du grasset et du jarret à chaque temps de l'appui. Atrophie précoce et rapide des muscles rotuliens.

TRAITEMENT. — 1° Mettre le malade soit à la prairie, soit en liberté dans un box : l'obliger à marcher.

2° Faire, sur la face externe de la cuisse, une application vésicante (onguent vésicatoire simple ou mercuriel) ou bien mettre un feu en pointes superficielles, ou bien encore faire sous la peau, au niveau des muscles rotuliens, des injections de vératrine ou de strychnine :

Sulfate de vératrine.................... 0^{gr},05-0^{gr},10 centigr.
Eau distillée bouillie.................. 10 cent. cubes.

ou

Sulfate de strychnine................. 0^{gr},02-0^{gr},05 centigr.
Eau distillée bouillie................. 10 cent. cubes.

Tous les deux ou trois jours, injecter 2 à 3 centimètres cubes de la solution.

3° Prescrire un traitement ioduré prolongé :

Iodure de potassium.................... 3-5 grammes.

Pour un paquet ; n° 40. Vingt jours par mois, un paquet matin et soir dans un peu d'eau claire.

4° Dès que la marche est possible sans trop de fatigue, mettre le malade à un service peu pénible.

PARALYSIE DU PÉNIS

Éléments étiologiques. — Contusions des nerfs péniens au niveau du périnée. Altérations médullaires par des toxines spéciales (pneumonie, gourme, fièvre typhoïde, coliques).

Signes cliniques. — Pénis plus ou moins pendant hors du fourreau, tuméfié, œdémateux, marqué de bourrelets et de sillons transversaux, froid et insensible.

TRAITEMENT.

I. — Paralysie récente.

1° Soutenir la verge sur un tablier faisant suspensoir, l'envelopper de quelques linges et l'arroser fréquemment d'eau froide.

2° Deux ou trois fois par jour, pendant dix ou quinze minutes, donner une douche en pluie sur le pénis et sur la région périnéale.

3° Si l'œdème est volumineux et fait craindre des sphacèles de la peau, pratiquer, sur les faces dorsale et latérales de la verge, des mouchetures d'environ 1 centimètre de profondeur à l'aide du bistouri.

II. — Paralysie ancienne ou rebelle.

1° Utiliser l'animal en protégeant le pénis par un fourreau de cuir fixé sur les reins avec des courroies et muni, à sa partie inférieure, d'une ouverture permettant l'écoulement de l'urine.

2° S'il s'agit d'un animal de luxe ou de valeur, pratiquer l'*amputation du pénis*.

Amputation du pénis.

Technique. — *Instruments.* — Pince à dents de souris ; pinces à forcipressure : bistouri convexe. Sonde cannelée et sonde en caoutchouc : fines aiguilles à suture. Soie ou fil de Bretagne.

Assujettissement. — Coucher le malade sur le côté gauche et entraver comme pour la castration. Placer une ligature élastique au-dessus du point à opérer et faire tenir le pénis modérément tendu par un aide qui saisira la partie libre de l'organe avec une serviette.

Opération. — *a.* Le pénis savonné et soigneusement désinfecté, introduire un sonde en ceaoutchouc dans le canal de l'urètre. Pratiquer, sur les faces supérieure et latérales, une incision circulaire que l'on prolongera par deux incisions convergentes, sur la ligne médiane de la face inférieure, à 4 ou 5 centimètres en arrière.

Exciser les tissus qui se trouvent dans l'espace triangulaire ainsi formé, en respectant et en disséquant le canal de l'urèthre : sectionner ce dernier transversalement à environ 2 centimètres en avant de l'incision circulaire.

b. Introduire dans la partie découverte du canal de l'urètre, une sonde cannelée, la cannelure dirigée en bas : avec le bistouri guidé sur la sonde, fendre le conduit sur la partie médiane, jusqu'au sommet de l'incision. Rabattre de chaque côté les lèvres de la muqueuse et les suturer avec le bord correspondant de la plaie cutanée.

c. Appliquer un lien de caoutchouc dans l'incision circulaira faite à la peau et couper la verge 2 ou 3 centimètres au-dessous.

Soins consécutifs. — Plusieurs fois par jour, jusqu'à ce que le moignon soit tombé, faire des aspersions de sublimé à 1 p. 1 000 ou de crésyl à 3 p. 100.

PARALYSIE DU RADIAL

Éléments étiologiques. — Compression prolongée du nerf entre le thorax et le membre pendant l'assujettissement de l'animal couché, surtout si le membre antérieur est fixé en position croisée. Tumeurs, abcès sous-scapulaires. Traumatismes. Contractions violentes. Glissades.

Signes cliniques. — Au repos : affaiblissement de l'épaule ; flaccidité des muscles olécraniens ; abaissement des articulations du coude et du genou ; flexion du boulet en avant ; appui sur la pince ou sur la face antérieure de la paroi.

Pendant la marche : membre porté en avant, les rayons demifléchis et le sabot traînant sur le sol ; écroulement du membre au moment de l'appui.

Atrophie consécutive des extenseurs.

TRAITEMENT.

I. — Paralysie récente.

1° Laisser le blessé en liberté dans un box ou bien le placer dans l'appareil à suspension.

2° Faire chaque jour, sur la face externe du membre, au niveau des extenseurs de l'avant-bras, des extenseurs des phalanges et du métacarpe, une friction légèrement irritante : liniment ammoniacal, liniment oléo-calcaire ou bien encore :

Essence de térébenthine.................. } ãã 1 partie.
Benzine...............................
Huile d'arachides......................   2 parties.

Cesser les frictions lorsqu'apparaissent des croûtes.

3° Obliger l'animal à marcher. Proportionner la longueur des promenades à l'état de la maladie ; les faire de plus en plus longues à mesure que l'amélioration se produit, mais sans aller jusqu'à la fatigue.

II. — Paralysie ancienne.

1° Placer le blessé dans l'appareil à suspension ; faire, sur toute la face externe du bras, une application d'onguent vésicatoire simple ou mercuriel.

2° Prescrire un traitement ioduré longtemps prolongé :

Iodure de potassium.................... 3-5 grammes.

Pour un paquet ; n° 40. Un matin et soir dans un peu d'eau claire.

3° Si, après un mois de traitement, il n'y a pas d'amélioration notable, faire tous les deux ou trois jours, sous la peau de la région affectée, des injections de strychnine ou de vératrine :

    Sulfate de strychnine.............. 0gr,02-0gr,03 centigr.
    Eau distillée..................... 10 cent. cubes.

ou

    Sulfate de vératrine.................... 0gr,10 centigr.
    Eau distillée.......................... 10 cent. cubes.

Injecter chaque fois 2-3 cent. cubes de la solution.

4° Dès que le malade peut prendre un léger point d'appui sur son membre, l'obliger à marcher; augmenter progressivement la durée de l'exercice.

Note. — Quelquefois longue à se produire, la guérison est toujours la règle.

PHLÉBITE DE LA JUGULAIRE

Définition et éléments étiologiques. — Inflammation de la veine jugulaire toujours consécutive à une infection de l'endothélium vasculaire : saignée malpropre, thrombus infecté.

Divisions. — L'altération de l'endoveine s'accompagne toujours de la formation, à son niveau, d'un caillot qui s'organise et occlut pour toujours le vaisseau (*phlébite adhésive*), ou bien qui suppure (*phlébite suppurée*).

A. — Phlébite adhésive.

Signes cliniques. — Au niveau de la plaie de saignée, tuméfaction d'étendue variable, œdémateuse, chaude, douloureuse, au centre de laquelle on trouve une fistule aboutissant sur la veine et donnant écoulement à une petite quantité de sérosité purulente grisâtre ou teintée de sang. Affaissement du trajet de la veine au-dessous de la plaie de saignée ; au-dessus du point obstrué, dilatation de la veine. Œdème consécutif à la stase : disparition progressive de l'œdème et induration des parois veineuses qui se dessinent sous la forme d'un cordon dur. Difficulté des mouvements de la tête et de la mastication ; troubles cérébraux.

Terminaison. — Résolution ; organisation du caillot.

Complications possibles. — Phlébite suppurée par infection du caillot. Phlébite hémorragique si le caillot est ébranlé et ne peut s'organiser.

TRAITEMENT. — 1° Prescrire le repos absolu : attacher l'animal au râtelier et lui mettre un collier à chapelet. Donner des aliments ne nécessitant pas d'efforts de mastication (farine d'orge, son, grains cuits, lait, etc.).

2° Couper les poils autour de la plaie de saignée. Déterger plusieurs fois dans la journée la fistule par des injections antiseptiques (sublimé à 1 p. 1000, lusoforme à 2 p. 100, crésyl à 3 p. 100), puis la recouvrir, après chaque pansement, d'un topique antiseptique pulvérulent :

```
Iodoforme..............................   10 grammes.
Tanin..................................   40      —
```

3° Si, malgré ce traitement antiseptique, l'inflammation s'étend, appliquer sur toute l'étendue de l'engorgement en dépassant les limites, un large vésicatoire simple ou mercuriel.

B. — Phlébite suppurative.

Signes cliniques. — Autour de la plaie de saignée, tuméfaction œdémateuse étendue suivant le trajet du vaisseau et pouvant gagner rapidement la région parotidienne (racines de la jugulaire). Fistulisation de la plaie de saignée qui laisse écouler un pus séreux, abondant, grisâtre ou rougeâtre, souvent fétide. Dilatation de la veine au-dessus du point obstrué. Infiltration œdémateuse de la face du côté correspondant. Troubles cérébraux par congestion passive. Des abcès peuvent se former sur le trajet de la veine et s'ouvrir spontanément à la peau.

Complications. — Méningo-encéphalite suppurée. Phlébite hémorragique. Infection purulente.

TRAITEMENT.

I. — Phlébite suppurée récente, peu étendue.

1° Débrider la fistule sur une longueur de 4 à 5 centimètres et appliquer un large vésicatoire, simple ou mercuriel, sur toute l'étendue de la tuméfaction inflammatoire, en en dépassant même un peu les limites.

2° Si, malgré cette révulsion, l'envahissement ascendant de la veine se poursuit, recourir à la cautérisation : appliquer sur toute la tuméfaction des pointes de feu pénétrantes ; compléter au besoin l'action du calorique par une application vésicante légère.

3° Quand l'inflammation substitutive déterminée par la cautérisation est éteinte, détacher les croûtes par des onctions faites avec un corps gras (vaseline, populéum, glycérine, huile), puis pratiquer de haut en bas, dans le sens du courant veineux, un massage avec la pulpe des doigts réunis, pendant cinq à six minutes et cela trois fois par jour ; chaque fois, libérer aussi complètement que possible le trajet fistuleux du pus qu'il renferme. Pendant les premières séances faire les passes avec douceur pour ne pas ébranler le caillot dans les régions supérieures et ne pas contrarier son organisation.

II. — Phlébite suppurée ancienne ayant envahi les racines de la jugulaire.

1° Pour mieux évacuer le pus accumulé dans la veine, drainer le trajet fistuleux dans la plus grande étendue possible. Si les lésions sont haut situées, passer plusieurs drains échelonnés, l'ouverture de sortie du premier servant d'ouverture d'entrée au second.

Drainage de la jugulaire.

Technique. — *Instruments*. — Ciseaux courbes, sonde cannelée : sonde en S, pinces à dents de souris et à forci-pressure : bistouri droit et convexe. Drains en caoutchouc fenêtré ou mèches de chanvre bouillies.

Assujettissement. — Coucher le patient sur le côté opposé à la phlébite, la tête étendue sur l'encolure et bien immobilisée par un aide.

Opération. — *a*. Introduire la sonde cannelée dans la veine et, la rainure guidant le bistouri droit, débrider la plaie de saignée en haut sur 2 ou 3 centimètres.

b. Engager et pousser doucement la sonde en S dans la veine, jusqu'au caillot (à la limite supérieure de l'induration : faire en ce point, de dehors en dedans, une incision cutanée de 3 à 4 centimètres. Pousser la sonde par cette ouverture, fixer le drain dans l'œil de la sonde et l'introduire dans la veine en retirant l'instrument : fixer le drain à la peau par un point de suture à chaque extrémité.

c. Si la suppuration a gagné le milieu de la région parotidienne, pratiquer deux contre-ouvertures : une au niveau du bord inférieur de la parotide, l'autre au bord inférieur du caillot : passer deux drains, le premier allant de la plaie de saignée à la première contre-ouverture, l'autre réunissant les deux contre-ouvertures.

Pansement. — Faire matin et soir des injections antiseptiques (teinture d'iode au tiers, lusoforme à 2 p. 100, crésyl à 3 p. 100, sublimé à 1 p. 1000, solution saturée de bicarbonate de soude) dans les trajets fistuleux. Laisser les drains jusqu'à ce que la suppuration soit presque tarie.

2° Appliquer sur toute la région parotidienne, jusqu'à la base de l'oreille, un feu en pointes pénétrantes : compléter l'action du calorique par une application vésicante.

3° Comme il a été dit plus haut, dès que l'état de la peau le permet, faire des séances de massage deux ou trois fois par jour pour vider les rameaux veineux du pus qu'ils contiennent.

4° Prescrire l'iodure de potassium à l'intérieur si les troubles cérébraux sont inquiétants :

Iodure de potassium.................... 8-10 grammes.

Pour un paquet ; n° 30. Un par jour dans un peu d'eau claire.

C. — **Phlébite hémorragique**.

Éléments étiologiques. — Ulcération de la plaie veineuse. Ébranlements du caillot qui, séparé de l'endothélium, ne peut plus s'organiser. Fonte purulente du caillot avec réouverture du vaisseau. Ulcération des parois veineuses par la formation d'abcès veineux ou périveineux évoluant sur le parcours du vaisseau.

Signes cliniques. — Ceux de la phlébite adhésive et de la phlébite suppurative. Hémorragies répétées par la fistule, surtout au moment des repas.

TRAITEMENT. — 1° La seule intervention efficace est la ligature de la veine sur une partie saine, c'est-à-dire au-dessus de la portion occupée par le caillot.

Ligature de la jugulaire.

Technique. — *Instruments*. — Ciseaux courbes ; bistouris droit et convexe ; pinces à disséquer, à dents de souris et à forcipressure ; sonde cannelée ; aiguilles à suture. Fils de Bretagne assemblés de façon à former une petite ficelle, ou mieux, ficelle dite « fouet ».

Assujettissement. — Coucher l'animal sur le côté opposé, la tête bien étendue sur l'encolure et solidement maintenue par un aide. Arrêter l'hémorragie, si elle est abondante, par une suture entortillée des lèvres de la plaie de saignée. Raser et désinfecter la région opératoire.

Opération. — *a.* Au-dessus de la plaie de saignée et sur une partie saine, inciser la peau et la couche musculaire sous-jacente sur une longueur de 5 centimètres et sur l'axe de la jugulaire ; étancher le sang qui s'écoule : dilacérer le tissu périveineux en manœuvrant la sonde parallèlement au vaisseau.

b. Isoler la veine en la détachant du tissu conjonctif environnant à l'aide du doigt ou de la sonde cannelée.

c. Glisser sous le vaisseau la ligature préparée (fils de Bretagne assemblés ou fouet) et libérer l'ouverture de la veine de la suture qui l'obstrue : débrider la plaie de saignée sur la sonde cannelée, sur une longueur de 2 ou 3 centimètres et évacuer les caillots contenus dans le vaisseau par des pressions faites de haut en bas, le long de la partie supérieure de la gouttière jugulaire. Lorsque le sang ne charrie plus de caillots, arrêter les chefs par un nœud droit et les couper à 5 ou 6 centimètres.

d. A quelques centimètres en aval de la plaie de saignée faire une nouvelle ligature du vaisseau en procédant de la même façon.

Pour assurer plus complètement l'oblitération de la jugulaire il est préférable de faire au-dessus et au-dessous de la plaie de saignée, deux ligatures distantes l'une de l'autre de 1 ou 2 centimètres.

Pansement. — Irriguer largement les plaies avec une solution antiseptique, les écouvillonner avec de l'eau oxygénée à 12 volumes. Drainer les trois ouvertures à la gaze iodoformée et réunir les lèvres de chaque plaie cutanée par 3 ou 4 points de suture.

2° Si la déperdition de sang a été abondante. faire une injection intraveineuse de sérum artificiel proportionnée à la quantité de sang perdu.

3° Retirer les points de suture et les tampons de gaze au bout de vingt-quatre heures et laisser les plaies se cicatriser sous le couvert de l'antisepsie (lavages journaliers avec une solution de sublimé à 1 p. 1000, crésyl à 3 p. 100, permanganate de potasse à 1 p. 1000).

4° Laisser le malade attaché au râtelier et ne lui donner, pendant quelques jours, que des aliments liquides (barbotages au son et à la farine d'orge, lait). Ensuite donner des grains cuits, puis un peu d'avoine et remettre peu à peu l'opéré à son régime ordinaire.

PIQURE. — ENCLOUURE

Définition. — Blessures des tissus vifs du pied par un ou plusieurs des clous servant à fixer le fer au sabot. Il y a *piqûre* quand le maréchal, reconnaissant l'atteinte des tissus sous-ongulés, retire le clou et *enclouure* lorsque le clou est resté en place après avoir blessé les parties vives.

Éléments étiologiques. — Minceur de la corne : pied encastelé ou trop paré. Inhabileté de l'ouvrier ; indocilité de l'animal ; fer étampé trop à gras ou fixé de travers sous le pied. Clous pailleux ou mal affilés. Vieilles souches oubliées dans la corne.

Signes cliniques. — Pendant l'opération de la ferrure, résonnance moins grande du clou sous le marteau ; pénétration plus facile ; retrait du membre à chaque coup de brochoir ; apparition du sang dans le trajet du clou vulnérant quand il est enlevé au moment de l'accident.

Consécutivement, chaleur et sensibilité du quartier correspondant. Pus noirâtre ou lie de vin s'écoulant par le trajet du clou lorsque le pied est déferré. Boiterie plus ou moins intense.

Complications. — Gangrène des tissus vifs. Nécrose et carie osseuse. Javart cartilagineux.

Traitement.

I. — Piqûre récente sans boiterie.

1° Retirer le clou vulnérant et laisser l'étampure vacante, ainsi que ses deux voisines. Amincir la muraille et la sole sur une petite étendue et supprimer en ce point l'appui du fer.

2° Remettre le fer après avoir fait un pansement au goudron ou à l'onguent de pied maintenu par une plaque de cuir.

II. — Piqûre simple, récente, avec boiterie.

1° Déferrer ; amincir à pellicule la sole et la paroi sur une étendue suffisante, tout autour de la zone meurtrie.

2° Appliquer pendant quelques jours des cataplasmes de farine de lin préparés avec une solution antiseptique (sulfate de cuivre à 3 p. 100, crésyl à 3 p. 100, sublimé à 1 p. 1000).

3° Après la disparition des signes douloureux, panser avec un corps gras ou une solution antiseptique et protéger par une plaque de cuir fixée entre le fer et la muraille.

III. — Piqûre compliquée de nécrose des tissus vifs.

Décider l'intervention chirurgicale.

Technique. — *a.* Immobiliser le malade en position décubitale ; fixer le membre en bonne position.

b. Amincir la sole à pellicule sur toute la région voisine de la piqûre et faire à la paroi, par amincissement ou par arrachement, une brèche comme pour l'opération de la seime.

c. Exciser avec la feuille de sauge le tissu podophylleux gangrené et ruginer la phalange plus ou moins profondément en empiétant un peu sur les parties saines.

d. Si le cartilage est nécrosé, procéder à son ablation (*Voir* JAVART CARTILAGINEUX, *page* 258).

e. La plaie détergée, la recouvrir d'iodoforme ou de salol et d'une gaze antiseptique ; appliquer ensuite un pansement avec ou sans fer.

SEIME

Définition. — Affection du pied caractérisée par une fissure de la muraille, le plus souvent parallèle à la direction des tubes cornés.

Localisations habituelles. — Les seimes en pince et en mamelles sont plus communes aux pieds de derrière ; les seimes en quartier (*seimes quartes*), en talons et en barre, sont surtout fréquentes aux pieds antérieurs.

Causes générales. — Altérations du bourrelet. Minceur de la paroi ; sécheresse de la corne. Encastelure. Parer défectueux du pied. Aplombs anormaux. Hérédité (?).

Signes cliniques. — Solution de continuité de la paroi, de profondeur et d'étendue variables, laissant parfois suinter un liquide séro-sanguinolent ou purulent. Sensibilité du pied à la percussion au niveau de la fente. Boiterie plus ou moins intense ; quelquefois mouvement de harper (seimes en pince). Certaines seimes évoluent silencieusement et, pendant très longtemps, ne s'accompagnent pas de claudication.

Complications possibles. — Gangrène du tégument plantaire. Nécrose et carie osseuses. Javart cartilagineux. Kéraphyllocèle.

A. — Seime en pince et en mamelles.

Éléments étiologiques. — Défaut d'aplomb (pied pinçard, pied rampin) ; service de gros trait. Efforts violents de traction notamment de démarrage. Crapaudine.

TRAITEMENT.

I. — Seime simple sans boiterie.

1° Parer le pied d'aplomb dans le sens latéral ; baisser les talons ; laisser la pince et les mamelles fortes. Tailler

le bord inférieur de la muraille au niveau de la seime
de façon à empêcher son appui sur le fer.

2° Si la paroi est assez épaisse, immobiliser les lèvres
de la fissure au moyen de clous ou d'agrafes spéciales.

Barrage des seimes.

Technique. — a. *Clou à ferrer*. — Implanter directement
un clou à ferrer bien affilé et suffisamment fort dans
l'une des lèvres, en l'enfonçant transversalement à petits
coups de brochoir de façon à ne blesser ni comprimer
les tissus vifs, et le faire sortir en un point symétrique sur
l'autre lèvre ; en couper la tête et le river ensuite en
rabattant chaque extrémité sur la muraille. Brocher ainsi
trois clous dans la hauteur du pied, le premier à 1 centimètre et demi du bourrelet.

Pour faciliter l'opération, creuser de chaque côté de la
seime, à environ 1 centimètre, une courte rainure, ou bien
frayer la voie au clou au moyen d'une vrille ou d'une petite
tige de fer rougie au feu.

b. *Agrafe Vachette*. — Le cheval assujetti debout, appliquer sur la muraille, perpendiculairement à la direction de
la fente, le cautère spécial chauffé au rouge ; appuyer jusqu'à ce que la paroi soit entamée par la partie médiane de
l'instrument. Dans le lit ainsi creusé mettre une agrafe et
la serrer avec la pince au degré voulu.

c. *Agrafe Massonat*. — Creuser une rainure avec le cautère spécial de chaque côté de la seime ; appliquer l'agrafe
de façon que ses crochets s'engagent bien dans les trous
creusés par le cautère, puis serrer la vis au degré voulu.

3° Si la paroi est trop mince et ne permet pas l'application
d'une suture métallique, creuser, vers le tiers supérieur
de la solution de continuité de la corne, une rainure
transversale avec une rénette ou une râpe ronde, ou bien

faire deux sillons en V, convergents par le bas, s'arrêtant vers le tiers supérieur ou le milieu du sabot.

4° Appliquer un fer à pince couverte, prolongée et un peu relevée, sans pinçon, ou un fer à pince couverte et prolongée pourvu de deux pinçons latéraux (1).

5° Activer la sécrétion des bourrelets par une petite friction de vésicatoire ou de pommade rouge faite à la couronne au niveau de la fente.

II. — Seime avec boiterie, sans complications.

1° Déferrer le pied; le parer comme il a été dit plus haut.

2° Prescrire des cataplasmes de farine de lin préparés avec une solution antiseptique (sulfate de cuivre à 3 p. 100, crésyl à 4 p. 100, sublimé à 1 p. 1000).

3° Quand les signes douloureux ont disparu, appliquer un fer approprié. Protéger la fissure par un petit pansement gras (onguent de pied ou goudron et plumasseaux d'étoupes) modérément serré.

4° Barrer la seime une semaine après et faire au bourrelet une application irritante pour favoriser la pousse de la corne.

III. — Seime en pince ou en mamelles avec complications.

Signes cliniques. — Écoulement, par les lèvres de la fissure, de pus sanguinolent ou blanchâtre. Tuméfaction et décollement du

(1) **Remarque.** — L'application de ce dernier fer demande une grande attention, car il peut avoir un effet exactement contraire à celui qu'on recherche ; les pinçons doivent être larges et hauts, bien tirés, sans rétrécir la face supérieure du fer ; celui-ci une fois en place et fixé, rabattre les pinçons à petits coups de brochoir de façon à bien les appliquer sur la muraille qu'ils doivent contenir, mais non comprimer.

bourrelet sur une certaine étendue. Lancinations; appui nul ou très douloureux; boiterie intense. Décubitus prolongé. Hyperthermie.

TRAITEMENT. — 1° Intervenir immédiatement.

Opération de la seime.

Technique. — *Instruments*. — Instruments de ferrure. Rénettes ordinaires et à gorge étroite; feuilles de sauge (double, à droite et à gauche); **pinces à dents de souris**; rugine ou curette.

Assujettissement. — Immobiliser le cheval en position décubitale; entraver le membre malade en position directe ou croisée au-dessus du genou ou du jarret. Assurer l'hémostase à l'aide d'un lien de caoutchouc fixé au paturon.

Opération. — *a*. Parer le pied d'aplomb et à fond dans les régions antérieures; amincir la sole et la fourchette à pellicule.

b. Délimiter à la rénette un lambeau de corne plus large en haut qu'en bas, comprenant un peu plus que la zone des tissus altérés et dont la seime occupe le centre. L'amincir à pellicule et tailler en biseau les bords de l'amincissement; ou bien (extirpation) après avoir séparé la paroi de la sole par une nouvelle rainure faite au niveau de la ligne blanche. pratiquer une incision au fond des trois sillons et, saisissant le lambeau corné à son extrémité plantaire avec les tricoises, l'arracher par un mouvement de bascule de bas en haut en ayant soin de ne pas déchirer le bourrelet.

c. Avec la feuille de sauge, exciser les tissus vifs mortifiés: ruginer la phalange s'il existe un foyer de nécrose ou de carie en empiétant un peu sur les tissus sains. Si l'on trouve un abcès sous un bourrelet, l'ouvrir largement et le déterger avec soin.

Pansement. — Appliquer un fer léger à pince très couverte et à éponges un peu longues. Déterger la plaie avec une solution antiseptique et la toucher avec l'eau oxygénée à 12 volumes; saupoudrer d'iodoforme, puis recouvrir les tissus cruentés avec de la gaze antiseptique. Combler la brèche avec des plumasseaux d'étoupes ou d'ouate de tourbe que l'on fixera avec de la bande, les tours circulaires se recouvrant successivement de bas en haut par moitié et passant tous en arrière des talons entre le chef et les éponges.

2° S'il n'y a pas de lancinations laisser le pansement une semaine. Ne permettre à la nouvelle corne de descendre qu'après cicatrisation complète de la plaie opératoire; à mesure de l'avalure, régulariser à la râpe la muraille de nouvelle formation.

3° Ne pas prescrire la mise en service avant que le trauma ne soit recouvert de corne sur toute son étendue et la paroi descendue de quelques centimètres.

B. — Seime quarte.

Éléments étiologiques. — Allures rapides ; saut. Encastelure. Défaut d'aplomb (pied panard ou cagneux).

La corne cède toujours au niveau du quartier le plus surchargé — le plus bas.

TRAITEMENT.

I. — Seime quarte simple sans boiterie.

1° Rectifier l'aplomb ; conserver au quartier malade toute sa force et parer le côté opposé. Raccourcir un peu la paroi de chaque côté de la fente ou la tailler en sifflet pour empêcher son appui sur le fer.

2° Faire à la rénette ou avec une râpe demi-ronde une rainure transversale parallèle au bourrelet, vers le tiers supérieur de la fente, ou deux rainures en V convergentes en bas, la pointe du V arrivant au tiers inférieur de la fente si elle est complète, ou à sa partie terminale si elle est partielle.

3° Appliquer un fer approprié : si la fourchette est bonne, fer à planche ou à traverse ; si elle est atrophiée, fer Defays, fer à éponges minces, fer à talons tronqués.

4° Pour activer la sécrétion cornée faire une légère friction vésicante sur le bourrelet au niveau de la seime (vésicatoire, pommade rouge).

5° Tenir la corne souple par l'application journalière d'onguent de pied.

II. — Seime quarte avec boiterie, sans complications.

1° Le pied préparé comme précédemment, appliquer matin et soir un cataplasme de farine de lin préparé avec une solution antiseptique.

2° Les phénomènes douloureux une fois éteints, réduire au minimum les mouvements de la muraille au niveau de la fente par une rainure transversale ou par deux rainures en V.

3° Appliquer un fer approprié.

III. — Seime quarte compliquée de gangrène des tissus vifs, de nécrose ou de carie osseuse ou de javart cartilagineux.

Signes cliniques. — Écoulement, par les bords de la fissure cornée, de pus sanguinolent ou blanchâtre. Tuméfaction et décollement du bourrelet sur une zone d'étendue variable. Lancinations ; appui nul ou très douloureux ; boiterie intense. Décubitus prolongé. Hyperthermie.

TRAITEMENT. — 1° Décider l'intervention chirurgicale immédiate.

Technique. — *Instruments.* — Trousse de ferrure. Rénettes ; feuilles de sauge ; pinces à dents de souris ; sonde cannelée ; curette ou rugine.

Assujettissement. — Immobiliser le malade en position décubitale ; fixer le membre à opérer en position directe ou croisée, au-dessus du genou ou du jarret. Assurer l'hémostase au moyen d'un lien de caoutchouc fixé au canon ou au paturon.

Opération. — *a.* Parer le pied d'aplomb, amincir la sole et la fourchette à fond.

b. Comme pour la seime en pince, mettre à nu les parties malades au moyen d'un large amincissement pratiqué avec la rénette ou la râpe et allant jusqu'au talon. Extirper le lambeau de paroi comme il a été dit plus haut, si la corne est décollée d'avec les tissus vifs.

c. Exciser les parties mortifiées du tégument plantaire en ayant soin de ne pas blesser le cartilage dans ses parties inférieures ; dépasser légèrement les limites du mal. Ruginer l'os s'il est nécrosé ou carié en empiétant un peu sur les parties saines.

d. Si le cartilage est altéré, extirper la plaque fibreuse (*Voir* JAVART CARTILAGINEUX, *page* 258).

e. Appliquer un fer à branche couverte et un peu longue du côté de l'intervention.

Pansement. — Irriguer largement la plaie avec une solution antiseptique, saupoudrer d'iodoforme ou de salol et recouvrir avec de la gaze antiseptique ; combler la brèche avec des plumasseaux d'étoupe ou d'ouate de tourbe maintenus par des tours de bande passant derrière le talon sain, entre le chef et l'éponge du fer.

2° Mêmes soins post-opératoires que pour la seime en pince.

C. — Seime en talon et en barre.

Éléments étiologiques. — Talons bas. Traumatismes violents ; sauts ; écarts brusques.

TRAITEMENT.

I. — Seime en talon ou seime en barre simple sans boiterie.

1° Parer le pied d'aplomb ; baisser le talon malade. Amincir à pellicule la sole, la barre et le côté correspondant de la fourchette.

2° Appliquer un fer à planche (seime en talon) ou un fer à branche couverte (seime en barre).

3° Interposer, entre le fer et le pied, une plaque de cuir sous laquelle on coulera chaque jour du goudron de Norvège pour entretenir la souplesse de la corne.

II. — Seime en talon ou en barre avec nécrose des tissus sous-cornés.

(*Voir* BLEIME COMPLIQUÉE, *page* 163.)

SEPTICÉMIE GANGRENEUSE

Gangrène traumatique. Gangrène septique. Gangrène gazeuse. Septicémie chirurgicale.

Définition. — Maladie toxi-infectieuse aiguë, inoculable, transmissible à l'homme, due à la pullulation, dans les tissus, d'un bacille anaérobie — le vibrion septique — et caractérisée par une forte tuméfaction gangreneuse, crépitante et des signes généraux très graves.

Éléments étiologiques. — Vibrion septique et ses spores. Plaies accidentelles profondes, anfractueuses, à bords meurtris, écrasés, encombrées de caillots sanguins ; plaies chirurgicales (castration, amputation de la queue, ponction de tumeurs sanguines et de kystes récents ; séton). Malpropreté opératoire.

Signes cliniques. — Apparition subite, au niveau d'une plaie récente, d'un engorgement chaud, douloureux, œdémateux au début, rapidement envahissant et nettement délimité par un bourrelet épais ; au bout de peu de temps des phénomènes de mortification et de putréfaction apparaissent dans le centre de l'engorgement qui, à ce moment, présente trois zones bien distinctes : une zone périphérique enflammée, œdémateuse ; une zone moyenne gangrenée, crépitante, froide, insensible ; une zone centrale putréfiée où les tissus sont friables, infiltrés de gaz fétides. Plaie livide, à lèvres friables, laissant suinter une sérosité roussâtre et fétide et cessant de donner du pus si la suppuration est déjà établie.

Signes généraux graves : frissons, abattement, hyperthermie, inappétence ; cyanose des muqueuses, ralentissement des grandes fonctions ; pouls faible et filant. Chute de la température. Mort dans le coma.

TRAITEMENT PROPHYLACTIQUE. — Il est tout entier dans l'observation rigoureuse des lois de l'asepsie et de l'antisepsie : asepsie du champ opératoire, du chirurgien et de ses aides, des instruments et des objets de pansement ; désinfection soignée des plaies lorsqu'elles sont souillées ; isolement des blessés dans une écurie vaste et bien aérée, pourvue d'une litière propre.

TRAITEMENT CURATIF. — 1° Appliquer sur tout l'engorgement un feu en pointes pénétrantes assez grosses et distantes les unes des autres de 3 à 4 centimètres environ : dépasser de quelques centimètres les limites du mal.

2° Avec une petite seringue, injecter deux ou trois fois par jour, dans les pointes, une solution iodée forte :

> Teinture d'iode........................... 50 grammes.
> Iodure de potassium..................... 5   —
> Eau bouillie............................. 50   —

ou de l'eau oxygénée à 12 volumes.

3° Matin, midi et soir, laver la plaie avec une solution crésylée à 3 p. 100. Si l'engorgement a suivi l'application d'un séton, remplacer celui-ci par une nouvelle bande imprégnée d'essence de térébenthine ou d'onguent

basilicum. (*Le retour du pus avec ses caractères nor-*
maux est toujours de bon augure.)

4° Donner des toniques : vin, alcool (200-300 grammes
d'eau-de-vie dans la journée), teinture de gentiane (150-
200 grammes) ou de quinquina (75-100 grammes) dans
un électuaire, en deux ou trois fois.

SUROS

Définition. — Exostoses du canon, plus communes aux membres
antérieurs qu'aux membres postérieurs, plus fréquentes aussi du
côté interne que du côté externe et développées soit aux dépens
du périoste des os du canon (métacarpe, métacarpiens rudimentaires, métatarse, métatarsiens rudimentaires), soit aux dépens
du ligament qui unit les os secondaires au principal.

Éléments étiologiques. — Contusions, heurts, chutes. Tiraillements du périoste dus soit à la descente des métacarpiens rudimentaires sur le métacarpien principal, soit aux tractions de
l'aponévrose antibrachiale. Le travail disproportionné à la résistance des os, le jeune âge, l'hérédité, sont autant de causes
prédisposantes.

Signes cliniques. — Boiterie, fugace au début ; puis continue,
plus intense après un travail un peu prolongé ou une course sur
un terrain dur, apparaissant le plus souvent dans les mois qui
suivent la mise en service et pouvant s'observer alternativement
aux deux membres congénères avec des périodes de rémission.
Infiltration plus ou moins étendue de la région des péronés,
chaude, douloureuse à la pression manuelle ; plus tard, apparition à ce niveau, le long des métacarpiens ou des métatarsiens,
d'une tuméfaction osseuse dure, insensible, déformant plus ou
moins le profil du canon, ou bien d'une série de petites exostoses
(suros en fusée). Lorsque l'exostose est bien constituée et que les
phénomènes inflammatoires sont éteints, atténuation notable et
disparition de la boiterie, sauf dans les cas où la néoformation
osseuse, développée sous le suspenseur du boulet, gêne le fonctionnement des tendons ou bien, quand, haut située, elle empiète
sur les jointures carpiennes.

TRAITEMENT. — 1° Prescrire le repos absolu et faire, sur

les faces latérales du canon, une friction d'onguent vésicatoire simple ou mercuriel, ou bien de pommade au biiodure de mercure.

2° Si l'inflammation osseuse se dissipe vite et si la boiterie disparaît rapidement, remettre progressivement le malade en service.

3° Lorsque la sensibilité persiste vive ou que des exostoses volumineuses apparaissent, répéter les frictions vésicantes quand l'inflammation primitivement déterminée est éteinte.

4° Si ces moyens échouent, recourir à la cautérisation superficielle en pointes ou en raies, en ayant soin d'étendre l'action du calorique au delà de la région qui correspond aux exostoses.

5° Traiter par l'ablation les suros volumineux quand, par leurs dimensions, ils sont susceptibles d'occasionner une gêne fonctionnelle ou bien lorsqu'ils déprécient la valeur de l'animal qui en est porteur.

Technique. — *Instruments.* — Ciseaux ; bistouris droit et convexe ; gouge et maillet. Crins de Florence ou catgut, fil de Bretagne.

Assujettissement et préparation de la région. — Immobiliser le patient en position décubitale. Raser et désinfecter la peau au niveau de l'exostose à enlever. Pratiquer l'hémostase préventive au moyen de la bande d'Esmarch ou de deux liens de caoutchouc appliqués au-dessus et au-dessous de la tumeur.

Opération. — *a.* Inciser la peau suivant le grand axe de la tumeur et mettre celle-ci à nu sur toute son étendue.

b. Inciser ensuite le périoste dans le même sens et le décoller d'avec l'os à l'aide d'une spatule ou de la pointe des ciseaux courbes tenus fermés.

c. Avec la gouge et le maillet, faire sauter à petits coups la néoformation osseuse ainsi découverte.

d. Suturer le périoste au crin de Florence ou au catgut; rapprocher les lèvres de la plaie cutanée au fil de Bretagne ou à la soie, puis recouvrir d'un gros pansement ouaté.

e. Si l'on est sûr de l'asepsie, ne retirer le pansement qu'au bout d'une semaine et extraire les fils; protéger par un ouaté simple jusqu'à cicatrisation complète.

6° Lorsque les vésicants et la cautérisation ont échoué et que la boiterie persiste, rendant le sujet impropre à tout service, recourir à la névrotomie du médian (*Voir page* 221).

SYNOVITES

A. — Synovite traumatique. — Synovite suppurée.

Définition et éléments étiologiques. — Inflammation suppurative d'une synoviale tendineuse consécutive soit à l'infection d'une plaie synoviale, soit à une synovite aiguë close ayant abouti à la suppuration.

Signes cliniques. — Tuméfaction chaude, sensible et œdémateuse de la région, surtout prononcée du côté du membre où existe la synoviale. Appui nul ou difficile : claudication intense. Lancinations. Plaie fistuleuse laissant couler un liquide jaunâtre, cailleboté, légèrement filant, purulent. Hyperthermie.

Complications possibles. — Javart tendineux. Arthrite. Infection purulente.

TRAITEMENT. — 1° Prescrire le repos absolu; lorsque la douleur est trop vive, immobiliser le malade dans l'appareil à suspension.

2° Si la disposition des lieux le permet, soumettre le blessé à l'irrigation continue (*Voir page* 342); disposer autour de la région un tube de caoutchouc pourvu à sa rive interne d'un certain nombre de trous et l'aboucher avec le tube conducteur de l'eau, puis recouvrir la région malade avec des plumasseaux d'étoupes ou d'ouate maintenus en place par quelques tours de bande peu serrés ; ou bien encore traverser la synoviale de haut en bas avec un drain de caoutchouc fenêtré que l'on abouchera au moyen de tubulaires ou d'ajutages avec le tube conducteur de l'eau.

3° Si l'irrigation continue ne peut être employée faire, sur toute la région enflammée, une large application d'onguent vésicatoire simple ou mercuriel. Deux ou trois fois par jour, faire dans la synoviale une abondante irrigation à l'eau bouillie d'abord, puis avec une solution antiseptique : biiodure de mercure à 1 p. 2 000, sublimé à 1 p. 1000, permanganate de potasse à 1 p. 200, lusoforme à 2 p. 100.

4° Lorsque l'écoulement purulent est tari et la fistule refermée, ordonner des promenades journalières, d'abord pendant quelques instants, puis de plus en plus longues et faire sur la région affectée des lotions chaudes et du massage.

5° Si l'induration consécutive crée une gêne à la marche, recourir à la cautérisation superficielle en pointes ou en raies.

B. — Synovite aiguë close.

Définition et éléments étiologiques. — Inflammation aiguë des gaines tendineuses, le plus souvent consécutive à une inflammation de voisinage (contusion, fracture, entorse, nerf-férure, etc.) ou à des efforts violents de locomotion.

Signes cliniques. — Tuméfaction chaude et sensible de la région ; apparition, en des points spéciaux pour chaque synoviale, de dilatations plus ou moins fortes lorsque l'inflammation est exsudative et que le liquide sécrété est assez abondant. Boiterie plus ou moins intense.

Dans les formes sèches (synovite crépitante, synovite plastique) il n'y a pas d'exsudation notable ; la séreuse congestionnée reste sèche, ou bien se recouvre d'une gangue d'abord ganglionnaire, puis fibreuse, qui crée des adhérences entre les feuillets et ankylose le tendon dans sa gaine.

La synovite séreuse peut subir la transformation purulente quand des éléments pyogènes sont apportés dans la gaine par les voies veineuse ou lymphatique.

Complications possibles. — Rétractions tendineuses. Bouleture.

TRAITEMENT. — 1° Prescrire le repos absolu.

2° Au début, combattre les phénomènes inflammatoires par les compresses froides, les lotions astringentes (eau blanche, eau alunée à 4 p. 100), l'irrigation continue.

3° Si l'inflammation est exsudative, limiter l'épanchement par une compression méthodique : appliquer sur toute la région malade des compresses humides et les maintenir en place par des bandes de toile ou de flanelle modérément serrées et enroulées de bas en haut.

4° Si la douleur est vive, faire sur la région affectée des applications calmantes : populéum belladoné ou pommade à la cocaïne :

<blockquote>
Chlorhydrate de cocaïne................. 2 grammes.
Vaseline................................. 100   —
</blockquote>

5° Lorsqu'il y a un épanchement séreux abondant et que les parois synoviales sont très tendues, évacuer la plus grande partie du liquide par une ponction aseptique faite au trocart, dans le point le plus proéminent de la dilatation.

6° Favoriser la résorption des produits épanchés dans la synoviale par les lotions et les compresses humides et chaudes, le massage, la compression méthodique et l'exercice modéré.

7° Si ces moyens sont insuffisants, et surtout lorsque la locomotion est gênée (épaississement des tissus péri-synoviaux, hydropisie abondante, symphyses), recourir aux vésicants et même à la cautérisation.

8° Lorsque l'inflammation de la synoviale aboutit à la suppuration (synovite suppurée), évacuer l'épanchement aussi complètement que possible et faire un lavage abondant de la séreuse avec une solution antiseptique forte :

Acide phénique......................	30 grammes.
Eau bouillie.........................	1 litre.

Sublimé corrosif....................	1 gramme.
Eau bouillie.........................	1 litre.

Teinture d'iode..........	100 grammes.
Iodure de potassium..................	Q. S. pour dissoudre.
Eau distillée........................	300 grammes.

Si les phénomènes s'accentuent, débrider la gaine, la drainer et faire, plusieurs fois par jour, de larges irrigations antiseptiques ; dans l'intervalle protéger la région par un large pansement ouaté. Ou bien encore, immobiliser le patient dans l'appareil à suspension et le soumettre aux irrigations continues.

Remarque. — La suppuration d'une gaine synoviale laisse après elle des désordres irréparables. Entre les feuillets de la séreuse, des adhérences se forment qui immobilisent les tendons et déterminent une gêne fonctionnelle durable ; le traitement est toujours long et incertain.

C. — Synovites infectieuses.

Définition et éléments étiologiques. —Inflammation aiguë des synoviales tendineuses apparaissant subitement au cours des maladies générales ou infectieuses (rhumatisme, gourme, morve, pneumonies, fièvre typhoïde, etc.) et déterminées soit par la pullulation de certains microorganismes à la surface de la synoviale, soit par l'action irritante des toxines éliminées par le système séreux.

Signes cliniques. — Ceux de la synovite aiguë close dont elle peut revêtir les différentes formes (crépitante, plastique, séreuse ou purulente).

Apparition subite, au cours d'une maladie générale ou infectieuse, d'une boiterie intense d'un ou de plusieurs membres : à l'exploration, au niveau de l'une des synoviales, engorgement œdémateux, chaud, sensible, avec ou sans dilatation au niveau des points où la séreuse fait habituellement hernie.

Marche. — Les synovites infectieuses sont ambulatoires et passent facilement d'une séreuse à l'autre, toutes les jointures d'un ou de plusieurs membres pouvant être prises successivement ; les gaines du genou et du jarret, la grande sésamoïdienne sont le plus fréquemment affectées.

TRAITEMENT. — 1° Au cours et pendant la convalescence des maladies susceptibles de se compliquer de synovites, activer l'élimination des toxines par l'administration de diurétiques.

> Bicarbonate de soude.................. 15-30 grammes.

ou

> Azotate de potasse.................... 5-15   —

Pour un paquet ; n° 10. Un matin et soir dans la boisson.

2° Au début, faire sur toute l'étendue de la synoviale malade une application irritante (charge Lebas, feu liquide) ou une friction vésicante (vésicatoire simple ou mercuriel).

3° Si l'on soupçonne le rhumatisme, prescrire l'administration journalière de salicylate de soude :

> Salicylate de soude................... 10-20 grammes.

Pour un paquet ; n° 20. Un matin et soir dans un électuaire.

4° Combattre par le feu superficiel ou pénétrant les altérations consécutives (hydropisie, ankylose des tendons).

5° Traiter comme il a été dit plus haut les complications de suppuration dans les gaines.

D. — Synovites chroniques.

(Voir HYDROPISIES SYNOVIALES, *page* 250.)

TÉTANOS

Définition. — Maladie toxi-infectieuse inoculable et transmissible à l'homme, déterminée par la pullulation, dans une plaie accidentelle ou opératoire, d'un bacille anaérobie — le bacille de Nicolaïer — et caractérisée par des contractures permanentes des muscles striés, dues à l'imprégnation des centres nerveux par les poisons sécrétés par le microbe spécifique.

Éléments étiologiques. — Bacille de Nicolaïer et spores. Plaies accidentelles profondes, anfractueuses ; écrasements ; plaies par armes à feu ; blessures de harnachement ; traumatismes de la région plantaire (clou de rue, enclouure) ; javart, bleimes ; plaies renfermant un corps étranger. Plaies opératoires diverses : castration ; myotomie coccygienne ; amputation de la queue ; application d'un séton ; cautérisation ; interventions chirurgicales portant sur le sabot et l'extrémité des membres. Plaie ombilicale chez les nouveau-nés ; blessures du vagin des femelles en parturition.

Agents de propagation. — Couche superficielle du sol, poussières des rues, eaux, fourrages souillés par des matières terreuses, déjections animales. Malpropreté opératoire.

Certaines associations microbiennes et le refroidissement paraissent favoriser le développement de la maladie.

Prophylaxie. — 1° Nettoyer les traumas suspects à l'eau oxygénée à 12 volumes ou avec une solution iodo-iodurée au 1/3, déterger les bas-fonds, les clapiers, extirper les corps étrangers contenus, puis recouvrir d'un pansement antiseptique.

Protéger par un pansement ouaté les plaies susceptibles d'être souillées par des matières tétanifères (terre, fumier, etc.).

2° Panser suivant les règles de l'antisepsie les plaies

opératoires ; opérer avec des instruments et des matériaux stériles.

3° Soustraire les opérés et les blessés à l'action du froid et de l'humidité.

4° Dans les « régions à tétanos » immuniser par la sérothérapie les sujets exposés à l'infection (traumatismes et plaies des extrémités, blessures du sabot, opérations portant sur la queue et sur la région génitale).

Technique. — Faire sous la peau de l'encolure, à dix ou douze jours d'intervalle, une injection de 10 centimètres cubes de sérum antitétanique. S'il s'agit de plaies persistantes exposées à des infections renouvelées (sol, fumier), faire une troisième et même une quatrième injection dix et vingt jours après la seconde.

A. — Tétanos aigu.

Signes cliniques. — Difficulté croissante dans l'exécution de certains mouvements : mastication, déglutition, déplacements de l'encolure. Contracture des masséters (trismus) limitant les mouvements des mâchoires. Extension de la tête sur l'encolure ; yeux tirés au fond des orbites et recouverts par le corps clignotant ; oreilles dressées et rapprochées ; queue relevée. Déplacements pénibles. Hyperthermie.

Sous l'influence du bruit, de la lumière plus vive, d'un attouchement, crises de plus en plus fréquentes : anxiété, tremblements de tout le corps ; contractions cloniques des muscles des membres, sueurs générales, respiration dyspnéique et accélérée ; quelquefois chute du malade sur le sol.

Exagération de tous ces symptômes et mort par asphyxie ou par épuisement nerveux.

Complications possibles. — Pneumonie par corps étrangers.

Traitement.

I. — Tétanos suraigu avec trismus prononcé, dysphagie, contractures généralisées et crises fréquentes.

1° Placer le malade à l'abri de toutes les causes d'excitation. dans un box isolé, spacieux, à température douce et régulière; calfeutrer les ouvertures avec des couvertures épaisses de façon à produire une obscurité aussi complète que possible; recouvrir le sol d'une abondante litière de paille souple et courte.

Empêcher les visites fréquentes, les dérangements, les examens et les explorations inutiles; ne permettre l'entrée du local qu'aux seules personnes chargées de donner des soins.

Pendant la saison chaude éviter une température excessive; en hiver, couvrir suffisamment pour entretenir une légère moiteur de la peau.

Si le malade ne peut se maintenir debout, le placer dans l'appareil à suspension.

2° Alimenter le mieux possible : aliments liquides, bouillon, lait, eau sucrée; si l'anorexie est complète ou la déglutition impossible. soutenir le malade avec des lavements alimentaires (*Voir* Lavements. *page* 347).

3° Détruire le foyer tétanigène : si l'opération n'exige pas un grand délabrement et si elle ne doit pas être suivie de douleurs vives, faire une exérèse large ou cautériser avec le fer rouge les tissus envahis par le bacille spécifique : si l'amputation de la région est possible (plaie de l'extrémité de la queue). la pratiquer : lorsqu'il s'agit de plaies profondes et étendues, recourir à la cautérisation actuelle et aux caustiques chimiques.

4° Pratiquer une saignée abondante proportionnée à

la taille et à l'état d'embonpoint du malade, 5 à 10 litres ;
répéter l'intervention au bout de quarante-huit heures
ou de trois jours.

5° Faire tous les jours ou tous les deux jours dans la
veine jugulaire ou sous la peau de l'encolure une
injection de 20 centimètres cubes de sérum antitoxique.

6° Calmer l'excitabilité par l'administration de chloral
en lavements :

> Chloral hydraté...................... 20-40 grammes.
> Eau bouillie tiède.................... 500   —

Pour un lavement ; deux ou trois par jour.

ou par des injections de morphine :

> Chlorhydrate de morphine........ 10-30 centigrammes.
> Eau distillée bouillie............. 100 cent. cubes.

En injection sous-cutanée ; deux ou trois par jour.

7° Si la dyspnée est intense et les muqueuses cyanosées.
faire directement dans le sang des injections d'eau
oxygénée.

> Eau oxygénée chimiquement pure à 12 vol.   100 cent. cubes.

Injecter directement et très lentement dans la veine jugulaire avec
l'aspirateur Potain.

II. — Tétanos aigu avec contractions modérées, trismus peu intense, déglutition possible et crises rares.

1° Mêmes prescriptions hygiéniques que dans la forme
précédente.

2° Donner des aliments faciles à mâcher et à déglutir :
barbotages, lait, bouillon, thé de foin, fourrages verts,
grains cuits ; eau fraîche à discrétion.

3° Autant qu'il est possible, détruire les bacilles téta-
niques par la cautérisation. l'exérèse large ou par l'amputation des tissus envahis.

4° Faire prendre chaque jour dans les boissons ou les barbotages 100 à 250 grammes de sulfate de soude pour prévenir la constipation.

5° Calmer l'excitabilité nerveuse par l'administration d'extrait aqueux de belladone ou d'opium :

      Extrait aqueux de belladone ....   2-4 grammes.

ou

      Extrait aqueux d'opium.................   3-5   —
      Poudre de réglisse ou de quinquina...... } Q. S.
      Miel.................................   }

Faire un électuaire consistant. Donner en deux fois dans la journée.

Ou bien par l'administration de bromure de potassium :

      Bromure de potassium................   10-25 grammes.

Pour un paquet : n° 6. Un matin et soir dans un peu d'eau claire.

6° Comme dans la forme précédente, faire tous les jours ou tous les deux jours une injection sous-cutanée de 20 centimètres cubes de sérum antitoxique.

B. — **Tétanos à évolution lente. Tétanos chronique.**

Signes cliniques. — Ceux de la forme aiguë, mais atténués : contractures légères ; trismus faible ; dysphagie peu accusée ; raideur des membres ; démarche gênée. Dilatation des naseaux ; saillie du corps clignotant. Légère hyperthermie. Hyperesthésie cutanée très prononcée.

Le passage à l'état aigu est assez fréquent ; il est caractérisé par une augmentation de l'intensité des contractions et une élévation de la température.

TRAITEMENT. — 1° Mêmes indications hygiéniques que pour la forme aiguë. Isoler le malade dans un box spacieux à l'abri du froid, du bruit et de la lumière vive. Présenter des aliments faciles à mâcher et à déglutir.

2° Rechercher la porte d'entrée du bacille spécifique ;

suivant les cas, pratiquer l'exérèse large des tissus infectés, la cautérisation, l'amputation. Si l'éradication exige une mutilation, désinfecter seulement la plaie virulente, puis la recouvrir d'un topique antiseptique et la protéger par un pansement ouaté.

3° Injecter tous les deux jours sous la peau de l'encolure ou dans la veine jugulaire 20 centimètres cubes de sérum antitétanique ; les jours intercalaires, faire de la même façon et aux mêmes doses une injection de sérum anti-streptococcique.

Au bout de quelques jours, si les symptômes s'amendent, diminuer de moitié la dose des sérums injectés ; continuer le traitement tant qu'il persiste des contractures.

4° Calmer l'excitabilité nerveuse par l'administration journalière de 20-30 grammes de bromure de potassium ou de 4 à 6 grammes d'extrait de belladone ou d'opium.

5° Entretenir les fonctions de l'intestin en faisant prendre tous les jours dans la boisson 100-250 grammes de sulfate de soude.

THROMBUS

Définition. — Tumeur sanguine d'un certain volume, développée dans le tissu conjonctif périvasculaire à la suite d'une plaie veineuse.

C'est un accident fréquent de la saignée.

Éléments étiologiques. — Saignée mal pratiquée (ouvertures multiples, transpercement du vaisseau ; insuffisance de la plaie cutanée ; défaut de parallélisme des plaies cutanée et veineuse). Tiraillements de la peau pendant la suture cutanée ; pressions et grattages exercés sur la région où a été faite la ponction veineuse (sujets galeux, eczémateux) ; compressions exercées à la base de l'encolure par le collier ou la bricole avant l'oblitération complète de la plaie veineuse chez les animaux remis trop rapidement au travail. Défaut de coagulabilité du sang (hémophilie, leucémie, fièvre charbonneuse, maladies septiques).

Signes cliniques. — Tumeur conique ou hémisphérique, plus ou moins volumineuse, dont la partie culminante correspond à la plaie de ponction, d'abord molle, fluctuante et indolente, ensuite légèrement crépitante, quelquefois un peu douloureuse à la pression. Œdème déclive peu abondant ; résorption rapide, en quelques jours, si le caillot sanguin n'est pas infecté.

Lorsque le thrombus est purulent, tumeur persistante, chaude, sensible, œdémateuse et fluctuante. Fistulisation de la plaie cutanée par nécrose du tégument macéré par le pus ou par mortification de l'îlot de peau enserré par la ligature jetée sur l'épingle.

Complication fréquente. — Phlébite.

TRAITEMENT PROPHYLACTIQUE.

1° Pratiquer la saignée méthodiquement (couper les poils, nettoyer la peau, prendre une flamme propre, à lame proportionnée au calibre de la veine). Appliquer l'épingle sans tirer sur les lèvres de la plaie opératoire. Saigner au trocart.

2° Attacher à deux longes au râtelier le cheval saigné et ne pas le faire travailler trop tôt.

TRAITEMENT CURATIF.

I. — Thrombus simple récent.

1° Prescrire le repos : attacher le cheval au râtelier pour limiter les mouvements de l'encolure.

2° Retirer la ligature et, au besoin, l'épingle de saignée si la peau est tendue et menacée de mortification au niveau des lèvres de la plaie de ponction.

3° Trois ou quatre fois dans la journée, donner une douche en pluie de quinze à vingt minutes ou faire des lotions avec une solution astringente (eau blanche, alun cristallisé à 3 p. 100).

4° Appliquer ensuite sur la tuméfaction, en la dépassant même un peu, un emplâtre de blanc d'Espagne et de vinaigre.

II. — Thrombus suppuré.

1° Enlever la ligature et l'épingle ; débrider légèrement la plaie de saignée pour donner issue au pus.

2° Matin et soir, déterger la cavité par une abondante irrigation avec une solution antiseptique chaude (sublimé à 1 p. 1000, acide phénique à 3 p. 100, acide borique à 3 p. 100).

3° Si le thrombus est volumineux, la tuméfaction étendue, appliquer sur toute la région un large vésicatoire simple ou mercuriel.

4° Mettre le malade à un régime diététique : barbotages, son, farine d'orge, lait. Proscrire les aliments durs, notamment l'avoine, tant que la plaie n'est pas recouverte profondément d'une couche suffisante de bourgeons charnus.

5° Attendre la cicatrisation complète de la cavité purulente avant de remettre le cheval en service.

TOUR DE REINS

Effort de reins. Tour de bateau. Entorse dorso-lombaire.

Définition. — Troubles particuliers de la locomotion déterminés par des altérations diverses de la région lombaire : distensions ligamenteuses, déchirures musculaires, arthrites vertébrales, affections de la moelle ou des méninges.

Éléments étiologiques. — Myélites ; rhumatisme. Chutes sous la charge ; contusions violentes ; contractions excessives de la tige rachidienne (chevaux sauteurs ; animaux immobilisés sur le lit de paille). Port de charges trop lourdes (animaux de bât).

Signes cliniques. — Défaut de rigidité de la colonne vertébrale : au repos, membres postérieurs en avant de la ligne d'aplomb, ou bien écartés, ou encore portés tous deux à droite ou à gauche ; au pas, faiblesse et balancement de l'arrière-main, vacillement des membres, difficulté du travail en cercle et du reculer ; au trot croisement ou chevauchement des membres de derrière, menaces de chute. Décubitus difficile et prolongé ; relever pénible, se faisant d'abord par les membres antérieurs et ne s'effectuant qu'après plusieurs tentatives infructueuses.

TRAITEMENT. — 1° Empêcher le malade de se coucher en l'attachant court au râtelier. Limiter ses déplacements en l'encadrant entre deux bat-flanc fixes très rapprochés ; le soutenir au moyen de larges sangles ou d'un tablier sur lesquels il prendra un léger point d'appui.

2° Faire une friction révulsive sur la région des lombes, de chaque côté de la colonne vertébrale :

Essence de térébenthine................	ãã 5 parties.
Ammoniaque............................	
Huile d'arachides.....................	10 —

que l'on renouvellera tous les deux ou trois jours jusqu'à effet vésicant ;

Ou bien encore faire une application d'onguent vésicatoire.

3° Si ces moyens restent impuissants, mettre un feu en raies (1) sur la région lombaire et instituer un traitement ioduré longtemps prolongé :

Iodure de potassium..................	4-10 grammes.

Pour un paquet ; n° 20. Vingt jours par mois, un paquet par jour dans un peu d'eau claire.

(1) Opérer sur l'animal debout, car la mise en position décubitale pourrait aggraver l'état local.

VESSIGONS

Définition. — Hydropisie des synoviales articulaires ou tendineuses du genou, du jarret et du grasset.

A. — Vessigons du genou.

I. — Vessigons articulaires.

Signes cliniques. — a. **Locaux**. — α. *Hydarthrose radio-carpienne*. — 1° Dilatation arrondie, du volume d'une noix à celui du poing, située à la face externe du genou, un peu au-dessus du sus-carpien, entre la face postérieure du radius et le fléchisseur externe du métacarpe ; 2° à la face antérieure du genou, entre les tendons extenseurs, petites dilatations grosses comme des billes et profondément situées.

β. *Hydarthrose intercarpienne*. — Vers la partie moyenne de la face antérieure du genou, deux ou trois petites tumeurs hémisphériques tendues pendant l'appui, et molles, fluctuantes sur le membre levé.

γ. La synoviale *carpo-métacarpienne*, étroitement maintenue par les ligaments qui l'entourent, ne peut être le siège d'aucune dilatation apparente à l'extérieur.

Induration et calcification des parois de la synoviale lorsque les lésions sont anciennes.

b. **Fonctionnels**. — Boiterie plus ou moins forte ; parfois pas de claudication.

TRAITEMENT. — 1° Au début, prescrire le repos ou un très léger service ; mettre le sujet dans un box ou à la prairie.

2° Calmer les phénomènes inflammatoires par les bains froids, les douches, les applications locales astringentes (blanc d'Espagne et vinaigre, terre glaise).

3° Favoriser la résorption de la synovie par le massage et la compression : après chaque séance d'hydrothérapie masser la jointure suivant les règles, puis l'entourer avec une bande élastique enroulée de bas en haut.

4° Si ces moyens échouent, faire sur les faces antérieure et latérales de l'articulation, en regard des dilatations synoviales, une large application vésicante (onguent vésicatoire simple ou mercuriel, pommade rouge).

5° Pour les hydropisies anciennes, volumineuses et indurées, recourir d'emblée à la cautérisation : feu superficiel en pointes ou en raies, ou mieux feu en pointes fines et pénétrantes ou en aiguilles.

II. — Vessigons tendineux.

a. — *Vessigon carpien ou des fléchisseurs. Hydropisie de la gaine carpienne.*

Signes cliniques. — 1° Deux dilatations oblongues, situées entre le radius et les muscles fléchisseurs, l'une au côté externe, l'autre en dedans ; 2° le long des tendons fléchisseurs, dans la moitié supérieure du canon, troisième dilatation allongée, cylindroïde.

Boiterie plus ou moins forte au début et lorsque l'épanchement est abondant.

TRAITEMENT. — 1° Évacuer aseptiquement la plus grande partie du liquide synovial; pratiquer ensuite une injection iodée (*Voir* HYDROPISIES SYNOVIALES, *page* 250). Compléter l'intervention par l'application d'un pansement ouaté légèrement compressif.

2° En cas d'insuccès ou bien lorsque les vessigons sont anciens et indurés, appliquer d'emblée un feu en raies, en pointes fines et pénétrantes, ou en aiguilles.

3° Proscrire les vésicants (malandres).

b. — *Vessigon précarpien ou des extenseurs.*

Signes cliniques. — A la face antérieure du genou, dilatation allongée suivant l'axe des tendons, parfois bilobée — chaque tumeur restant bien distincte quand elles sont petites — mais se confondant souvent quand elles sont volumineuses.

Exceptionnellement, boiterie.

TRAITEMENT. — 1° Au début, essayer l'évacuation et les injections substitutives, la cautérisation en pointes fines ou en aiguilles.

2° Si ces moyens échouent, faire suppurer la gaine : évacuer le liquide par une ponction en partie déclive faite au bistouri ; drainer la cavité avec un tube de caoutchouc fenêtré fixé par deux points de suture à la plaie de ponction. Faire plusieurs fois par jour de bas en haut, dans la cavité, des injections antiseptiques (sublimé 1p. 1000, permanganate de potasse à 1 p. 100, acide phénique à 3 p. 100). Retirer le drain quand la membrane sécrétante ne donne plus ; jusqu'à guérison continuer les injections antiseptiques.

B. — Vessigon du jarret.

I. — Vessigon articulaire.

Signes cliniques. — Trois tumeurs uniformément fluctuantes, molles quand le jarret est fléchi, saillantes et tendues lorsque le membre est à l'appui et situées l'une dans la région antéro-interne du jarret, les deux autres dans la région inférieure du creux du jarret, au-dessus des ligaments latéraux, entre le tibia et le tendon d'Achille ; l'une des deux dernières dila-tations peut manquer.

Boiterie plus ou moins intense ; parfois pas de claudication.

TRAITEMENT. — 1° Prescrire le repos ; mettre le sujet dans un box ou à la prairie.

2° Au début, ordonner les bains froids, les douches, les applications astringentes (blanc d'Espagne et vinaigre. glaise), le massage.

3° En cas d'insuccès, recourir à la cautérisation en raies, en pointes pénétrantes ou en aiguilles.

II. — **Vessigons tendineux**.

a. — *Vessigon tarsien.*

Définition. — Hydropisie de la gaine tarsienne.

Signes cliniques. — Trois dilatations molles, fluctuantes ou indurées et situées, les deux premières dans le creux du jarret, entre le perforant et le tendon d'Achille, la troisième dans le tiers supérieur du canon, où elle enveloppe les tendons fléchisseurs des phalanges en simulant parfois une jarde.

Boiterie plus ou moins forte ; quelquefois pas de claudication.

TRAITEMENT. — 1° Prescrire le repos.

2° Au début, faire sur les deux faces du jarret une large application vésicante (onguent vésicatoire simple ou mercuriel, pommade rouge).

3° Si le vessigon est volumineux et ancien, si ses parois sont indurées, recourir d'emblée à la cautérisation : feu superficiel en pointes ou en raies, feu en pointes pénétrantes ou en aiguilles.

4° Quand l'épanchement est abondant, évacuer le liquide synovial par une ponction aseptique; faire ensuite une injection iodée (*Voir* HYDROPISIES SYNOVIALES, *page* 250). Proscrire les vésicants (solandres).

b. — *Vessigon cunéen.*

Définition. — Hydropisie de la synoviale qui facilite le glissement, sur la face externe du jarret, de la branche cunéenne du fléchisseur du métatarse.

Signes cliniques. — Petite tumeur olivaire, fluctuante, située à la face interne du jarret au niveau du point où se développe l'éparvin ou un peu au-dessus; déformation du profil interne du jarret.

Pas de claudication.

Traitement. — 1° Appliquer sur la dilatation un feu en pointes fines et pénétrantes ou un feu en aiguilles.

2° En cas d'insuccès, faire suppurer les parois de la synoviale : ouvrir la gaine au bistouri par une incision parallèle à la branche cunéenne. Faire jusqu'à guérison, des injections détersives antiseptiques (sublimé à 1 p. 1000, acide phénique à 3 p. 100, permanganate de potasse à 1 p. 100).

c. — *Vessigon calcanéen.*

Définition. — Hydropisie de la capsule synoviale qui facilite le glissement du tendon perforé sur celui des jumeaux et sur le sommet du calcanéum.

Signes cliniques. — Tumeur allongée, cylindrique, partant du sommet du jarret et remontant plus ou moins haut le long de la corde ; parfois deux dilatations latérales parallèles.

Boiterie exceptionnelle.

Traitement. — 1° Évacuer aseptiquement le contenu de la gaine et faire une injection iodée (*Voir* Hydropisies synoviales, *page* 250).

2° En cas d'échec ou bien lorsque les lésions sont anciennes, appliquer un feu en pointes pénétrantes ou en aiguilles.

d. — *Vessigon précarpien.*

Définition. — Hydropisie des synoviales qui facilitent le jeu des tendons extenseurs des phalanges.

Signes cliniques. — A la face antéro-externe du jarret et à la partie supérieure du métatarse — selon le nombre des gaines affectées — une ou deux dilatations cylindriques, molles ou un peu tendues, disposées suivant l'axe des tendons.

Quand les deux synoviales sont confondues, tumeur diffuse, plus ou moins saillante, occupant la face antérieure du jarret.

Très rarement boiterie.

Traitement. — 1° Évacuer le contenu de la gaine par une ponction aseptique au trocart ; ensuite faire une injection iodée (*Voir* Hydropisies synoviales, *page* 250).

2° En cas d'échec, recourir à la cautérisation en pointes pénétrantes ou en aiguilles.

3° Si la dilatation est ancienne, si les parois de la gaine sont indurées, faire suppurer la membrane sécrétante : donner issue au liquide accumulé par une ponction au bistouri en partie déclive ; drainer la gaine avec un tube de caoutchouc fenêtré fixé par deux points de suture à la plaie de ponction. Faire plusieurs fois par jour, dans la cavité, des injections détersives antiseptiques (sublimé à 1 p. 1000, acide phénique à 3 p. 100, permanganate de potasse à 1 p. 100). Retirer le drain quand la suppuration est tarie ; jusqu'à la guérison continuer les injections antiseptiques.

C. — **Vessigon du grasset. — Hydarthrose fémoro-rotulienne. — Vessigon rotulien.**

Définition. — Hydropisie de la synoviale qui lubréfie la jointure fémoro-tibio-rotulienne.

Signes cliniques. — Tuméfaction du grasset diffuse, uniformément tendue ou fluctuante en certains points, plus accusée en dedans qu'en dehors. Flexion difficile de la jointure ; raideur du membre ; diminution de l'amplitude du pas.

Traitement. — 1° Recourir d'emblée à la cautérisation : feu en raies, en pointes pénétrantes ou en aiguilles.

2° Si l'épanchement est abondant, avant de procéder à l'application du feu, évacuer la synoviale par une ponction aseptique au trocart.

IV

MÉDICATIONS USUELLES

BAINS

Définition. — Immersion complète (*bains généraux*) ou partielle (*bains locaux*) du corps dans un milieu liquide.

A. — Bains généraux.

Toujours employés dans un but hygiénique, ils n'ont pas encore été utilisés comme agent thérapeutique.

B. — Bains locaux.

Ils répondent à de nombreuses indications thérapeutiques, mais l'indocilité des animaux ne permet leur emploi que dans les affections des membres et du pied. Ils peuvent être *froids* (0 à 20°) ou *chauds* (35 à 45°), *simples* ou *médicamenteux*.

I. — Bains froids.

Ils agissent comme antipyrétiques, vaso-constricteurs et anesthésiants.

Indications. — Fourbure. Efforts de tendons, entorses du genou, du jarret, du boulet, des phalanges ; hydropisies tendineuses et articulaires.

Technique. — L'eau courante (rivière, ruisseau) est préférable à l'eau stagnante (mare, étang, pédiluve) parce que perpétuellement renouvelée, elle est à une température constante et toujours propre. L'eau des pédiluves artificiels doit être renouvelée après chaque bain car, souillée par les déjections des malades, elle croupit rapidement, devient un véritable bouillon de culture et peut causer des dermatites plus ou moins graves (crevasses, javarts cutanés, etc.).

II. — **Bains chauds**.

Ils agissent comme sédatifs, vaso-dilatateurs et émollients.

Indications. — Inflammation cutanée de l'extrémité des membres; phlegmons; lymphangites; efforts de tendons; hydropisies synoviales ou articulaires du boulet.

Technique. — Dans la majorité des cas un seau en bois suffit; on plonge le membre malade dans le récipient et on l'y maintient le temps nécessaire; au besoin, si le malade est indocile, appliquer un tord-nez à la lèvre supérieure et lever le pied opposé.

Si on veut baigner les rayons supérieurs des membres (avant-bras, cuisse, jambe, genou, jarret), ou bien lorsque le sujet ne consent pas à immerger son membre dans un seau, utiliser une *botte en cuir*.

C. — **Bains médicamenteux**.

Les bains médicamenteux sont surtout des bains antiseptiques. Même technique que précédemment.

BOLS

Définition. — Préparations médicamenteuses un peu consistantes, de forme ovoïde ou globulaire et d'un poids moyen de 40 grammes, réservées aux substances insolubles ou à goût désagréable.

Administration. — L'animal doit déglutir les bols sans les mâcher; pour cela, il faut les porter directemeat jusqu'à l'isthme du gosier afin de provoquer une déglutition immédiate par action réflexe. On peut le faire avec la main, mais c'est là un procédé dangereux. Le mieux est d'employer la méthode suivante.

Technique. — Avec la main gauche, tirer fortement la langue au dehors de la bouche vers l'une des commissures des lèvres : la bouche étant ainsi maintenue entr'ouverte, porter jusqu'au voile du palais le bol piqué à l'extrémité d'une baguette de bois pointue : le déposer, puis lâcher la langue pour permettre à la déglutition de se faire.

BREUVAGES

Définition. — Préparations magistrales liquides trop concentrées pour que les animaux les prennent d'eux-mêmes, et que l'on administre de force par la bouche à l'aide d'une seringue, d'un mors spécial ou d'une bouteille.

Technique. — a. *Procédé de la seringue.* — La tête tenue en position naturelle, immobiliser les mâchoires en passant la longe sur le chanfrein et en la ramenant au-dessous de l'auge où on l'arrête par un nœud. La bouche étant complètement fermée par trois aides qui saisissent à pleine mains les lèvres en avant et de chaque côté, introduire la canule de la seringue dans la cavité buccale vers l'une des commissures et faire passer le breuvage vers la base de la langue en poussant doucement le piston.

b. *Procédé du mors.* — Il existe de nombreux appareils à administrer les breuvages. Ils consistent essentiellement en un bridon dont le mors est creux et percé de trous dans son milieu et en arrière, ou muni d'un tube dont l'extrémité arrive dans le fond de la bouche. A une des extrémités du mors existe un entonnoir ou un réservoir muni d'un piston.

L'appareil étant ajusté, tenir la tête élevée en passant la longe par-dessus le râtelier ou dans un anneau plus haut situé que la tête de l'animal, puis verser le liquide peu à peu dans l'entonnoir ou bien presser le piston du réservoir.

c. *Procédé de la bouteille.* — C'est le plus simple de tous et le plus pratique.

Prendre une bouteille à verre épais; envelopper le goulot avec des linges ou des étoupes; la tête maintenue fortement relevée, introduire le goulot entre les mâchoires, dans la région des barres, et verser lentement le liquide.

Pour éviter que le liquide ne fasse fausse route, ne pas tendre trop l'encolure ni trop relever la tête, et verser graduellement le breuvage afin de permettre à la déglutition de se faire facilement.

CATAPLASMES

Définition. — Préparations émollientes de consistance pâteuse, destinées à être appliquées directement sur une partie quelconque du corps.

Préparation. — On les prépare en délayant avec de l'eau ou une solution médicamenteuse des substances végétales amylacées ou mucilagineuses (farine de lin, amidon, fécule, son) de façon à obtenir une bouillie claire; on chauffe ensuite en agitant continuellement jusqu'à ce que la masse ait pris la consistance voulue.

Application. — On ne met guère de cataplasmes qu'aux sabots et aux rayons inférieurs des membres, canon, boulet, paturon et couronne).

Verser le cataplasme sur une toile carrée ou triangulaire assez résistante, porter le tout sous le sabot, relever les coins, et les attacher au niveau du paturon; pour éviter une déchirure trop rapide de la toile, fixer sous le pied deux tresses de paille attachées en croix.

Le plus souvent on se sert d'un pochet, d'un petit sac ou d'une botte en cuir *ad hoc* que l'on fixe au paturon au moyen de cordes ou de courroies.

DÉSINFECTION

La *désinfection* a pour but de détruire les germes susceptibles de contaminer l'organisme ; elle doit être pratiquée chaque fois qu'une maladie contagieuse ou à caractère infectieux sévit dans une écurie ou une exploitation.

Pour être efficace, la désinfection doit être complète et porter à la fois sur les bâtiments, le sol, le harnachement, les ustensiles et les accessoires d'écurie.

I. — Désinfection des écuries.

1° Commencer par établir des courants d'air en ouvrant portes et fenêtres. Enlever complètement les litières, la paille et les fourrages qui s'y trouvent enfermés.

2° Laver les murs, les râteliers, les mangeoires, les bat-flanc, etc., à l'aide d'une brosse en chiendent trempée dans une solution chaude (45 à 50°) de potasse à 10 p. 100. Ensuite, gratter soigneusement les parties métalliques ou en bois, puis laver avec une solution antiseptique (sublimé à 1 p. 1000 pour les murs et les bat-flanc, crésyl à 3 p. 100 pour les mangeoires et les râteliers).

3° Le sol étant désinfecté (*Voir page* 337), calfeutrer soigneusement toutes les ouvertures sans exception et brûler du soufre (50 grammes par mètre cube) dans un récipient métallique ou sur des charbons allumés. Laisser tout fermé pendant quarante-huit heures.

4° Aérer ensuite aussi largement que possible et blanchir

à la chaux plafonds, murs, bat-flanc, stalles, râteliers, mangeoires, etc. sans en rien excepter :

Chaux vive...................... 2 kilogrammes.
Crésyl......................... 200 grammes.
Eau............................ 10 litres.

II. — Désinfection du sol.

a. — *Le sol est dallé (céramique, ciment, briques, pavés, etc.)*

1° Le fumier enlevé, procéder à un premier lavage à la potasse à 10 p. 100 avec une brosse dure.

2° Gratter les pavés, les joints, les rainures, les anfractuosités, puis faire un second lavage à la brosse avec du sublimé à 1 p. 1000 ou du crésyl à 4 p. 100.

3° Répandre du lait de chaux sur toute l'étendue du sol ainsi préparé.

b. — *Le sol est en terre battue.*

La désinfection complète est difficile à obtenir.

1° Arroser abondamment le sol avec une solution de crésyl à 4 p. 100.

2° Le retourner ensuite sur une épaisseur de 20 centimètres environ et le refaire.

3° Arroser à nouveau avec une solution de crésyl à 4 p. 100 ou de chlorure de zinc à 5 p. 100.

III. — Désinfection des abreuvoirs.

1° Vider les auges ; les laver à l'intérieur et à l'extérieur avec une brosse dure et une solution chaude de potasse ; ensuite gratter soigneusement les parois, puis laver de nouveau avec une solution de crésyl à 4 p. 100.

Désinfecter de la même façon les seaux, les baquets, les barbotières.

IV. — Désinfection des litières et des fumiers.

Les arroser abondamment plusieurs jours de suite avec une solution antiseptique forte (crésyl à 4 p. 100, sulfate de fer à 5 p. 100, acide sulfurique à 5 p. 100).

V. — Désinfection des effets de pansage et du harnachement.

1° Brûler les éponges, leur désinfection étant trop difficile.

2° Plonger pendant un quart d'heure, dans une solution bouillante de crésyl à 3 p. 100, les brosses, les étrilles, les époussettes, les musettes mangeoires et les musettes de pansage, les couvertures, les surfaix, etc.

3° Laver les harnais avec une solution chaude de savon; gratter toutes les parties en bois ou en métal. Faire un second lavage au crésyl à 4 p. 100, au chlorure de zinc à 3 p. 100 ou au sublimé à 1 p. 1000.

4° Soumettre aux vapeurs sulfureuses les effets de pansage et de harnachement si on craint de les détériorer par les différents lavages.

ÉLECTUAIRES

Définition. — Préparations médicamenteuses ayant la consistance d'une pâte molle, composées d'un principe actif et d'une poudre fine (réglisse, guimauve, quinquina, gentiane, etc.) divisés dans un excipient (miel ou mélasse).

Administration. — Saisir la langue de l'animal avec la main gauche et la tirer doucement au dehors de la bouche, vers l'une des commissures et sans brusquerie. Les mâchoires étant ainsi écartées, charger l'électuaire sur une spatule et le déposer aussi loin que possible sur la langue ; abandonner ensuite la langue pour permettre à la déglutition de se faire librement.

On peut encore donner les électuaires en les plaçant entre deux tartines de pain ou deux moitiés de carotte.

En raison de la saveur sucrée de ces préparations il n'est pas rare de voir les malades les prendre d'eux-mêmes après quelques jours.

FUMIGATIONS

Définition. — Production de gaz (*fumigations sèches*) ou de vapeurs (*fumigations humides*) dans une atmosphère que l'on veut désinfecter ou purifier.

A. — Fumigations désinfectantes.

(*Voir* DÉSINFECTION, *page* 336.)

B. — Fumigations sèches.

Technique. — Sur une pelle chauffée au rouge sombre projeter des baies de genièvre ou verser du goudron de bois. Éviter de trop chauffer la pelle car le goudron brûle et répand une fumée âcre et irritante.

C. — Fumigations humides.

Technique. — *a.* Placer une bassine d'eau sur un fourneau allumé et, dans celle-ci, un vase métallique à large surface contenant la substance médicamenteuse (goudron de bois, essence de térébenthine). Les vapeurs dégagées du goudron se mélangent à la vapeur d'eau produite et à l'air du local.

b. Mélanger tout simplement le médicament à une certaine quantité d'eau et faire bouillir le tout dans un vase à large surface.

INHALATIONS

Définition. — Fumigations médicamenteuses que l'on fait pénétrer dans les voies respiratoires.

Technique. — Placer le ou les malades dans un local peu spacieux et, toutes les ouvertures étant closes, produire des gaz ou des vapeurs comme il a été dit aux fumigations.

Lorsqu'on ne dispose pas d'un local convenable, ou bien si l'on veut agir sur un seul sujet, faire arriver les vapeurs ou les gaz dans l'arbre aérien à l'aide d'un sac sans fond attaché autour de la tête (à la muserolle, au licol) et dont l'extrémité inférieure, maintenue béante à l'aide d'un cerceau, est placée au-dessus du vase qui dégage les vapeurs.

INJECTIONS

Définition. — Opérations qui ont pour but d'introduire des liquides sous pression dans les tissus, les vaisseaux sanguins ou les cavités naturelles du corps; les injections faites dans le rectum portent le nom de lavements (*Voir* ce mot, *page* 345).

Technique.

A. — Injections hypodermiques.

Choisir de préférence une région pourvue d'un tissu conjonctif sous-cutané assez abondant (encolure, poitrail). Au point d'élection pincer la peau en la soulevant légèrement avec le pouce et l'index gauches ; de la main droite enfoncer l'aiguille d'un coup sec et traverser complètement le tégument dans le sens du pli, le biseau tourné vers l'opérateur. Abandonner alors le pli formé et injecter lentement le liquide en pressant régulièrement

sur le piston. Retirer l'aiguille et écraser légèrement
la petite tumeur avec les doigts pour faciliter son
absorption.

B. — Injections intraveineuses.

Elles se font le plus souvent dans la jugulaire, qui est
très facilement décelable et volumineuse. Avec la main
gauche faire gonfler la veine comme pour la saignée ;
avec la main droite enfoncer l'aiguille creuse de haut en
bas et de dehors en dedans dans le cordon veineux
(l'apparition du sang à la partie supérieure de l'aiguille
indique que l'on est bien dans le vaisseau). Aboucher la
seringue avec l'aiguille, cesser la compression et chasser
peu à peu le liquide en pressant régulièrement et lentement sur le piston. Avant de pratiquer l'injection, avoir
soin de chasser l'air que peut contenir la seringue en
faisant sourdre quelques gouttes de liquide, l'ouverture
de l'appareil étant tournée en haut (embolie gazeuse).

Remarque. — Les solutions ou les liquides employés
pour les injections hypodermiques ou intraveineuses doivent
toujours être stériles. Désinfecter par ébullition l'aiguille et
la seringue ; si le piston de la seringue est en cuir, laver
celle-ci avec de l'eau bouillie en aspirant de ce liquide à plusieurs reprises : flamber l'aiguille en la passant deux ou
trois fois dans la flamme d'une lampe à alcool.

C. — Injections intratrachéales.

Instruments. — Seringue munie d'une aiguille creuse
un peu forte ; trocart de moyen calibre.
Technique. — La seringue remplie du liquide à injecter et munie de son aiguille, plonger la pointe de celle-ci

entre deux cerceaux de la trachée ; injecter ensuite lentement, goutte à goutte.

Si l'on utilise le trocart, plonger l'instrument soit dans un cerceau trachéal, soit entre deux cerceaux ; la ponction pratiquée, retirer la tige de l'instrument et pousser l'injection dans la canule. Ce dernier procédé est le plus recommandable.

D. — Injections nasales.

Entourer la canule de la seringue à lavements avec des chiffons ou de l'étoupe de façon à pouvoir occlure complètement une narine. L'appareil chargé du liquide que l'on veut injecter, introduire la canule dans une narine et l'y faire maintenir par un aide en pressant l'aile du nez à pleine main. Pousser vigoureusement le piston ; le liquide sort par la narine opposée.

IRRIGATION CONTINUE

Définition. — Méthode thérapeutique qui consiste à faire passer sur un point donné du corps un courant continu d'eau froide.

Technique. — Si l'on ne possède pas une installation spéciale branchée sur une conduite d'eau, disposer au-dessus du cheval, à l'étage supérieur de l'écurie (grenier, fenil), un tonneau ou un baquet assez grand muni d'un robinet ou d'une cannelle auquel on adaptera un tube en caoutchouc suffisamment long pour arriver au contact de la région malade.

Immobiliser l'animal dans l'appareil à suspension pour éviter des déplacements susceptibles de déranger l'installation.

S'il s'agit d'une plaie pénétrante (mal de garrot, de

nuque, d'encolure, javart cartilagineux), drainer les bas-
fonds que l'on veut déterger avec un tube de caoutchouc
fenêtré auquel on abouchera, au moyen de tubulures ou
d'ajutages, le tube conducteur de liquide.

Lorsqu'on veut répartir l'eau sur une large surface
(une articulation, le canon, le paturon, le sabot), disposer
autour de la région un tube de caoutchouc pourvu, à sa
rive interne, d'un certain nombre de trous et l'aboucher
avec le tube conducteur ; recouvrir ensuite la région
malade et le tube circulaire avec des plumasseaux
d'étoupe ou d'ouate maintenus en place par quelques
tours de bande peu serrés.

LAVAGE DU SANG

Définition. — Médication consistant à introduire dans l'organisme une certaine quantité de liquide destiné à remplacer une
perte de sang ou à procéder à une sorte de lavage de l'économie.

On désigne sous le nom de *sérums artificiels* (*Voir page* 355) les
solutions avec lesquelles on fait le lavage du sang.

Le liquide peut être injecté dans le tissu cellulaire sous-cutané
ou directement dans la veine.

A. — Injection sous-cutanée.

Lieu d'élection. — Base de l'encolure, poitrail, flanc.

Instruments. — Prendre un flacon de 500 à
1000 grammes, à large goulot et fermé par un gros
bouchon de caoutchouc percé de deux trous, dans lesquels on introduira deux tubes en verre coudés, l'un
profondément enfoncé pour venir plonger au fond de la
bouteille et l'autre, peu enfoncé au contraire, de façon
à rester au-dessus du liquide ; mettre le petit tube en
communication avec la soufflerie du thermocautère et
relier le grand tube à une aiguille creuse d'un

diamètre assez fort (aiguille de l'appareil Dieulafoy ou de Potain) par un tube de caoutchouc.

Technique. — Introduire dans le flacon le sérum artificiel porté à la température de 37° environ ; adapter le bouchon et amorcer l'appareil en faisant fonctionner la soufflerie. Quand le liquide jaillit de l'orifice de l'aiguille, enfoncer celle-ci sous la peau (*Voir* INJECTIONS HYPODERMIQUES, *page* 340) et faire pénétrer la quantité voulue de sérum artificiel.

Pour faciliter la pénétration du liquide et abréger la durée de l'opération, de temps en temps, retirer légèrement l'aiguille et la porter dans une nouvelle direction, vers un endroit où le tissu cellulaire n'a pas encore été distendu par le liquide.

B. — Injection intraveineuse.

Lieu d'élection. — Veine jugulaire.

Instruments. — A un bock à injection en verre ou en métal émaillé muni d'un niveau d'eau afin de pouvoir apprécier la vitesse de l'écoulement et la quantité de liquide injectée, adapter un tube en caoutchouc de 1 mètre environ de longueur, terminé par un ajutage pouvant s'adapter à la canule du trocart à saignée.

Technique. — Avec une main faire gonfler la veine comme pour une saignée ; de l'autre, enfoncer le trocart à travers la peau pour le faire arriver dans le vaisseau. Retirer la tige du trocart et laisser écouler un peu de sang, puis, le sérum étant versé dans le bock à la température de 39°, ajuster l'ajutage à la canule du trocart après avoir eu soin de chasser l'air ou l'eau refroidie qui peuvent se trouver dans le caoutchouc par une élévation légère du récipient. Régler l'écoulement du liquide en élevant plus ou moins le bock au-dessus du point d'écoulement dans la veine.

LAVEMENTS

Définition. — Préparations magistrales liquides que l'on injecte, par l'anus, dans la portion terminale de l'intestin pour ramollir les crottins durcis, réveiller la contractilité du gros intestin (*lavements évacuatifs*), permettre l'absorption de substances médicamenteuses (*lavements médicamenteux*) ou de principes nutritifs (*lavements alimentaires*), ou encore pour abaisser la température du corps (*lavements froids*).

Instruments. — De tous les appareils inventés, le plus pratique est la seringue en étain de un ou deux litres, munie d'une canule à extrémité mousse.

Technique. — L'animal tenu la tête haute, attaché au râtelier ou confié à un aide vigoureux, faire lever un pied antérieur afin de le mettre dans l'impossibilité de ruer.

Introduire sans violence dans l'anus et bien dans l'axe du rectum la canule de l'instrument un peu mouillée à l'extérieur pour faciliter son glissement. Pousser doucement le liquide en pressant sur le piston ; suspendre l'opération si le sujet s'irrite ou se défend, pour éviter la perforation de la muqueuse anale.

Avant d'administrer un lavement, s'assurer que la seringue est bien remplie par le liquide et ne contient pas d'air. Pour cela, chasser un peu du liquide par l'extrémité de la canule.

A. — Lavements évacuatifs.

Encore appelés lavements *simples* ou *hygiéniques*.
Le plus employé est l'eau savonneuse tiède :

    Savon blanc.............................. 60 grammes.
    Eau tiède................................ 1 litre.

ou

Savon vert............................	50 grammes.
Eau tiède..............................	2 litres.

B. — Lavements médicamenteux.

Ils agissent soit directement sur la muqueuse intestinale comme topiques, soit en livrant à l'absorption les principes actifs qu'ils contiennent :

a. *Lavements émollients.*

Feuilles de mauve......................	60 grammes.
Son de froment....	Une poignée.
Eau.....................................	2 litres.

Faire bouillir ; passer et administrer tiède.

Riz...... ....)	ãã 50 grammes.
Amidon...............................)	
Eau.....................................	3 litres.

Traiter par décoction, passer et administrer tiède.

Huile grasse............................	250 grammes.
Décoction de graines de lin..............	3 litres.

Émulsionner l'huile dans la décoction en agitant le mélange et administrer tiède.

Glycérine pure.........................	50 grammes.
Eau tiède..............................	1 litre.

Administrer en une seule fois.

b. *Lavements laxatifs.*

Aloès...................................	30 grammes.
Eau bouillie tiède......................	2 litres.

Aloès...................................	20 grammes.
Sel marin...............................	200 —
Eau bouillie tiède......................	1 litre.

c. *Lavements purgatifs.*

Aloès...................................	50 grammes.
Sel marin...............................	100 —
Mélasse.................................	500 —
Eau tiède..............................	1 litre.

Dissoudre et administrer.

Séné	96 grammes.
Aloès	32 —
Sulfate de soude	150 —
Eau	3 litres.

Faire infuser le séné, passer et dissoudre successivement les autres substances.

d. *Lavements astringents.*

Borax	60 grammes.
Alun cristallisé	30 —
Eau de chaux	3 litres.

Faire dissoudre les sels dans un peu d'eau et mélanger à l'eau de chaux. (Kaufmann.)

Écorce de chêne	125 grammes.
Noix de galle concassée	60 —
Racine de guimauve	30 —
Eau	3 litres.

Faire bouillir, passer et administrer.

e. *Lavements calmants.*

Chloral hydraté	20-30 grammes.
Eau de graines de lin	1 litre.

Faire dissoudre et administrer. A répéter deux ou trois fois dans la journée.

Têtes de pavots	N° 8.
Extrait d'opium	8 grammes.
Feuilles de belladone	32 —
Eau	3 litres.

Faire bouillir les parties végétales, passer et dissoudre l'extrait. (Tabourin.)

Feuilles de jusquiame noire	200 grammes.
Eau	2 litres 1/2

Après avoir fait la décoction de jusquiame et l'avoir passée, ajouter :

Gros miel	250 grammes.

Administrer en une seule dose.

C. — Lavements alimentaires.

Rarement employés chez le cheval, ils ont pourtant leurs indications et rendent des services quand l'alimentation par la bouche est devenue impossible (tétanos, pneumonie adynamique, obstruction de l'œsophage et œsophagotomie, etc.).

Avant d'administrer un lavement alimentaire, vider le rectum à l'aide d'un lavement simple ou à la main.

<pre>
Jaunes d'œufs............................. N° 2.
Peptones sèches.......................... 20 grammes.
Lait..................................... 1 litre.
Laudanum de Sydenham.................. 2 grammes.
</pre>

Émulsionner et donner en une fois.

<pre>
Jaunes d'œufs............................ N° 4
Bouillon de viande dégraissé.............. 1 litre.
Laudanum de Sydenham.................. 2 grammes.
</pre>

Émulsionner et donner en une fois. Administrer de 5 à 8 lavements par jour.

D. — Lavements froids.

Ils produisent rapidement une chute de la température (pneumonie, fièvre typhoïde, pyrexies diverses).

<pre>
Sel marin................................ 140 grammes.
Eau bouillie............................. 20 litres.
</pre>

Administrer, toutes les deux heures, un lavement de deux litres.

E. — Douche rectale.

Elle permet d'introduire dans le côlon flottant et le gros intestin de grandes quantités d'eau : il suffit d'aboucher le tuyau à douches dans l'anus. Cette méthode rend parfois des services pour désagréger des matières stercorales accumulées, dans le cas de constipation opiniàtre ; on peut faire passer ainsi, d'emblée, 50 litres de liquide.

LOTIONS

Définition. — Méthode qui consiste à faire passer rapidement sur une partie du corps et sans aucune pression une certaine quantité d'eau à une température variable — chaude, tiède ou froide — ou une solution médicamenteuse.

Technique. — Imprégner un corps tomenteux — une éponge, de l'étoupe, des linges — avec le liquide et appliquer ce corps humide sur le point malade en frappant constamment sa surface, de façon à exprimer le liquide imbibé et à entretenir une humidité constante sur l'endroit indiqué.

MASHS

Définition. — Préparations alimentaires rafraîchissantes obtenues en faisant macérer dans de l'eau très chaude des grains, des fourrages hachés, de la farine d'orge ou du son et de la graine de lin.

Préparation.

1° Mashs ordinaire pour un cheval :

Avoine	1^{kg}-1^{kg},500
Son	2 litres.
Graines de lin	500 grammes.
Sel marin	30 —
Eau bouillante	5 litres.

Couvrir le récipient et laisser refroidir.

2° Mashs apéritif :

Foin haché	ãã 200 grammes.	
Paille hachée		
Avoine	500	—
Son	160	—
Farine d'orge	80	—
Sel marin	10	—
Eau bouillante	2 litres.	

Couvrir le récipient et laisser refroidir. (Boucher.)

3° Mashs recommandé dans les entérites :

Foin haché..	ã̄ 200 grammes.	
Paille hachée.....................................		
Avoine...	500	—
Son..	160	—
Graines de lin...................................	30	—
Farine d'orge....................................	80	—
Sel marin..	15	—
Eau bouillante...................................	2 litres.	

Couvrir le récipient et laisser refroidir. (Boucher.)

MASSAGE

Définition. — Opération qui consiste à exercer méthodiquement avec la main des pressions et des frictions sur la peau et les parties sous-jacentes, pour faire circuler le sang et la lymphe et favoriser la résorption des épanchements. Surtout employé pour les affections des tendons, des ligaments et des articulations, le massage doit toujours être pratiqué dans le sens de la circulation veineuse.

Effets. — Le massage active la circulation sanguine et lymphatique ; il favorise les combustions organiques, précipite la résorption des coagula fibrineux et sanguins ; enfin il excite les nerfs cutanés, et, par action réflexe, le système nerveux central.

Indications. — Lymphangites ; œdèmes aseptiques ; myosites ; entorses, efforts articulaires, nerf-férure ; indurations chroniques ; paralysies.

Contre-indications. — Infections septiques, phlegmoneuses ; abcès, lymphangites phlegmoneuses.

Technique. — Tondre la région que l'on veut masser si les poils sont longs et épais ; rendre la surface glissante en y appliquant un corps gras (huile, glycérine, vaseline, lanoline, populéum).

I. — Région des tendons et du boulet.

a. Se placer en avant du membre et, les deux mains étendues, la pulpe des doigts restant accolée, faire de bas en haut. sur les faces latérales d'abord, des frictions légères et rapides en effleurant la région malade; continuer les manœuvres sur les faces antérieure et postérieure et terminer en contournant l'articulation du boulet. Répéter l'opération deux ou trois fois par jour. chaque séance durant une dizaine de minutes. S'il y a lieu. faire précéder le massage d'un bain simple ou émollient pour atténuer la douleur.

b. Lorsque la sensibilité est émoussée et que l'animal arrive à supporter les pressions exercées, faire avec la paume des mains, des frictions d'abord légères, puis plus fortes, en prenant la précaution d'en graduer suffisamment l'intensité pour ne jamais provoquer de douleur chez le patient. Dès que le malade supporte bien les manœuvres, enlacer l'articulation du boulet avec ces deux mains réunies et exercer des pressions sur la peau en montant jusqu'au genou et au jarret; monter, descendre et remonter sans cesse avec une vitesse toujours graduée. Répéter ces manœuvres pendant un quart d'heure.

c. Si les résultats obtenus ne sont pas suffisants, pétrir et malaxer les tissus : embrasser avec la main le canon ou le boulet en opposant la pulpe du pouce à celle des autres doigts, puis pratiquer avec le pouce une série de pressions intermittentes, courtes, rapides, augmentant graduellement d'intensité. comme si l'on voulait écraser les organes sous-jacents.

d. Placer ensuite une main sur chacune des faces latérales du membre et comprimer dans tous les sens, avec la face palmaire, l'articulation malade; pratiquer ainsi pendant une dizaine de minutes des manœuvres rapides, puissantes, comme lorsqu'on veut exprimer l'eau contenue dans une éponge pour la sécher.

e. Compléter l'action de ces moyens en donnant, avec

les doigts réunis, de légers coups sur la région malade, la main restée libre soutenant le boulet ou les tendons sur la face opposée.

f. Après chaque séance mobiliser l'articulation malade en lui faisant effectuer des mouvements artificiels (abduction, adduction, flexion, extension, circumduction, mouvements latéraux) ; aller doucement et progressivement. Appliquer ensuite des flanelles que l'on enroulera de bas en haut pour provoquer une contention modérée.

II. — Autres régions.

Le massage des régions supérieures des membres se fait de la même façon que celui des tendons.

Pratiquer d'abord avec la pulpe des doigts des frictions légères dans le sens du courant veineux ; puis, quand la sensibilité est émoussée, ou bien d'emblée s'il n'y a pas d'hypersensibilité, faire avec la paume de la main ou avec l'éminence thénar, toujours dans le même sens, des frictions d'intensité graduelle. Terminer par des coups légers et rapides donnés sur toute la région avec les doigts réunis.

SAIGNÉE

Définition. — Émission sanguine effectuée dans un but thérapeutique au moyen de l'ouverture d'une veine, le plus souvent de la veine jugulaire.

Technique.

A. — Saignée à la flamm

Instruments. — Flamme ordinaire ; ciseaux ; bâtonnet ; épingle un peu forte. Fil de Bretagne ou crins assemblés.

Lieu d'élection. — On peut ponctionner la veine sans danger de blesser la carotide dans presque toute la moitié supérieure de l'encolure (les deux vaisseaux étant séparés par l'homoplat-hyoïdien), mais le lieu d'élection est à la limite du tiers moyen et du tiers supérieur de la gouttière jugulaire.

Assujettissement. — Passer la longe dans la bouche du cheval ; faire tenir la tête étendue sur l'encolure et légèrement portée du côté opposé à celui où l'on veut saigner ; faire couvrir l'œil du côté correspondant par l'aide, avec sa main libre.

Opération. — Couper les poils au lieu d'élection ou bien les lisser avec de l'eau fraîche ou une solution antiseptique.

a. La flamme ouverte et la lame faisant avec l'étui un angle obtus, saisir l'instrument avec la main gauche au niveau de l'articulation, entre le pouce et l'index, les deux doigts allongés de chaque côté de l'étui : porter la main gauche ainsi armée dans la gouttière jugulaire, un peu au-dessus de la région moyenne du cou et, par la compression exercée, provoquer la distension de la veine ; si celle-ci n'apparaît pas bien, imprimer à la main de légers mouvements parallèles au vaisseau, pour le reconnaître plus nettement par les ondulations de la colonne sanguine.

b. La pointe de la flamme placée sur l'axe du vaisseau, ouvrir celui-ci en donnant, de la main droite, un coup de bâtonnet sur la tige de l'instrument.

c. Dès que le sang s'échappe, déposer la flamme et continuer la compression pendant toute la durée de l'opération.

d. Pour arrêter l'écoulement sanguin cesser la compression, affronter les lèvres de la plaie avec le pouce et l'index de la main gauche sans exercer de tractions sur la peau ; implanter une épingle en leur milieu, à une certaine distance des bords, puis faire une ligature au fil ou un nœud de saignée avec des crins assemblés. Couper les chefs à un ou deux centimètres du nœud et faire sauter la pointe de l'épingle avec une pince ou des tricoises.

e. Lotionner pendant quelques minutes la plaie de saignée avec de l'eau fraîche. Mettre un collier à chapelet ou un bâton de surfaix, ou bien attacher l'opéré au râtelier à deux longes, pour empêcher l'arrachement de l'épingle par des frottements.

Remarques. — Pour activer l'écoulement du sang, faire fonctionner les masséters en introduisant dans la bouche un morceau de bois qui oblige l'animal à mâcher.

Éviter tout déplacement de la peau pendant l'opération, car, les orifices cutané et veineux ne se correspondant plus, la saignée deviendrait baveuse ou bien le sang s'accumulerait dans le tissu conjonctif périveineux et sous-cutané (thrombus).

Si, au premier coup, on manque l'ouverture du vaisseau, donner un second coup au même point si la flamme est bien en regard de la veine.

B. — Saignée au trocart.

Instruments. — Trocart à cæcum ou grosse aiguille de l'appareil Dieulafoy, ou mieux encore trocart dit à sérum ou à saignée, d'un calibre de 4 à 6 millimètres, à pointe bien affilée ; récipient pour recueillir le sang.

Lieu d'élection. — Comme pour la saignée à la flamme, la limite du tiers supérieur et du tiers moyen de l'encolure.

Technique. — *a.* Se placer à gauche du cheval, un peu en avant du membre antérieur correspondant ;

comprimer la jugulaire avec le pouce gauche, les doigts embrassant le bord inférieur de l'encolure.

b. Le trocart tenu dans la main droite; solidement fixé dans la paume de la main, l'index et le pouce allongés sur la canule et l'instrument dirigé parallèlement à la gouttière jugulaire, la pointe en haut, ponctionner la peau d'un coup sec au niveau du cordon veineux.

c. Faire cheminer l'instrument pendant un centimètre ou deux dans le tissu conjonctif sous-cutané et périveineux, puis, en lui donnant une inclinaison de 45°, ponctionner la paroi veineuse.

Lorsqu'on est dans le vaisseau on a la sensation d'une résistance vaincue.

d. La canule tenue de la main gauche, retirer la tige de l'instrument et continuer l'hémostase pendant toute la durée de l'émission sanguine.

e. Pour arrêter la saignée, retirer la canule par une brusque traction de la main droite en exerçant en même temps sur la peau, pour en éviter le soulèvement, une pression avec le pouce et l'index gauches.

Pendant quelques minutes faire des lotions d'eau fraîche.

Inutile de fermer la petite plaie avec une épingle, car les éléments disjoints se rapprochent immédiatement.

SÉRUMS ARTIFICIELS

Définition. — Solutions aqueuses renfermant en proportions variées un ou plusieurs des sels normaux du sang. Suivant l'état de concentration moléculaire, on distingue des *sérums physiologiques ou isotoniques* et des *sérums minéralisés ou hypertoniques*.

Indications. — Le *sérum physiologique* est surtout employé à doses massives, en injections sous-cutanées ou intraveineuses; lors d'hémorragies abondantes (hémorragies traumatiques, hémorragies intestinales) il remplace une partie du liquide disparu, relève la pression vasculaire et favorise l'hémostase ; au cours des maladies infectieuses et des intoxications de toute nature il débarrasse rapidement l'organisme des poisons qui l'encombrent grâce à son grand pouvoir diurétique (*Lavage du sang*).

Les *sérums concentrés ou minéralisés* sont toujours introduits dans l'organisme par la voie sous-cutanée ; ils relèvent la nutrition et la sensibilité générale, excitent le système nerveux, favorisent l'hématopoïèse (anémie, affections chroniques, choc traumatique, collapsus, etc.).

Préparation. — Faire dissoudre les sels dans l'eau distillée ; filtrer la solution sur de l'ouate et la recueillir dans un ballon à fond plat ; occlure le col du récipient avec un tampon de coton. Porter le tout à l'autoclave à 115° pendant dix minutes. Recouvrir le col d'un capuchon de caoutchouc quand la stérilisation est effectuée, pour conserver la solution stérile.

Les formules les plus employées sont les suivantes :

1° *Sérum physiologique de Malassez :*

Chlorure de sodium pur...............	7 gr. 50.
Eau distillée.........................	1000 grammes.

2° *Sérums minéralisés :*

a. — *Sérums de Hayem.*

Chlorure de sodium pur................	5	grammes.
Sulfate de soude pur..................	10	—
Eau distillée.........................	100	—

b. — *Autre formule.*

Chlorure de sodium pur....,...........	7	grammes.
Phosphate de soude pur................	2	—
Eau distillée.........................	100	—

c. — *Autre formule.*

Chlorure de sodium pur................	2	grammes.
Phosphate neutre de soude.............	3	—
au distillée..........................	100	—

d. — *Sérum de Mathieu.*

Chlorure de sodium pur............... 1 gramme.
Phosphate neutre de soude............ 4 grammes.
Sulfate de soude cristallisé............. 6   —
Glycérine........................... 20 cent. cubes.
Eau distillée.......... Q. S. pour faire 100   —

SINAPISMES

Définition. — Cataplasmes préparés avec de la farine de graines de moutarde, que l'on applique sur la peau pour produire une révulsion intense et rapide.

Préparation. — Pour obtenir un maximum d'effet, employer de la farine de moutarde déshuilée et de l'eau froide ou légèrement tiède.

Délayer la farine de moutarde en ajoutant l'eau peu à peu jusqu'à consistance d'une pâte molle.

Si l'on veut rendre la préparation moins active, mélanger à la farine de moutarde de la farine de lin en quantité suffisante.

Application. — Pour maintenir la pâte révulsive en contact avec la peau sous le ventre ou sous la poitrine, on se sert d'un *porte-sinapisme.* Cet appareil, que l'on trouve dans toutes les infirmeries, se compose de deux pièces : 1° une *dossière* allongée, en toile, rembourrée de façon à laisser un vide dans son milieu et dans le sens de la longueur pour isoler la colonne vertébrale et éviter toute pression sur elle ; 2° un *carré de toile double,* renforcé sur ses bords, et suspendu à la dossière par trois courroies de chaque côté et par une courroie bricole qui passe devant le poitrail pour empêcher le retrait de l'appareil en arrière. On étale le sinapisme directement sur le carré de toile.

A défaut de porte-sinapisme, prendre un sac à grains portant à chaque coin une petite corde, ou mieux un large ruban ; étaler à sa surface la pâte révulsive et, l'appareil présenté sous la poitrine ou sous le ventre, en bonne position, lier les rubans ou les cordes sur la colonne vertébrale. Pour éviter des blessures de la peau, disposer des bottillons de paille aux points où portent les liens.

Laisser le sinapisme en place pendant deux heures (chevaux fins) ou trois heures (chevaux communs ou à longs poils), mais, une heure après l'application, desserrer légèrement l'appareil pour faciliter la formation de l'œdème et diminuer la douleur.

Après avoir retiré le sinapisme, protéger l'engorgement cutané par une couverture de laine pliée en quatre et maintenue en place par le porte-sinapisme ou par deux surfaix — ou bien, plus simplement, avec un sac recouvert d'une couche de foin menu et fixé sur le dos avec des liens.

VÉSICATOIRES

Définition. — Agents thérapeutiques dont l'application sur la peau provoque, entre le derme et l'épiderme, une accumulation de sérosité et la formation d'ampoules analogues à celles déterminées par les brûlures superficielles.

La cantharide est l'agent actif de la plupart des préparations vésicantes.

Formule habituelle :

Cantharides en poudre	600	grammes.
Euphorbe pulvérisée	200	—
Poix noire	} āā 400	—
Poix résine		
Cire jaune	300	—
Huile d'olives	1200	—

Faire fondre la poix, la résine et la cire ; ajouter l'huile, puis incorporer la cantharide et l'euphorbe en remuant le mélange jusqu'à refroidissement.

Onguent vésicatoire du Codex :

Poix noire......................	) āā 200 grammes.	
Poix résine......................	)	
Cire jaune......................	150	—
Huile......................	600	—
Cantharides en poudre......................	300	—
Euphorbe en poudre......................	100	—

Écraser la poix, couper la cire en petits morceaux, faire fondre dans une bassine et ajouter l'huile ; passer à travers une toile claire ou un tamis de crins, mettre les cantharides et l'euphorbe dans la bassine et humecter légèrement avec très peu d'eau. Ajouter la moitié à peu près du mélange liquéfié ; chauffer pour faire évaporer la plus grande partie de l'humidité ; ajouter sur la fin le reste du mélange, faire chauffer encore un instant, retirer du feu et laisser refroidir en remuant.

Onguent vésicatoire non dépilant de Coculet :

Onguent vésicatoire......................	) āā 200 grammes.	
Pommade mercurielle......................	)	
Suie de cheminée......................	100	—
Poudre de cantharides......................	15	—

Onguent vésicatoire mercuriel :

Onguent vésicatoire du Codex........	) āā 200 grammes.	
Pommade mercurielle double........	)	

Application. — 1° Couper les poils de court sur toute la région où l'on veut appliquer le vésicatoire.

2° Étendre la préparation vésicante avec la pulpe des doigts ou une spatule : en mettre une couche peu épaisse, mais très régulière.

3° Frictionner doucement d'abord avec la pulpe des doigts, puis plus vigoureusement avec la paume de la main de façon à rendre intime le contact du vésicatoire et de l'épiderme. Varier la quantité du médicament appliqué et la durée des frictions avec l'épaisseur de la peau et les saisons.

4° Recouvrir d'un corps gras les régions situées au-dessous de la surface enduite de vésicatoire (notamment les plis articulaires) pour éviter une inflammation érythémateuse de la peau par les produits de sécrétion qui s'écoulent des phlyctènes; au niveau du paturon faire un pansement protecteur.

Protéger également les régions du membre opposé situées en regard du vésicatoire par une onction grasse, un linge ou un pansement.

5° Attacher le cheval au râtelier à deux longes, ou bien mettre un collier à chapelet; lorsque le vésicatoire a été appliqué à l'extrémité d'un membre (boulet, tendons, paturon), faire retirer la litière sur une certaine surface pour éviter qu'une partie du vésicatoire soit enlevée par la paille dans les mouvements auxquels se livre l'animal.

6° Lorsque les croûtes concrétées sont sèches et qu'elles commencent à se détacher, repoussées qu'elles sont par l'épiderme et les poils de nouvelle formation, favoriser leur chute par un massage léger, des onctions avec un corps gras (vaseline, populéum, glycérine) et des lotions chaudes. Proscrire les bains froids et les douches qui durcissent ces croûtes et retardent leur chute.

TABLE ALPHABÉTIQUE DES MATIÈRES

A

Abcès, 143.
Abcès chauds, 143.
Abcès chauds du bassin, 146.
Abcès chauds péri et rétro-pharyngiens, 145.
Abcès chauds profonds de l'encolure, 144.
Abcès chauds profonds des membres, 148.
Abcès chauds profonds du garrot, 144.
Abcès chauds superficiels de la tête, 143.
Abcès chauds superficiels des membres, 147.
Abcès chauds superficiels du tronc, 143.
Abcès de fixation, 82.
Abcès froids, 148.
Abcès froids durs, 148.
Abcès froids mous, 149.
Abcès sous-aponévrotiques, 148.
Ablation d'une forme, 261.
Acné de la tonte, 14.
Accrochement de la rotule, 150.
Administration du lait, 29.
Administration d'un breuvage, 334.
Allonge, 151.
Amputation du pénis. 290.
Anasarque, 14.
Anasarque gourmeuse. 87.
Anémie, 17.
Angine gourmeuse, 81.
Angine laryngée, 19.
Angine pharyngée, 19.

Angines, 19.
Anorexie, 19.
Antisepsie chirurgicale, 152.
Antisepsie de la bouche, 21.
Antisepsie de l'intestin, 21.
Antisepsie des cavités nasales, 20.
Antisepsie des poumons, 20.
Antisepsie des voies urinaires, 22.
Antisepsie médicale, 20.
Apoplexie cérébrale, 37.
Apoplexie intestinale, 39.
Apoplexie pulmonaire, 41.
Arthrite sèche et déformante du grasset, 155.
Arthrite traumatique, 156.
Arthrite traumatique du genou, 243.
Aryténoïdectomie. 201.
Arythmie cardiaque, 22.
Ascarides, 141.
Asepsie, 152.
Aspect extérieur du malade, 11.
Asystolie, 53.
Autoplastie du dos, 166.
Autoplastie du genou. 244.

B

Bains, 332.
Bains chauds, 333.
Bains froids, 332.
Bains généraux, 332.
Bains locaux, 332.
Bains médicamenteux, 333.
Barrage de la seime, 301.
Bleime, 158.
Bleime compliquée, 162.
Bleime foulée. 159.

Bleime hémorragique, 159.
Bleime humide, 160.
Bleime simple, 159.
Bleime suppurée, 161.
Blessures de harnachement, 163.
Boiterie de la hanche, 151.
Boiteries en général, 167.
Bols, 333.
Bosses, 164.
Botulisme, 57.
Bouleture, 174.
Bradycardie, 137.
Bradycardie essentielle ou permanente, 139.
Bradycardie symptomatique, 137.
Breuvages, 334.
Bronchite, 23.
Bronchite aiguë, 23.
Bronchite capillaire, 27.
Bronchite chronique, 27.
Bronchite chronique sèche, 28.
Bronchite infectieuse, 29.
Broncho-pneumonie gourmeuse, 82.
Broncho-pneumonie par corps étrangers, 34.
Broncho-pneumonie traumatique, 34.
Brûlure de la sole, 176.
Brûlures chimiques, 182.
Brûlures de l'arbre aérien, 181.
Brûlures en général, 178.
Brûlures externes, 178.

C

Capelet, 182.
Capelet induré, 184.
Capelet kystique, 183.
Capelet œdémateux, 182.
Capelet phlegmoneux, 183.
Cataplasmes, 335.
Catarrhe bronchique, 27.
Cathétérisme de la poche gutturale, 190.
Claudications en général, 167.
Clou de rue, 185.
Clou de rue (Opération complète du), 189.
Clou de rue (Opération partielle du), 188.

Coliques de sang, 39.
Coliques en général, 34.
Coliques fausses, 32.
Coliques vraies, 31.
Collection purulente des poches gutturales, 190.
Collection purulente des sinus, 190.
Congestion cérébrale, 35.
Congestion cérébrale active, 35.
Congestion cérébrale passive, 38.
Congestion de la moelle, 89.
Congestion intestinale, 39.
Congestion pulmonaire active, 41.
Congestion pulmonaire passive, 42.
Constipation, 64.
Contusion de la sole, 196.
Cornage, 198.
Cornage aigu, 198.
Cornage chronique, 200.
Cors, 166.
Coryza gourmeux, 81.
Coup de chaleur, 43.
Coup de sang, 41.
Couper, 201.
Crapaud, 202.
Crapaudine, 204.
Crevasses, 206.
Crevasses du boulet, 207.
Crevasses du jarret, 209.
Crevasses du paturon, 207.
Crevasses du pli du genou, 208.

D

Dermite gangreneuse des extrémités, 252.
Désinfection, 336.
Désinfection de la peau, 155.
Désinfection de l'opérateur et des aides, 154.
Désinfection de l'utérus, 155.
Désinfection des abreuvoirs, 337.
Désinfection des aides, 154.
Désinfection des écuries, 336.
Désinfection des effets de pansage, 338.
Désinfection des litières, 338.
Désinfection du champ opératoire, 155.
Désinfection du fumier, 338.
Désinfection du harnachement, 338.

Désinfection du pied, 155.
Désinfection du sol, 337.
Désinfection du vagin. 155.
Desmotomie rotulienne, 150.
Détermination du siège de la boiterie, 169.
Diagnostic (Établissement du), 11.
Diarrhée, 62.
Diarrhée contagieuse des poulains de lait, 59.
Douche rectale. 348.
Drainage de la jugulaire, 295.
Durillons, 165.
Dysystolie, 51.

E

Eaux aux jambes, 209.
Ebullition. 44.
Écart, 211.
Écart de la cuisse, 151.
Échauboulure, 44.
Écrasement du pied. 213.
Effort de boulet, 215.
Effort de reins, 323.
Effort de tendons, 218.
Effort du jarret, 217.
Electuaires, 338.
Emphysème pulmonaire, 45.
Encastelure, 293.
Enclouure, 298.
Endocardite aiguë, 47.
Endocardite chronique, 50.
Endocardite infectieuse, 49.
Endocardite maligne, 49.
Endocardite rhumatismale, 47.
Endocardite septique, 47.
Endocardite ulcéreuse, 47.
Entérite aiguë, 54.
Entérite chronique. 54.
Entérite d'été. 57.
Entérite diarrhéique des jeunes poulains. 59.
Entérite symptomatique, 61.
Entéro-colite. 55.
Entérorragie, 39.
Entorse coxo-fémorale, 151.
Entorse dorso-lombaire, 323.
Entorse du boulet, 215.
Entorse scapulo-humérale, 211.
Entorse tarsienne, 217.

Éparvin calleux, 286.
Éparvin sec, 226.
Épistaxis. 63.
Éponge, 227.
Éponge indurée, 229.
Éponge kystique, 228.
Éponge œdémateuse. 227.
Éponge phlegmoneuse. 229.
Érythème. 65.
État général du malade, 11.
Eusystolie, 50.
Examen clinique d'un malade, 4.
Examen de l'appareil circulatoire, 9.
Examen de l'appareil digestif, 6.
Examen de l'appareil génito-urinaire, 10.
Examen de l'appareil respiratoire, 7.
Examen de la bouche, 6.
Examen de l'estomac, 7.
Examen de l'intestin, 7.
Examen de l'œil, 10.
Examen de l'œsophage, 7.
Examen des reins, 10.
Examen des testicules. 10.
Examen de l'utérus, 10.
Examen des vaisseaux, 9.
Examen de la vessie, 10.
Examen de la vulve, 10.
Examen du cœur, 9.
Examen du péritoine, 7.
Examen du pharynx, 6.
Examen du sang, 9.
Examen du système nerveux. 10.
Examen sommaire d'un malade, 3.
Exanthème coïtal, 88.
Exanthème gourmeux, 86.
Excoriations. 165.
Exploration du membre boiteux, 168.
Extirpartion du fibro-cartilage. 258.

F

Feu d'herbe, 44.
Fièvre, 66.
Fièvre traumatique, 67.
Fièvre typhoïde, 68.
Fièvre typhoïde aiguë sans localisations. 71.
Fièvre typhoïde avec accidents oculaires graves, 76.

Fièvre typhoïde (Forme abdominale), 73.
Fièvre typhoïde (Forme cérébro-spinale), 75.
Fièvre typhoïde (Forme intestinale), 73.
Fièvre typhoïde (Forme pectorale), 72.
Fièvre typhoïde suraiguë sans localisations, 68.
Fluxion de poitrine, 125.
Forger, 230.
Forme de l'éminence pyramidale, 234.
Formes, 231.
Formes cartilagineuses, 236.
Formes coronaires, 233.
Formes phalangiennes, 232.
Fourbure aiguë, 237.
Fourbure chronique, 240.
Fraiement aux ars, 209.
Fumigations, 339.
Fumigations désinfectantes, 339.
Fumigations humides, 339.
Fumigations sèches, 339.

G

Gale, 77.
Gale dermanyssique, 79.
Gales psoriques, 77.
Gale psoroptique, 77.
Gale sarcoptique, 77.
Gale symbiotique, 77.
Gangrène gazeuse, 307.
Gangrène septique, 307.
Gangrène traumatique, 307.
Gastro-duodénite, 55.
Gastro-entérite adynamique, 57.
Genou anciennement couronné, 244.
Genou cerclé, 283.
Genou couronné, 241.
Gourme, 79.
Gourme catarrhale, 79.
Gourme cutanée, 86.
Gourme de castration, 85.
Gourme génitale, 88.
Grippe, 29.

H

Harper, 226.
Hématopinus, 119.
Hémoglobinhémie, 89.
Hémoglobinurie, 89.
Hémoglobinurie *a frigore*, 89.
Hémoglobinurie avec paraplégie, 91.
Hémoglobinurie paroxystique, 89.
Hémoglobinurie sans paraplégie, 90.
Hémorragie cérébrale, 37.
Hernie inguinale aiguë, 245.
Herpès, 92.
Horse-pox, 93.
Horse-pox (Éruption buccale), 94.
Horse-pox (Éruption cutanée), 95.
Horse-pox (Éruption génitale), 95.
Horse-pox (Éruption nasale), 95.
Horse-pox (Éruption oculaire), 96.
Hydarthrose de fatigue, 249.
Hydarthrose fémoro-rotulienne, 330.
Hydarthroses, 248.
Hydarthrose inter-carpienne, 325.
Hydarthrose radio-carpienne, 325.
Hydarthrose traumatique, 249.
Hydropisie de la gaine carpienne, 326.
Hydropisies synoviales, 250.
Hygroma du boulet, 282.
Hygroma du coude, 227.
Hygroma de la pointe du jarret, 182.
Hyovertébrotomie, 192.
Hypersystolie, 50.
Hyposystolie, 52.

I

Inappétence, 19.
Indications générales pour l'examen d'un malade, 1.
Indigestion d'eau, 102.
Indigestion intestinale aiguë, 96.
Indigestion intestinale chronique, 98.
Indigestion stomacale, 100.
Infection en général, 103.

Influenza, 29.
Inhalations, 340.
Injections, 340.
Injections diagnostiques de co-
caïne, 171.
Injections hypodermiques, 340.
Injections intrapéritonéales de
chloral, 35.
Injections intratrachéales, 341.
Injections intraveineuses, 341.
Injections iodées modificatrices,
251.
Injections nasales, 342.
Insuffisance aortique, 51.
Insuffisance mitrale, 51.
Insuffisance pulmonaire, 51.
Insuffisance tricuspidienne, 51.
Intermittences cardiaques, 22.
Interrogatoire de l'entourage du
malade, 4.
Intoxication alimentaire, 57.
Irrigation continue, 342.

J

Jarde, 287.
Jardon, 287.
Javart cartilagineux, 255.
Javart cartilagineux (Opération du),
258.
Javart cutané, 252.
Javart de la fourchette. 262.
Javart encorné, 253.
Javarts. 252.
Javart tendineux, 262.
Jugulaire (Drainage de la), 295.
Jugulaire (Ligature de la), 296.

K

Kélotomie inguinale, 247.
Kéraphyllocèle, 266.
Kéraphyllocèle (Opération du), 267.
Kyste sanguin du coude, 228.
Kystes sanguins, 268.

L

Laryngite aiguë, 104.
Laryngite catarrhale. 105.
Laryngite chronique, 109.
Laryngite phlegmoneuse, 106.

Laryngite striduleuse, 108.
Lavage du sang, 343.
Lavements, 345.
Lavements alimentaires, 347.
Lavements astringents, 347.
Lavements calmants, 347.
Lavements émollients, 346.
Lavements évacuatifs, 345.
Lavements froids, 348.
Lavements laxatifs, 346.
Lavements médicamenteux, 346.
Lavements purgatifs, 346.
Lésions valvulaires, 50.
Ligature de la jugulaire, 296.
Lotions, 348.
Lymphangite chronique, 273.
Lymphangite gangreneuse, 273.
Lymphangite phlegmoneuse, 272.
Lymphangite réticulaire, 270.
Lymphangite séreuse, 270.
Lymphangite traumatique, 269.
Lymphangite tronculaire, 270.
Lymphangite ulcéreuse, 273.

M

Maladie naviculaire, 275.
Malandres, 208.
Mal de garrot, 277.
Mashs, 349.
Massage, 350.
Médication anti-infectieuse, 103.
Molette antérieure du boulet, 282.
Molettes, 280.
Molettes articulaires, 280.
Molettes tendineuses, 281.
Myocardite aiguë, 110.
Myocardite chronique, 112.

N

Nerf-férure, 218.
Névrotomie plantaire basse, 276.
Névrotomie plantaire haute, 235.
Névrotomie du cubital, 284.
Névrotomie du médian, 221.
Névrotomie du sciatique, 222.

O

Occlusion intestinale aiguë, 113.

Onguent vésicatoire de Coculet. 359.
Onguent vésicatoire de Lebas. 358.
Onguent vésicatoire du Codex, 359.
Onguent vésicatoire mercuriel. 359.
Opération complète du clou de rue. 189.
Opération de la seime. 303.
Opération du javart cartilagineux, 258.
Opération du kéraphyllocèle. 267.
Opération du mal de Garrot, 278.
Opération partielle du clou de rue, 188.
Ordonnance (Rédaction de l'). 12.
Osselets, 283.
Ostéo-arthrite du jarret. 285.
Oxyures. 181.

P

Paralysie du fémoral, 288.
Paralysie du pénis, 289.
Paralysie du radial, 291.
Paraplégie essentielle, 88.
Pelotes stercorales, 98.
Pharyngite aiguë. 114.
Pharyngite catarrhale, 114.
Pharyngite chronique, 117.
Pharyngite phlegmoneuse, 115.
Phlébite adhésive, 293.
Phlébite de la jugulaire, 292.
Phlébite hémorragique, 296.
Phlébite suppurative, 293.
Phlébite suppurée, 293.
Phthiriase, 119.
Piqûre, 298.
Pleurésie, 120.
Pleurésie a frigore, 120.
Pleurésie consécutive à une pneumonie, 123.
Pleurésie purulente, 124.
Pleurésie rhumatismale, 120.
Pleurésie séro-fibrineuse, 120.
Pleuro-pneumonie, 131.
Pleuro-pneumonie gourmeuse, 84.
Pneumonie a frigore, 125.
Pneumonie aiguë franche, 125.
Pneumonie asthénique. 127.
Pneumonie bilieuse, 131.
Pneumonie contagieuse. 131.
Pneumonie d'écurie, 131.

Pneumonie fibrineuse, 125.
Pneumonie lobaire, 125.
Ponction de la poche gutturale (Procédé de Chabert). 192.
Ponction de la poche gutturale (Procédé de Viborg), 192.
Ponction directe de la poche gutturale, 192.
Ponction du cæcum. 97.
Ponction synoviale. 250.
Poux. 119.
Pronostic (Établissement du), 11.
Pseudo-luxation rotulienne, 150.

R

Ralentissement du pouls, 137.
Rectite, 56.
Rédaction de l'ordonnance, 12.
Réfrigération cranienne, 36.
Rétrécissement aortique, 51.
Rétrécissement mitral, 51.
Rétrécissement pulmonaire. 51.
Rétrécissement tricuspidien. 51.
Rhume de poitrine, 23 et 27.

S

Saignée. 352.
Saignée à la flamme, 352.
Saignée au trocart, 354.
Sclérostomes, 141.
Seime, 300.
Seime (Barrage de la). 301.
Seime en barre. 306.
Seime en pince, 300.
Seime en talon. 306.
Seime (Opération de la), 303.
Seime quarte, 304.
Septicémie chirurgicale, 307.
Septicémie gangreneuse, 307.
Sérum de Hayem. 356.
Sérum de Malassez, 356.
Sérum de Mathieu, 357.
Sérum physiologique. 356.
Sérums artificiels. 355.
Sérums hypertoniques, 356.
Sérums isotoniques, 356.
Sérums minéralisés, 356.
Sinapismes, 357.
Solandres, 209.

Sole brûlée, 177.
Sole chauffée, 176.
Stérilisation des instruments, 153.
Stérilisation des objets de pansement, 153.
Surcharge stomacale, 101.
Suros, 309.
Synovite aiguë close, 312.
Synovites, 311.
Synovites chroniques, 316.
Synovites indurées, 251.
Synovites infectieuses, 314.
Synovites séreuses, 250.
Synovite suppurée, 311.
Synovite traumatique, 311.

T

Teigne, 92.
Tendinite chronique, 221.
Tendinite plastique, 218.
Tendinite suppurée, 262.
Tendon chauffé, 219.
Ténias, 142.
Ténosite suppurée, 262.
Ténotomie cunéenne, 287.
Ténotomie de l'extenseur latéral des phalanges, 226.
Ténotomie plantaire, 175.
Tétanos, 316.
Tétanos aigu, 317.
Tétanos chronique, 320.
Tétanos suraigu, 318.
Thoracentèse, 122.
Thrombus, 321.
Thrombus récent, 322.
Thrombus suppuré, 323.
Tour de bateau, 323.
Tour de reins, 323.

Toux, 139.
Trachéo-bronchite, 23.
Trachéo-bronchite gourmeuse, 82.
Trachéotomie permanente, 201.
Trachéotomie provisoire, 199.
Traitement général des maladies infectieuses aiguës, 103.
Tranchées rouges, 39.
Trépanation des sinus, 195.
Trichodectes, 119.
Typhlite, 55.

U

Urticaire, 44.

V

Vers intestinaux, 141.
Vers plats, 142.
Vers ronds, 141.
Vésicatoires, 358.
Vessigon articulaire du jarret, 327.
Vessigon calcanéen, 329.
Vessigon carpien, 326.
Vessigon cunéen, 328.
Vessigon des extenseurs du genou, 327.
Vessigon des fléchisseurs du genou, 326.
Vessigon du grasset, 330.
Vessigon précarpien, 329.
Vessigon rotulien, 330.
Vessigons, 325.
Vessigons articulaires du genou, 325.
Vessigons tendineux du genou, 326.
Vessigons tendineux du jarret, 328.
Vessigon tarsien, 328.

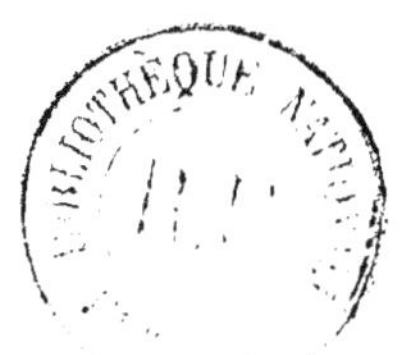

1305-07. — Corbeil. Imprimerie Éd. Crété.

www.ingramcontent.com/pod-product-compliance
Lightning Source LLC
LaVergne TN
LVHW021212170726
843501LV00003B/481